著
カレン・ホランド
Karen Holland
クリスティン・ホグ
Christine Hogg

監訳
日本赤十字九州国際看護大学
国際看護研究会

多文化社会の看護と保健医療

グローバル化する看護・保健のための人材育成

Cultural Awareness in Nursing and Health Care, Second Edition:
An Introductory Text

福村出版

CULTURAL AWARENESS IN NURSING AND HEALTH CARE (2nd ed)
by Karen Holland, Christine Hogg

Copyright © 2010 by Edward Arnold (Publishers) Ltd

Japanese translation published by arrangement with
Routledge, a member of Taylor & Francis Group
through The English Agency (Japan) Ltd.

本書を夫テリーと娘のセラに捧げる。
彼らは、ボランティアや慈善活動に関わって、いろいろな文化を背負った人びとが、よりよい生活を営むことができるように援助してくれている。

カレン・ホランド

本書を両親のケンとシィラ・ホグに捧げる。
2人をとおして多文化へのまなざしを学んだ。

クリスティン・ホグ

日本のみなさまへ

　今日看護は世界中で保健医療専門職として確立されています。それだけに看護師として実際に働く者には、看護対象者に対する全人的医療の知識が求められているのです。
　この全人的医療を実践するには様々な文化や社会、そして人びとの生き様に対する知識が欠かせません。この知識が特に重要になるのは、国家の枠を超えて移動し働くことによって、異文化圏から人びとが一所に集まり、様々な点で、看護師や他の保健医療専門職者の医療行為が必要とされる場合です。
　Cultural Awareness in Nursing and Health Care（『多文化社会の看護と保健医療』）の初版刊行の意図は、看護職を目指す学生に1冊の教科書を提供することでありました。本書によって学生は、私たち看護職者が従事している世界に対する理解ばかりでなく、看護の実践と教育との両方の現場において、私たち看護職者が向き合った人びとに対する理解をも深めることができたと考えています。この本は看護学生だけでなく臨床現場の専門職者にとってもきわめて重要な教科書となりました。そこで、この度第2版を出版いたしました。
　初版と大きく変わったところは実証的根拠ばかりでなく、2つの新たな章を付け加えたことにあります。それらは「多文化社会における男性と保健医療」と「移住者・難民そして亡命申請者のための保健医療」です。
　異文化圏の男性がその健康と福利に関して忘れ去られていることがよくあります。初版が世に出た後、男性の保健医療に関する章は重要であるということを読者たちから教えられました。あと1つの章は看護学生や有資格看護師が臨床現場で出会うことになる故国を失った脆弱な家族を取り上げています。今日の世界を考えたとき、この事象への考慮は欠かすことができませんでした。
　世界中の看護専門職者や看護学生は考えうる最良の証拠をもっているのですが、将来のある時点で現在の証拠を更新する必要があることを保証するように私たちは求められているのです。

本書は、私の親しい研究仲間であり、親友で共著者でもあったクリスティン・ホグ博士がいなければ日の目を見ることはなかったかもしれません。悲しいことに彼女はこの1月に亡くなりました。私の家族にとっても友人にとっても大きな痛手でありました。彼女は生前日本語への翻訳に関心を抱いていました。それで翻訳が実際に始まるという知らせを聞いて非常に喜んでいました。この日本語訳という素晴らしい機会が現実に訪れたことを彼女は天国で心から喜んでくださるものと思います。

　私は日本赤十字九州国際看護大学の文化人類学者鈴木清史教授に感謝の意を表したいと存じます。この本が日本語に翻訳されて、多くの日本の看護師が様々な文化とその信念について楽しく学ぶことができるということが、ホグ博士の目指した願いでありました。鈴木教授はその願いをしっかりと受け止めてくださいました。

　数年前、私はある学会から看護について講演するために、アメリカ合衆国、中国、そして日本や韓国の国際的な研究仲間たちと共に招待を受けました。そのとき私は個人的に宮崎県立看護大学を訪問し、素晴らしい文化的な体験をしました。そこで、私たちは看護教員や地域の人びとから盛大なもてなしを受けました。そして、私たちは看護教育や看護実践について互いに議論し、様々な考えを共有することができました。私たちは皆、看護実践や文化的事情がまったく異なる社会の中で働いていましたが、看護が日本と私たちの共通の言語でした。

　ホグ博士と私が著した、この本の目的は、読者がこの本から多文化社会を理解し、個人差や要求を十分心得て看護を行いながら、患者を支援する方法を意識するようになってくださることです。看護師あるいは教育者としての実践を通して、この本をどのように利用されているか、ご意見をお寄せください。特に、この本で学んだことによって、どのような場面で患者や家族に対してどれほどの違いが生じたか、知らせていただければ幸いに存じます。

　みなさんとともに保健医療の世界で自分の道を切り拓いていくことが未来につながることになります。

著者を代表して
カレン・ホランド
（徳永　哲訳）

看護を学ぶ人たちに

　1970年代頃より経済活動が先行して始まったグローバル化は、その後政治、社会、文化、環境の分野でも劇的に深化しました。21世紀の今日国境を越えた地球的規模でのシステムの大変化が起こり、日本でもその影響はいたるところで目にすることができます。そのため、グローバル化に対応した人材育成の取り組みが国の施策として図られています。

　看護職者もグローバル化の進展の影響を受けています。現在日本で暮らす外国人の数は200万人を超えています。そのため、看護職者は日常の看護活動の場面において、文化的に多様な背景をもつ患者とその家族のケアに従事しており、その複雑さはますます増大しています。

　一方、世界に目を向けてみると、大規模災害、大気汚染、紛争やテロが頻発しています。また新たな感染症や貧困が主要因となっている深刻な疾病など、世界の人びとの生活を脅かす健康問題も深刻化しています。そのために、国境を越えて人びとの健康に目を向けて支援活動に従事しようとしている看護職者も少なくありません。まさしく、このような時期、看護職者にとって多文化看護を学ぶことは必要かつ意義のあることだといえましょう。

　本書は、多文化・多民族社会の状況を考慮した看護の事例を示しています。原著が出版されたのが英国であるために臨床事例は、一見して日本とは結びつきにくいように感じられるかもしれませんが、グローバル化の時代にあって日本の看護職者や看護学生の皆さんにも有益な情報を提供してくれていると思います。また、本書が10年以上にもわたり世界の看護界で支持されていることを勘案すれば、本書からの学びは将来海外での活動を希望する看護師や看護学生の皆さんにとって意義のあることと思われます。日本の看護との差異や類似性について本書を通して感じ取ってください。

　本書は、日本赤十字九州国際看護大学の教員を中心に翻訳されています。「国際」を冠した看護系大学や学部は全国的にも数は多くはありません。日本赤十字社が基盤となって生まれた6大学のなかでは本学が唯一です。その本学が、文化に注目し、世界的にも通じる看護研究の翻訳を担うことは、本

学にとって大変意義のあることと思われます。看護師は、多忙な日常業務の中で、ともすれば技術や専門知識の習得に閉じこもりがちになってしまうこともあります。しかし、幅広い学問からなる超領域的な思考をすることで、より充実した看護実践や思考が可能となることは、これまでの経験から明らかです。本邦訳書が日本の看護にささやかながらも貢献できることを祈念しています。

　最後に、本邦訳書の完成を見ずしてお亡くなりになった原著者の1人であるクリスティン・ホグ博士に哀悼の意を表します。看護師、教育者そして研究者としても、まだまだ活躍できる年齢でお亡くなりになったことを、同じ看護の専門職者として心から無念に感じております。ホグ博士の冥福をお祈りします。

　　　2014年7月

　　　　　　　　　日本赤十字九州国際看護大学

　　　　　　　　　　　　　　　　　　学長　浦田喜久子

推薦のことば

　21世紀の今、多くの国ぐにおいて、国全体の人口においても地域社会においても多文化状況を見ることができる。これは、人びとが家族との関係や仕事そして居住地を求めて世界中を移動している結果である。また、自然や人的災害、戦争の直接的結果として、人びとが出身の故郷から他の地域へと移住したからである。

　保健医療および社会的な看護においては年齢や文化を超えて、平等な医療看護の確保を願う人びとにとって、この状況は重要な意味を持つようになっている。英国では、この状況に自治体や地域で取り組むだけでなく、政府が全国的に対応してきている。その結果、英国保健サービス（National Health Service: NHS）による戦略的方向性の導入と、保健医療従事者への指針を施行し、文化的に適切で差別のない看護を提供することに努めている。それを示す例は、『宗教と信仰――英国保健サービスのための実践ガイド（*Religion and Belief: a practical guide for the NHS*）』（Department of Health 2009）である。この指針は、看護職者や保健医療の専門家への有益な資料であるばかりか、医療看護を受けたいと考えている人びとに現在可能な対応のあらましを提示している。

　本書『多文化社会の看護と保健医療――グローバル化する看護・保健のための人材育成（*Cultural Awareness in Nursing and Health Care*）』は、もう少し専門化した事柄に焦点を合わせ、貴重で、時宜を得た資料となっている。すべての章で、文化、宗教そして保健医療への信条に関連した主要な考え方を議論している。これらは、ジェンダーや年齢などを考慮するだけでなく、個人や地域社会にも大きな影響を与えているからである。著者たちは、文化を超えた保健医療と看護への情熱と使命感と関与を保持し、長年の経験と専門的知識に基づいて、学部と大学院教育に取り組んできた。

　本書は、配慮の行き届いた人道的な視点から、患者の求めに対応しながら、実践的方法を示している。そして全体をとおして、最新のエビデンス（証拠）が広範に用いられている。例えば、男性の保健、移住者、避難民そして

亡命を求める人びとを、それぞれの章で扱っていることは、本書が、保健医療では、重要であるにもかかわらず、これまで関心が低かった領域に焦点を合わせていることを示している。事例研究は、望ましい実践を学ぶための実際的指針を示している。また重要な題材が対応しやすいように取り上げられ、読者は、他者がどう行動するのかを理解するだけでなく、自分の信条や実践に反映させることができる。患者の要求にかない、適切な看護を提供するために、実践を振り返ることは、保健医療の専門家には重要であり、これは意思決定につながるエビデンス（根拠）の理解にも当てはまる。

　本書は、主な読者として看護職者を想定している。しかし、現在英国保健サービスにおける患者の医療と看護が、統合的・学際的手法に移行しつつあることを考えると、本書は医療分野で働くすべての人びとにも関わっている。多文化的背景を持つ人びとへの看護や支援を行っている、すべての保健医療専門職者、管理職そして教育者に本書を推奨するものである。

アラ・ダージ卿

（鈴木清史 訳）

まえがき

 多くの社会が、実際には多文化であることを考えれば、病院や地域で働いているあらゆる保健医療の専門職者は、提供するサービスの質と平等性を確保するために、従来とは異なる技術や知識を必要としている。
 本書の初版は 2001 年に出版された。文化ケア［訳注：多文化状況に応じた保健医療］と看護についての執筆を思い立ったのは、英国での看護教育用の教科書や教材がなかったことに不満があったからである。当時、制度としても、全英看護・助産・訪問保健協会（United Kingdom Central Council for Nursing, Midwifery and Health Visiting 1989）、専門家団体、そして他の関係者にも、文化ケアを提供することは看護師の役割として重要であるとは認識されていた。しかし、患者や看護受容者が求める文化ケアを、看護師が判別し判断するためのはっきりとした方向性は示されていなかった。マデリン・レイニンガーらがこの領域で大きな貢献をしてきたアメリカ合衆国と比べて、英国において、文化ケアの文化的適正の重要性が同じようにきちんと認識されるための道のりは長いものに思えた。教室や臨床現場での教師や学生への偏見や人種差別的行動には大きな影響力があるのであり、そのことが、保健医療担当者と患者双方が必要としている文化的要求を一致させていく重要性を認識できる文献執筆を決心する重要な要因となった。
 異文化出身者のための医療看護を理解し、その実践力を向上させることを望む同僚や学生との議論を重ねた。それをとおして、臨床や教育経験から理論的概念を学ぶことができる文献が求められていることがわかった。また文化ケアを実践するためには、実践のための知識と技術を必要とする。そのために私たちは、事例研究／問題解決のてがかりと「理論的（それを知っている＝命題にできること）知識」を併用することにした。これにより、読者は「実践的（技術的＝ノウハウ＝命題にできない）知識」に応用するための概念を学び、経験に照らし合わせながら技術を向上させていくことになる（Polanyi 1962; Kuhn 1970）。
 第 1 版の出版後、英国では、看護や保健医療に関わる多文化認識、適性、

そして民族性（エスニシティ）について、英国人著者たちによっていくつかの出版がなされてきている。それらは、バーナードとギル（Burnard and Gill 2008）、カリー（Culley 2001）またパパドプロス（Papadopoulos 2006）である。アメリカ合衆国では、本書のいくつかの章を参考にした文献もいくつか出版されている。例えば、アンドリュースとボイル（Andrews and Boyle 2008）があるが、実際の数は多くない。雑誌では、英国での看護や保健医療において、文化に関しての多様な視点に焦点をあてた論文が発表されている。例えば、英国のナヤラガナサミ、ニャタンガ（Nayaranasamy 2003; Nyatanga 2008）、ニュージーランドのデスーザ（Desouza 2008）らである。とはいえ、看護教育の他の視点に比べると、異文化集団に属する患者やクライアントへの対応の仕方について学生が学ぶことは十分に浸透しているわけではない。

　英国看護・助産委員会（The Nursing and Midwifery Council: NMC）は、資格を目指す看護学生は、「個人や集団の信念や文化実践の差を認め、公平で差別のないように臨床を行わねばならない」ということを明らかにしている（NMC 2004: 27）。適正性についての、この声明は、特に専門的かつ論理的実践に関わるのである。しかし、看護学生が習得しなければならない他の能力は明確ではない。その能力というのは、看護学生が、文化的に適切な看護を提供するために文化的信念と日常実践を認識し理解することである。

　今回の第2版では、看護学生や臨床の場で働いている看護職者とともに取り上げてきた幅広い課題を網羅した。そして「事例研究」と「考えてみよう」を検証した。それらの多くは、資格取得前後の看護学生とともに問題解決学習における「きっかけ」として用いてきた。本書の事例研究では、個人や集団を固定観念に当てはめないようにした。しかし、授業や学習目的のために、看護の状況で発生するであろう多様な事柄を学生がきちんと把握できるようになるために、ある程度の一般化は避けられなかった。

　本書の素材の多くは、患者に施す看護が文化的にも適切で十分な配慮がなされるように努めている保健医療専門職者に関連している。私たちは、病院所属の牧師として勤務する同僚に、事例の価値を確認した。この人物によれば、文化的信念や宗教が実際の看護に与える影響を理解することや、「異文化出身で闘病中の人びとや遺族の支え方や精神的役割を果たすうえで」関係

者を訓練するのに本書の素材は有益であると述べている。

　第1版出版後の同僚の評価や、これらの集団が求めていることに関する私たちの経験から、2つの章を加えた。それらは、難民と亡命申請者への保健医療と、もう1つは男性の保健についてである。

　第1章は、保健医療と看護に適用しうる文化、人種そして民族性（エスニシティ）の概念を確認する。これらの用語は、保健医療専門職にも一般の人びとにも解釈をめぐって混乱が起こっている。もし、包括的な医療・看護を実現しようとするなら、これらの用語の使い方をきちんと理解することは不可欠である。第1章は、他の章を議論する上で不可欠な前提となる。

　第2章では、保健や疾患に関わる個人や文化ごとに異なる考え方を探る。これにより、人びとが病気のときにどう行動するのか、そしてそれはなぜなのかを理解するための手がかりとする。包括的な医療・看護は、病気体験について患者が納得する理解をしているかどうかに左右される。

　第3章では、健康や病気についての患者の信念が、医療・看護のあり方や提供のされ方にどのような影響を与えるのかをさぐる。

　病人への医療・看護は、本人が自分の病気にどう対処しているかを知る必要がある。多くの人は、精神的・宗教的信条に頼っているが、それは仕事の本質上、看護師など保健医療従事者も同じである。

　第4章では、患者や医療・看護の提供者の宗教的信条や実践が、医療・看護の現場でどのような影響を与えているのかを考察する。

　文化的に適切で、文化的に有効である医療・看護を提供することは、求められる知識や技術の共通の理解に左右される。**第5章**では、こうした医療・看護を提供するのに必要な知識や技術を探り、事例をとおして評価の枠組みがどう用いられているのかを提示する。

　精神保健医療（メンタルヘルス）の問題は、どの文化や社会にも共通している。**第6章**は、通文化的精神医学の発展と、異なる文化的背景から生じている精神的（メンタル）問題を抱えている個人への医療・看護に必要な技術を探る。

　社会における女性の役割は、自文化が依拠する価値によって異なる。加えて、宗教や文化は、保健医療問題全般および女性に特有の問題への対処の仕方にも影響を与えるかもしれない。**第7章**では、異文化に所属する女性たち

が自分の社会での対応の仕方に加えて、彼女たちが個人的に求めていることや信条を、看護師が提供する看護において、どうすれば確実に考慮できるのかを取り上げる。

　第8章では、文化や民族性（エスニシティ）が、男性の健康観や幸福への一般的な関わり方にどのような影響を与え、男性の文化的信念と価値観が病気経験にどのように影響しているのかを探っている。

　家族による介護は、文化ごとの家族のあり方を理解することから始まる。加えて、これらの文化における子どもの経験は、臨地の看護師による配慮ある看護に結びつく。第9章では、文化的な配慮に基づく看護を確実にするために、子どもや家族の文化的背景を理解する重要性を考察する。

　高齢化は世界中で見ることができる。しかし、高齢者への評価は文化や社会ごとに異なる。高齢者人口が進む国や地域では、その文化的背景を識別し理解することが看護師に求められることになる。第10章は、文化ごとの高齢者への医療保健を取り上げている。

　第11章は、英国内の多くの自治体で経験している避難民や亡命者の保健医療に焦点を合わせている。

　人間は死から逃れることはできない。死が患者の多くにとって病気であることの終わりであるという事実から、死と残された人びとの悲しみに社会がどう対峙するのかを看護師が知っておくのは職務遂行に重要な要素である。第12章では、文化ごとの死への向きあい方と看護師に求められる文化ごとの死への対処についての知識と技術を考えてみる。

　看護職者や保健医療専門職が、文化的に配慮が行き届いた適切な看護を提供するためには、保健医療の専門家たちは、職場の勤務者たちの文化的宗教的求めと患者への文化的配慮と適切な対応（ケア）をどう評価するのか、という発想の転換が必要になる。第13章は、看護職者の世界で見られる人種観の不平等を含む、文化的に多様な社会での専門家の実践的な問題を取り上げている。

　付録では、個人的な看護に影響を与える宗教的信条と信仰実践をまとめている。それらは「簡易処方箋」ではないが、本書で取り上げている事柄をできるかぎりまとめた。

　多人種ではなく、多文化の立場をとることで、人種の重要性を軽視してい

るという批判を受けるかもしれないと推察はしている。しかし、本書では、医療・看護において、人種が重要な概念であることを示している。それは、この概念が、患者と患者そして看護師と看護師の間だけでなく、看護師と患者の関係性の主要な要素として重要だと、私たちは認識しているからである。また私たちは、文献において、文化集団を定義するために、「黒人と少数民族（エスニック）」と「白人」という言い回しの仕方が、実際には、広く社会では「白人」とされながらも、少数派民族（エスニック）集団の構成員である人びと（例えば、ポーランド系住民とか移動民［訳注：かつてはジプシーと称されたりした］）を排除していることも認識している。

用語の継続性と明確さを確保するために、本書を通して患者（patient）という用語を用いる。クライアントという用語は、精神保健医療（メンタルヘルスケア）で用いるが、これはこの領域では普通のことである。便宜的に、代名詞が必要となる場面では、看護師には「彼女」を用いるが、第8章で述べるように、看護職にも多くの男性がいるという事実を無視しているわけではない。

章ごとに、推薦文献およびウェブサイトのリストを挙げ、読者に関連する事柄への関心を広げてもらうように配慮した。本書を通して、参考文献に言及し、看護実践がエビデンス（証拠）に基づいているという認識と私たちの信条を反映させている。しかし、これができないこともある。というのも、私たちが本書で取り上げている、とくに看護実践と文化の事柄に関連している調査研究は、看護研究の文献において多くはないからである。本書には、著者たちの着想、価値観そして解釈が反映されている。私たちは、できるかぎりの配慮で、これらを取り上げ、提示している。

カレン・ホランド
クリスティン・ホグ
（鈴木清史 訳）

謝　辞

　第1版と同じように、本書執筆の過程で支えてくれた多くの方々に感謝の気持ちを伝えたい。

　そのなかで、第1版を手に入れ読んでくれた方々にお礼をのべる。第1版が世に出てからの9年間、われわれは有益なご意見を聞かせてもらってきた。ご意見はありがたくうかがい、本書の改訂にできるかぎり反映させた。本書に基づいて臨床現場で応用した方々の多くは、結果として自分の実践を修正なさったと思う。このことが、本書の第2版の必要性につながり、エビデンス（証拠）に基づく実践を向上させることになると、私たちは信じている。

　ホダー・アーノルド出版の主席編集者のナオミ・ウィルキンソンは、第2版の出版と新しい章の加筆に協力をしてくれた。ジョアンナ・シルマンは本書の装丁の色決めや、全執筆出版過程で惜しみなく協力をしてくれた。アンディ・アンダーソンは原稿の整理と校正で大いに援助をしてくれた。そして最後に、クレア・パターソンは最終稿において、忍耐強く詳細な確認作業を担ってくれた。チーム作業そのものだった。

　個人的には、以下の人びとに感謝の意を表したい。アイシャ・バダート、キャサリン・グリーン、ジェニー・ホギス、ペギー・ムロンゴ、ジェイムズ・ムレイ、ニコラ・ラシュトン、パーム・シャーロックである。彼らの中には、勤務先のサルフォード大学の看護学生たちもいる。彼らのおかげで、私たちが文化事象を理解できたこともある。また彼らの本書へのコメントは有益だった。

　サルフォード大学看護助産学部の同僚にも感謝したい。彼らは文化ケアについて支持をしてくれ、教育課程で本書を採用してくれた。とくに、エリザベス・コリエ、アンジェラ・ダーヴィル、モイラ・マックルーリンは時間を惜しまず助言をしてくれたし、私たちの考えに反応をしてくれた。

　最後に、私たちの家族に感謝したい。私たちが執筆しているあいだ支えてくれ、マズロー[訳注：アブラハム・ホラルド・マズロー、心理学者]が提唱した人間の欲求の多くがかなうようにしてくれた！　　　　　（鈴木清史 訳）

多文化社会の看護と保健医療

——グローバル化する看護・保健のための人材育成——

目　次

日本のみなさまへ………………………………………………………… v
看護を学ぶ人たちに……………………………………………………… vii
推薦のことば……………………………………………………………… ix
まえがき…………………………………………………………………… xi
謝　辞……………………………………………………………………… xvi

第1章　文化、人種そして民族性：概念整理………………………… 1
　　　　はじめに／文化ケアとは／文化の意味／人種の意味／民族性の意味／結論

第2章　健康と病気に関する信念論を理解する……………………… 23
　　　　はじめに／健康信念／健康信念の体系／保健医療領域／結論

第3章　実践における健康信念の応用………………………………… 47
　　　　はじめに／保健医療における多元主義／保健医療実践における迷信的信念／異なる健康信念を持つ人びとに対する看護／健康信念を聞き出す／結論

第4章　宗教と文化的配慮……………………………………………… 63
　　　　はじめに／宗教と精神性／宗教と保健医療／結論

第5章　文化ケア：看護実践のための知識と技術…………………… 85
　　　　はじめに／文化に配慮した看護実践を促進する展開／文化的意識／文化的知識／文化的評価と看護介入／結論

第6章　文化とメンタルヘルス………………………………………… 115
　　　　はじめに／正常と異常の概念／通文化的精神医学／文化結合症候群／看護と治療における諸問題／異文化間コミュニケーション／メンタルヘルスにおける通訳者の利用／人種差別と異文化間コミュニケーション／結論

第7章　多文化社会における女性と保健医療………………………… 147
　　　　はじめに／社会における女性の役割／社会の中の介護者としての女性／文化的信念と女性に必要なこと／女性そしてプライバシーと尊厳の維持の必要性／健康や保健医療に関する女性の役割と文化的信念の影響／結論

第8章　多文化社会における男性と保健医療………………………… 171
　　　　はじめに／社会における男性の役割／社会の中の介護者とし

目 次

ての男性／看護に従事する男性／健康や保健医療に関する男性の役割と文化的信念の影響／男性の健康問題と援助要求行動／男性による健康上のリスクをともなう行動と保健医療サービスの利用／結論

第9章　子どもおよび家族中心の看護：文化的視点………… 193
　　　　はじめに／文化と家族／子育て方法と幼児や子どもの日常の世話／言語とコミュニケーション／病気および疾病のパターン／赤ん坊と子どもたちの世話をするときの優れた実践／結論

第10章　黒人および少数民族出身の高齢者ケア………………… 223
　　　　はじめに／移住パターン／三重の危険性／黒人と少数民族出身の高齢者に対する通説と固定観念／健康信念と高齢者／高齢者の健康と病気のパターン／黒人および少数民族出身の高齢者のためのサービス開発／結論

第11章　移住者・難民そして亡命申請者のための保健医療……… 245
　　　　はじめに／移住者と健康／難民と亡命申請者の保健医療／メンタルヘルス問題／女性の健康／子どもと若年者の健康／結論

第12章　死ぬことと死者を送ること：比較文化的視点………… 275
　　　　はじめに／死の意味／死者を送ることの意味／看護実践と死にゆく人と死者を送る人に対する看護／結論

第13章　文化の多様性と専門的実践……………………………… 297
　　　　はじめに／英国保健サービスにおける黒人および少数民族出身看護師の歴史／看護における機会均等／看護師の採用／文化的に適切な環境創りのための労働力の開発／結論

　　付　録………………………………………………………………… 319
　　　　キリスト教／仏教／ヒンズー教／イスラム教／ユダヤ教／シーク教

　参考文献……………………………………………………………… 328

　訳者あとがき………………………………………………………… 347
　索　引………………………………………………………………… 353

翻訳に際して

本書は、Karen Holland と Christine Hogg による *Cultural Awareness in Nursing and Health Care*, second edition, Hodder Arnold (2010) の邦訳である。訳出にあたって、以下の点を基本方針としている。

1. 訳語や用語について

(1) "care" は基本的に「看護」と訳している。ただし高齢者や子どもを対象とする場合は、「介護」「世話」とし、医学的対処については「治療」としている。

(2) "health" は原則として「保健医療」と訳し、例えば "health professionals" は「保健医療専門職（者）」としている。

(3) 原語に該当する邦訳語がある場合には、できるかぎりそれを優先している。とくに本書の導入部にあたる第1章においては、邦訳語（原語のカタカナ表記）としている。例えば、「民族性（エスニシティ）」「文化的／民族的あるいは自己帰属意識（アイデンティティ）」などである。ただし "evidence" は、エビデンス（証拠、または根拠）とした。

(4) これにしたがって "mentalhealth" は、第1章では「精神保健医療（メンタルヘルス）」と表記しているが、これを独立して扱っている6章では分担者の意向により「メンタルヘルス」とカタカナ表記にしている。

(5) "spirituality" は文脈によって「精神性」「霊性」としている。

(6) 人名、各種団体などの固有名詞はカタカナで表記しているが、原則として各章の初出時に欧語綴りを（ ）内に記している。

(7) 本書は英国の看護教育に基づいて著されている。英国で「黒人」と言う場合、アフリカ出身者を祖先に持つカリブ海地域からの移住者や、南アジア系英国人にまで及ぶ（第10章）。

2. 翻訳の担当について

翻訳担当者の責任を明確にするために、各章に担当者名を日本語表記に準じて姓・名の順で記している。

翻訳は現職場での専門とする分野に基づいて分担することを原則としている。一部例外があるが、これは担当者の意向による。

出版時点での翻訳担当者の所属などは、巻末の訳者一覧に記している。

第1章

文化、人種そして民族性：概念整理

カレン・ホランド

鈴木 清史 [訳]

はじめに

この章では、文化、人種そして民族性（エスニシティ）の概念を整理する。それにより、これらの用語の個別の意味を理解するだけでなく、看護と保健医療の実践での適用と解釈も可能となる。また、この章は以下に続く各章の基礎的情報を提供している。

> **本章でとりあげる事項**
> - 文化ケアとは
> - 文化の意味
> - 人種の意味
> - 民族性の意味
> - 看護と保健医療における文化、人種そして民族性

文化ケアとは

昔から看護師が忠告されてきたことがある。それは、異文化集団が求めていることへの対応がなされていないことと（Chevannes 1997; Le Var 1998）、これらの要求に対して、保健医療従事者が十分対応できるようになるべきであるということである（Gerrish et al. 1996b）。しかし、保健医療の臨床においても看護教育においても、これらの勧告を実現させるための指針が、公的・専門的組織から示されることはほとんどなかった。イングランド看護・

1

助産師・訪問看護師協会（English National Board for Nursing, Midwifery and Health Visiting、以下イングランド看護師協会とする）による報告書（Iganski et al. 1998b）では、看護、助産そして訪問看護の領域に民族的（エスニック）少数派の人びとを採用することを提案している。これは、国策としての対応が必要なことの表れである。保健省も保健医療における文化的変化を示し始めており、英国保健サービス（National Health Service: NHS）財団が、プライバシー、尊厳そして宗教と文化的信条に関して英国患者憲章の基準遵守を確約させるようになっている（Department of Health 1992）。そして2009年には、「先頃立法化された信条と宗教に関わる法律遵守と遂行を目的として」、英国保健サービスの諸組織の対応のあり方についての指針を公表した。加えて、英国保健サービスでは網羅できない事柄に関して、一般的で、実践的な指針も提示した（Department of Health 2009）。

保健医療と看護において、患者やカウンセリングなどの心理療法を受けに来たクライアントの文化や信仰への配慮を確実にするための情報や研究が増加しているが、これを達成するのに有益なエビデンス（根拠）が欠如しているのは明らかである。全英看護・助産・訪問保健協会（The United Kingdom Central Coucil for Nursing, Midwifery and Health Visit: UKCC）による1992年の専門職実践規範は、臨床において看護師、助産師、訪問看護師がどのように対応するのが望ましいのかを定め、以下のように提示している。

> 患者やクライアントの民族的出身、信仰さらには個人の属性と抱えている健康上の問題や他の要素にかかわらず、固有性と尊厳を認識し、敬意を払い、対応しなければならない。　　　　　　　　　　　　　　　　（UKCC 1992）

英国看護・助産協会（Nurisng and Midwifery Council: NMC）による、2008年改訂の『規範：看護師と助産師のための行動・職務・倫理基準』（*The Code–Standards of Conduct, Performance and Ethics for Nurses and Midwives* 2008）では、この項目は1992年時のように明示されていない。しかし、個人の固有の要求に対応することにおいて「看護師は第一義の関心事として人びとを看護し、患者を個人として扱い、彼らの尊厳を尊重する」ことが所与の条件であると受け止められている。例えば、この規範では、看

護師として、私たちは「看護の対象となっている人びとをいかなるかたちでも差別してはならない」とされている。

オーストラリア専門職行動規範（The Australian Code of Professional Conduct 2008）では、「看護師は看護と治療を受けている人びと、および同僚の尊厳、文化、民族性（エスニシティ）、価値観そして信仰に敬意を払わなければならない」とさらに明確に提示されている。そして、これが可視化するように4つの解説がなされている（下記ボックス1.1参照）。

> **ボックス 1.1　行動規範第4条：「看護師は看護と治療を受けている人びと、および同僚の尊厳、文化、民族性（エスニシティ）、価値観そして信仰に敬意を払わなければならない」**
>
> 1. 効果的な看護を立案し提供する際には、看護師は文化に関わる知識に基づいて適切な看護水準を維持する。これは、看護を受けている個人だけでなく、その人物の配偶者、家族そして当該人物の社会的つながりのある人びとの文化についての知識、価値観、信仰、個人的な願いそして個人の意思決定にしかるべく敬意と配慮がなされることを含む。看護師は家族のあり方が変容していることを認識し、家族は多様に構成され得ることを認める。
> 2. 看護師は、治療や看護を受けている人びとの利益を促進し保護する。この声明の中には、人種、文化、民族性（エスニシティ）、性差（ジェンダー）、セクシュアリティ、年齢、宗教・霊性、政治的・社会的・健康的立場、生活様式、その他の人間としての要因に向けられる有害な偏見的姿勢によって、看護師が、看護の安全性や質を損なわないように適切な行動をとることが含まれている。
> 3. 看護師は、同僚、職場を同じくする人びと、看護の対象者とその配偶者、家族そして友人に対して、人種、性、性愛傾向、年齢やその他の要因に関して、偏見的・差別的態度や行動をとってはならない。同僚および治療や看護を受けている人びと、あるいは外来の患者が、看護や保健医療および高齢者介護の領域で偏見的差別的対応や行動をとっていることを目の当たりにした場合、看護師は適切な対応をすることが求められている。
> 4. 個人の利益や諸権利に関連して、専門家として判断するときには、看護師は法律を遵守し、避難民、亡命希望者そして抑留者など国を追われた人を含め、いかなる人びとの人格も侵害してはならない。
>
> （オーストラリア専門職行動規範：看護師〔2008〕より）

このことから、看護教育に関わる人びとが、学部教育で推進するべき事柄をはっきりと見て取ることができる。第11章で取り上げている弱者集団をめぐっては、第4項に明瞭に示されている。オーストラリアのニューサウスウェールズ州で発行されている専門雑誌『看護教育研究（National Review of Nursing Education）』では、多文化状況での看護教育にとくに焦点を合わせている（Eisenbruch 2001）。この研究雑誌における結論は、少なくともオーストラリアにおいては、「看護は多文化主義の新旧の考え方をしっかりと取り込んでいる」というものであった。英国では、この点は依然としてオーストラリアほど明らかではない。ローダー他（Lauder et al. 2008）は、スコットランドにおける看護・助産事前登録計画評価に関する論文において、看護職者の能力開発よりも文化的な事象を経験することと、それは一般的に教育機関によって違いがあることを明らかにしている。こうしたことから、看護学生はどのような準備をすればいいのか、多文化社会の求め（ニーズ）にどのように対応するのかという問題が提起された。

> **考えてみよう** ▶看護学生あるいは保健医療専門職として自分の学習経験を考えてみよう。そして自分とは異なる文化で育った人と出会ったとしてみよう。看護を提供するときに、その人の文化について、どのようなことを知っていれば役に立つかを考えてみよう。

英国における多様なコミュニティの求め（ニーズ）に対応することに焦点を合わせた研究結果（Iganski et al. 1998b; Beavan 2006）と保健省の指導は、専門家の勧告を実施するのに重要である。しかし、それに先んじて指摘されている問題について、共通の理解と評価が必要である。多文化社会において異文化集団の求め（ニーズ）の決定に影響を与える重要な要因の1つは、異なる文化背景について共通理解をすることである。これには、看護に関する言いまわしや用語を理解するということが含まれている。文献では、文化ケア実践に関わる議論では3つの用語が頻繁に用いられている。それらは、文化、人種そして民族性（エスニシティ）である。保健医療看護に関連してこれらの用語の意味を理解することが、この章の焦点となる。

しかしバクスター（Baxter 1997）は、「文化」と「多文化」という用語の用い方について注意を促している。それだけだと人種に関わる事象が無視さ

れてしまい、「人種差別がどのように発生し、いかに対処できるのかについて十分に説明しえない」と言う。確かにそうであるが、最初に広範な文化事象を学ぶと、学生は異文化集団について（例えば、生活様式とか信条など）を知るようになり、人種や人種差別主義に関わる事象の授業や議論がやりやすくなるし、反感も持ちにくくなる。こうしたことを私たちは教育の場で見てきた。学生たちが、自分たちの視点や経験を確認するための明確で確実な枠組みを持つようになるからである。本書では各章の「考えてみよう」の設問により、学生や教師が、人びとに影響を及ぼし始めるだけでなく、自身の信条や行動にも変容をもたらすための機会を提供している。

文化の意味

　保健医療看護の専門家や市井の人びとのあいだでは、文化、人種そして民族性（エスニシティ）の用語解釈にしばしば混乱がある。文化が何を意味しているのかを把握するために、以下の定義の吟味からはじめてみよう。

　　文化とは……知識、信仰、芸術、道徳、法律、習俗その他社会の一員としての人の得る能力と習慣とを含む複雑な全体である。
　　　　　　　　　（Tylor 1871 [比屋根安定訳1頁], cited in Leininger 178b: 491）

　　文化とは、特定の人口集団にとって、様式化された思考や行動の指針となる固有の価値観、信仰、行動規範、生活様式の実践をともなう、学習され代々継承されてきた知識である。　　　　　　　　　　　　（Leininger 1978b: 491）

　　文化は……一連の指針であり（それは明示されていたり、そうでなかったりする）、……社会の一員としての個人がそれを継承している。そして文化は世の中の見方や、心情的な経験の仕方、さらに他者、超自然現象そして神々や自然環境との関係性においての行動様式を示す。文化は、また象徴や言語、芸術や儀礼をとおして、これらの指針を次世代に伝えるすべも提供する。ある意味では、文化は、個人が継承し、その中でどのように生きるのかを認知し、理解するのに受け継いできた「めがね」だと考えることもできる。（Helman 2007: 2）

これらの定義の中には共通なことがある。文化は、人びとが自分の社会集団あるいは社会の中でどのように生きていくべきなのかを知るための、継承し学習して身につける一連の指針であるということだ。ヘンリーとショット（Henley and Schott 1999: 3）は、文化とは「遺伝的継承ではなく」「固定的あるいは静態的でもなく」、実際には「新しい状況や抑圧に呼応して変化する」と指摘している。アンドリュースとボイル（Andrews and Boyle 1995）は、文化を4つの主な特徴でとらえている。

1. 文化は、人が誕生の時から、言語習得と社会化の過程をとおして学習されていく。社会の視点からは、社会化は文化の伝えられ方であり、個人が集団の生活様式に適していることである。
2. 文化は、同じ文化集団の成員全部に共有されている。実際、人びとを集団として1つの文化的帰属意識（アイデンティティ）のもとで結束させる文化的信念や様式の共有である（これは必ずしも意識的な過程ではない）。
3. 文化は、環境的・技術的要因と天然資源に関連した特定の活動への適応である。
4. 文化は動態的で、つねに変化をしている。

(Andrews and Boyle 1995: 10)

　それぞれの文化は、成員間の意思疎通や人びとの行動様式を規定する価値観や規範を構築してきた。またすべての社会は規範を備えており、成員はその規範を遵守するか、逸脱するかによって、報われたり、罰せられたりする。それゆえ、文化は、人びとが、家族や友人そして職場に関連した役割や責任を果たすための様式を規定している。

　例えば、看護師には、それ特有の専門的、社会的文化があり、看護学生は、多様な実践現場での経験を繰り返し、看護文化の中で「生き残る」ために、どのような知識と技術が不可欠かということを習得する。したがって、看護学生は、ナース服をまとったときの行動様式と、病棟で働いているとき、自分たちにはどのような期待がかかっているのかを認識しなければならない。看護師の文化には、職務を遂行するための秩序のような固有の要素があり、それはフローレンス・ナイチンゲールの時代から不変であることを、筆者は見

いだした（Holland 1993）。同時に、病院では何をすべきかについて、患者を含めて、誰もが知っておくべき多くのしきたりがあることも明らかにした。その中で最重要なのは、患者とその看護に関して、看護師たちが情報を伝える際には、報告書をきちんと手渡すということであった。看護師文化にまつわる決まりごとについては、他の研究者も報告しており（Kaminski 2006; Street 1992; Wolf 1988）、その中には書類の手渡しを指摘したものもある（Strange 1996）。

デ・サンティス（De Santis 1994）は、患者と看護師の接点では、3つの文化が出会っているという。

1. 看護師の専門家としての文化で、固有の信条と価値観と実践がともなっている。
2. 患者の文化であり、これには、彼らが患者としての生活の中ではぐくんできた健康や疾病、さらに個人としての価値観、信条そして生活実践をともなう。
3. 両者が出会う環境に特有の文化（例えば、病院、地域社会あるいは家庭環境）。

看護師が患者と対面している際に、これらの文化が存在していることを理解できるのであれば、看護の評価、計画そして実施のときに実際に発生する、あるいは発生しうる障害のいくつかを理解し始めるようになるだろう。デ・サンティス（1994）が考慮していない文化で、患者と看護師間の関係性に重要な影響を与えるのは、看護師の文化である。例えば、もし看護師がイスラム教徒で、イスラム教徒の患者（男女とも）の看護を担当しているとすると、身体の世話とか、個人的な好みが、行き違いの要因となるだろう。別の状況では、特定の言語を話せる看護学生は患者のために通訳をするよう求められるかもしれない。しかし、看護学生がこうしたことを常に肯定的にとらえているというわけではない。特に通訳を頻繁に求められたりすると、そうかもしれない。

　　患者のために通訳することは気になりませんでした。そのほうが手間暇もかけ

ないですみましたから。そして、私は4言語を話せますから確かに便利です。しかし、他の病棟で同じことを求められると、自分が担当している病棟での学習目標を達成するためには役にはたちません。（社会人入学の看護学部1年生）

事例研究を1つ取り上げてみよう。これはデ・サンティス（1994）が言及している文化の出会いを説明している。

> 事例研究
>
> モハメッド・カリード・クェレシ氏は、68歳のイスラム教徒である。地区の糖尿病専門の外来医院の医師のすすめで地区総合病院に入院した。糖尿疾患がある。
>
> この患者が出会う最初の「文化」は、病院の文化である（病院は組織化された文化を持つ）。彼の過去の病院体験が、入院した病院で起こっているすべての出来事の理解と行動を決めることになる。もし、この病院への来院が初めてであるなら、ここにやってくる誰もがそうであるように、どこにいけばいいのかすぐさま戸惑ってしまうだろう。ドアや壁の掲示はわかりにくいかもしれない。多文化社会で何が必要であるかを、病院が理解しているなら、掲示には多言語が用いられているかもしれない。しかし、その患者が掲示を読むことができるというのを前提にしているのは正しいとはいえない。
>
> 病棟を歩いて行くと、患者は色が異なる制服を身につけた多くの職員の姿を見かける。外来病棟にたどり着くと、整形外科、耳鼻咽喉科、CTスキャン、糖尿病診療など診療を示した様々な掲示を見ることになる。病院で勤務する人びとにとって、これらは病院文化の一部となっており見慣れたものだろう。しかし、クェレシさんにしてみると、病院特有の言語文化をよく知っていないなら、掲示の意味がすぐわかるとはいえないだろう。この時点で、クェレシさんは、ヘルバーグがいう「カルチャー・ショック」（Herberg 1995）を経験し始めたことになる。これは、外国を旅行するときに経験するのとよく似ている。旅行が始まって、最初の数日間は見るものすべてが目新しく馴染みがないものばかりである。そうした新しい環境では、人びとは得てしてどう振る舞ったらいいのかわからないのである（Burnard and Gill 2008）。
>
> クェレシさんが経験する2番目の文化は、看護師の文化で、看護文化と呼んでおこう。クェレシさんは看護師から、「サンプル」をとってくるようにと指示される。そして、反応しないでいると、看護師は入れ物を手渡して、ト

イレにいって「サンプルをとってくるように」と再度指示をする。看護師は、自分が使う専門用語や保健医療専門職者のあいだで使われる特有の言い方を患者が理解していると思い込んでいるが、用語も言いまわしも、看護職者固有のものなのである。看護学を学び始めた学生たちは、クェレシさんと同じような経験をしている。例えば、初めての報告書の手渡しで、「絶食（nil by mouth）」「元に戻して（in situ）」「要観察」「熟睡中」さらに「この患者さんは消化性潰瘍疾患（peptic ulcer disease: p.u.d.）じゃないわよ」といった言葉を聞くということはよく知られている。

身体やその機能に関わる患者自身の文化や個人的な信念（患者文化）も保健医療の専門家たちのとは大きく異なることがある。クェレシさんは、糖尿病が排尿と関連しているとは思っていないかもしれない。だから、尿サンプルを看護師に手渡す理由がわからないかもしれない。また、トイレの設備が、自分が必要だと思っているようにはなっていないと感じて、心配や不安が増すことになるかもしれない。

こうした文化的な出会いを理解し、効率よく対処するために、看護師や他の保健医療従事者たちは、きちんとした知識と技術を習得しなければならないだろう。文化的に適した看護を確かなものにすることとの関連で必要なものを見定めるために、クェレシさんが経験している保健医療に関わる問題を考えてみよう。

考えてみよう ▶クェレシさんが自分の病棟の患者だとしてみよう。彼の担当看護師で、入院に必要な事項を審査することになる。
1. クェレシさんの入院に関して、外来病棟からはどのような情報を知ることが必要か。
2. クェレシさんに、担当の看護師や他の保健医療従事者の役割を理解してもらうためにはどのようにするか。
3. クェレシさんが必要とすることがらを、彼の文化に則して確実に把握してもらうためには、彼の文化の何を知っておくべきか。

これらについては、デ・サンティス（1994）が指摘した3つの文化に関連して、読者は以下の問題に考えが及んだかもしれない。

組織の文化

英国保健サービス財団のような組織は、機会均等に関わる指針を掲げ、文化にとらわれず、すべての患者に平等の看護を提供することを確約している。例えば、クェレシさんの入院について提供されているどの情報も英語だけでなく、彼の母語でも提供されるべきである。

書面に加えて、多くの病院では、熟練した通訳者や橋渡し担当者(リンク・ワーカー)を雇用し、保健医療サービス担当者と英語を話さない患者の双方にきわめて重要なサービスを提供している。1994年王立看護大学（Royal College of Nursing: RCN）は、黒人と民族的少数派に属する患者の求めに対応するための教材を出版した。王立看護大学のウェブサイトでは、この教材はすでに入手できなくなっているが、主要な事柄は依然として重要であり、より新しいエビデンス（証拠）によって裏づけられている（Bradby 2001）。それは3つの役割に焦点を合わせている。それらは、通訳者、保健医療従事者そして橋渡し担当者である。そして、通訳者としてはまだ慣れていない人びとに付随する問題点を取り上げているが、それはしばしば病院施設関係者や患者の直接の家族や親族である。そこで提示されているのは以下のとおりである。

- 重要な考えや用語を訳すことができていないことから生じる不正確な訳
- 個人的な偏見を抑えられないために生じる偏見と曲解
- 守秘義務の重要性が認知されていないことと、それによって患者が面談でかたくなになっているということ
- 通訳に慣れていないと、患者に確認できないまま、担当者からの質問に答えてしまったり、患者に部分的にしか情報を伝えないというように、自分の役割を十分理解していないという事態
- 通訳に慣れていないと、文化、価値観そして期待感の差異に気がつかず文化的差異を説明できないため、十分に役に立てない
- その場での通訳者として任用されている場合、患者との関係で性差や年齢が考慮されていないことがある。個人的な背景は大きく異なることがあり、患者が属している社会集団に反感を持っている集団に属していることさえある

（Royal College of Nursing 1994: 5）

熟練した通訳者は、自分の果たすべき役割範囲を明確にしているが、必ずしも保健医療チームの一員だとはみなされないこともある。一方、保健医療従事者は、英語を話さない患者にも同質のサービスを提供するために雇用されている。そして、彼らは「保健医療の専門家ではなく、患者の側に立っているのである」(Royal College of Nursing 1994)。橋渡し担当者(リンク・ワーカー)は、通訳と保健医療について特別の訓練を受けており、病院や地域サービスでは保健医療チームの重要な一員となっている (Tribe and Raval 2002)。彼らは様々な技術を有し、「(保健医療) 専門家倫理に関わる厳しい規範を守るように訓練されている」(Royal College of Nursing 1994)。彼らの多くは複数の言語や方言を話し、意思疎通を円滑に進めるための保健医療チームとともに働く（通訳、異文化間コミュニケーションの役割については第6章参照のこと）。クェレシさんは、入院において、保健医療関連だけでなく文化的な求めも考慮されるために、橋渡し担当者の援助は、必要とも必要ではないともいえるかもしれない。

考えてみよう ▶看護学生として、臨床で患者の通訳を頼まれたことがあるだろうか。
1. もしある場合、その経験を振り返り、自分自身の学習経験への影響と、通訳を依頼してきた人の学習経験への影響を考えてみよう。
2. その経験がない場合、英語を話せない患者に通訳者がいないとき、効果的な意思疎通はどのようにしたら達成できるかを考えてみよう。

看護の文化

　クェレシさんの看護は通常女性看護師が担当しているので、彼は看護を受けて困惑したり居心地の悪さを感じたりするかもしれない。クェレシさんの文化と関連する信念や求め（ニーズ）に気がつくことは、看護師が配慮を持って接することに役立つかもしれない。クェレシさんの看護師との接し方もまた、女性や看護師への彼の見方に影響を受けているかもしれない。「浄と汚穢」と結びついた信仰ゆえに、社会によっては、看護師の役割や地位が、英国よりも低いこともある (Jervis 2001)。ローラー (Lawler 1991) とサム

ジー（Somjee 1991）は、インド系看護師の例を参照して、インド社会においては、排泄物を扱うのは低い身分や低カーストと結びついているとした。看護師は、誤解を回避するために、患者がどのような文化的背景を持っていようが、看護師の役割を理解してもらう必要がある。文化的要求についての意思疎通は重要であるが、クェレシさんが、自分と同じ文化的背景をもった看護師から看護を受けても役に立たないこともある。これはイスラム文化では男女の関係には制限があり、非イスラム教徒の看護師よりも、イスラム教徒の女性看護師が親身になって看護するほうが困惑させてしまうことがあるからだ。イガンスキら（Iganski et al. 1998b）は、看護師の採用担当である管理職との面接から、文化によっては看護師が低い地位にあることや患者の世話を担当している看護師の役割を確認した。管理職は次のように述べている。

　私たちは幾多の異なる文化の1つに身をおいていますが、……両親や祖父母が、シーク教徒とイスラム教徒であるというような問題に直面しています。また、看護師は、身体に触るというようなことが重要だとは感じていないので、世代がかわれば、いずれ問題にはならなくなることを、私たちは望んでいます。実際、我が国で生まれている若い世代では、両親や祖父母とは異なる考え方をするようになっていますし、状況は改善しているのです。ただ、依然として道は遠いということですね。　　　（Senior Administrator; Iganski et al. 1998b: 37）

患者の文化

クェレシさんはイスラム教徒の男性である。クェレシさんに適切な看護を施すには、看護師は、彼に特有の文化的な要求を意識しておく必要がある。例えば、糖原が高く、糖尿病の疑いがあるとすると、食事は重要な要素である。彼に処方される薬はアルコールを含まず、「カプセルもゼラチンを含むべきではない」（Community Practice 1993: 133）。クェレシさんがインシュリンを必要とするなら、イスラム教徒の場合、豚は食物として禁忌であるから、人的素材（human form）の薬が処方されるだろう（Pennachio 2005）。敬虔なイスラム教徒は、入院中でも1日に5回祈ることができるように求める。これは彼らの福利には重要で、病気中であるということは例外にはならない。ラマダン（断食）時であるならば、夜明けから日没までは絶食するこ

とを要求される。これは、糖尿病治療を受けている場合、個人的な葛藤になる。本当に熱心なイスラム教徒の場合、「夜明けから日没までの間経口・経鼻注射や座薬」をも拒むこともある（Henley 1982）。経典コーランは、柔軟な対応を認めてはいるし、断食ができなければ、「恵まれない人びとに食物を施すような、徳のある他の行為をもコーランは許している」。断食が絶対だというわけでもない（Henley 1982）。

> **要　点**
> 1. 文化は、社会集団がより大きな社会で共存していくための、昔から継承されてきた、学習された一連の指針である。
> 2. 健康や看護については、文化ごとに異なる価値観や信念がある。
> 3. 看護師の仕事やジェンダーをそれぞれの社会がどのようにとらえるかということに応じて看護師の役割や地位は、文化ごとに異なる。

人種の意味

　文献を調べると、人種の定義に関しては一般的な同意があるように思われる。例えば、フェルナンド（Fernando 1991）は、人種を「肌の色をもっとも一般的な身体的特徴として、外見をもとにした人びとの分類」だと定義している。
　出身国も人種概念とともに頻繁に使われたりしている（例えば、アフロ・カリブ系［訳注：アフリカ黒人を祖先にもつカリブ人］）。しかし、人種はこのように言及されているだけではない。かつては、「人種は、人類を分けて優劣をも示す方法で、支配被支配の様式に結びついていた」ことを、ジョンズ（Jones 1994）は、私たちに思い起こさせてくれる。彼女は、肌の色が重要な格付け要因であることを示し、「白」人は優等だと見なされている一方、「黒」人は劣等で、より原始的であると定義されていることを指摘した。しかし、重要な点は「人種」ではなく、この用語がどのように使われるかであるということを、キャッシュモア（Cashmore 1988）は指摘する。例えば、ほとんどすべての社会科学者たちは、身体的外見的属性に応じて社会集団を定義することに、この用語を用いており、それは人びとの社会行動に結びつ

いていると彼は述べている。

　人種概念は、保健医療全般で重要な概念であるので、理論家たちがそれをどうとらえているのかを精査しておくことは重要である。これによって、人びとが多文化社会での生活について、なぜ、そしてどのようにして、あのように異なる見方をしているのかを、私たちは社会全体として、そして地域的にも理解できるのである。ジョンズ（1994）は、人種には2つの異なる理論があるという。それらは、合意（機能主義的）理論と紛争理論である。合意理論が示すのは、大量の移民によって生じた当初の混乱に続いて、「社会的な合意は、再社会化と統合によって回復する」ということである（Jones 1994: 298）。固有の慣習を持ったどの新しい社会集団でも、他の集団との差異はなくなる。そして結果として「問題」を抱えているのは、多数派ではなく、新しい集団だと信じられている。彼らは、自分たちの文化的規範や価値観を失うわけではないが、「多数派と区別がつかなくなり、受け入れ側の社会と混ざり合うことで統合」されていく（Jones 1994）。別の見方はより偏見のない視点を持ち、「差異はあっても同等であるという下位文化、規範そして価値」を受容している（Jones 1994）。この視点を取り入れている社会では他の文化をもっと受容している（例えば、普段の多文化の宗教行事において）。

　これに対して、紛争理論は、人種関係を社会における支配・被支配集団間の継続的な争いの一部と見なしている。これは、人びとが人種差別主義を経験するところで人種に基づく紛争を生み出すことになる。ドブソン（Dobson 1991）によれば、「他の民族集団に向けられた偏見（態勢）と差別（行動）が、これには入り混じっている」。そして、これは「個人と制度」という2つの異なるレベルで発生している（Dobson 1991）。

　制度的な人種差別の例は、アフロ・カリブ系女性の正規看護師や看護学生としての採用に見ることができる。というのも、正規看護職者資格は、英国の教育基準と価値に連動させているからである（Jones 1994; Culley and Mayor 2001）。この経験については11章で詳しく検討する。

　フェルナンド（Fernando 1991）は、どの「人種差別的」社会においても、人種や民族による個人の同定は安易になされるべきではないと強調している。そして、それらには「人種的」含意があることを指摘している。人種集団の

呼び方を「民族」に単に置き換えても、その特定集団への人種的な迫害（つまり人種差別）がなくなるわけではない、とフェルナンドは強調する。

> **考えて みよう**
> 1. あなたは、文化の異なる集団の共存については、どのような見解を持っているか。
> 2. あなたの見解は、地域や病院でのケアにどのような影響を与えるか。

この問題についてのあなた自身の見解を吟味するために、以下のシナリオを考えてみよう。

　夏期研修のとき、ある参加学生はアジア系の同僚と同室になるようにいわれた。彼女は次のような返事をした。
　「私は人種差別主義者ではありませんが、この組み合わせはいいとは思えません。食べ物とか、彼女が独りで祈りを捧げたいとかということで問題があると困るので、私はむしろ英国人と同室になりたいです」

「私は人種差別主義者ではないが」という発言は、この看護学生が人種差別主義者であることを示している。さらに、彼女が英国人同僚と同室になりたいという言葉が、民族的（エスニック）少数派に属する人びとを、たとえその人が英国生まれであっても、英国人として受け入れていないという文化的、人種的見解を示していることになる。この種の発言が、看護師と患者の関係に万一入り込んできたら、有害であると見なされるであろう。こうした見解をもつ看護師は、看護の提供にも影響を与えることになるだろう。例えば、もしクェレシさんがナースコールをして、次のように応じられたとする。「私は人種差別主義者ではないですが、私のかわりに、あなたが病室に行って対応してください。クェレシさんは、私を理解しようとしてくれないのです。なぜ私が行かなければならないのですか。あなたの方が私よりもふさわしいです」。こうした例は、あなた自身の見解を検討するのに役立つはずである。これらは、実際の状況からえられたものである。

> **考えて みよう**
> ▶「私は人種差別主義者じゃないけれど……」という言葉を聞いた、別の状況を考えてみよう。そしてそれを耳にしたとき、どのように感じたのかを振り返ってみよう。
> ▶この章を読んで、この発言は何に由来したと思うか。またどのような結果になっただろうか。

> **要 点**
> 1. 看護師は、看護をしている患者が「傷つかない」ようにする責任を負っている。これには、当該の患者を、他の患者やあなたの同僚からの人種差別的行動から守ることが含まれている。
> 2. 人種差別主義は、個人と制度のレベルで発生しうる。
> 3. 人種差別と偏見は、機会均等政策の施行を阻みうる。

民族性の意味

ジョンズは民族性（エスニシティ）という用語を次のように定義している。

> ……民族性（エスニシティ）とは、ある任意の人口集団を特徴づけ、他の集団と区別する文化的実践と心的姿勢（態度）に関わっている。その人口集団は、言語、祖先、宗教、一般的な利害や、食習慣や民族衣装という共有されている文化的実践によって、他の集団と異なっていると自ら感じているし、そのように見られている。民族的差異は学習されたものであり、それらは、遺伝的な継承ではなく、社会化と文化変容の帰趨なのである。　　（Jones 1994: 292）

しかし、重要なことは、ある民族集団に属しているということは、当該の集団の1人ひとりが承認されるということである。加えて、文化間の差異を記すのに「民族」という用語を用いることで、慣習、衣装そして言語の差異を要因にして、差別や偏見につながってきた。バクスター（Baxter 1997）は、民族集団を次のように定義している。

> 民族集団は、言語、文化そして宗教のような特定の背景の特徴を共有する人びとの集団である。これらの特徴は、人びとに、自他共に認め合う固有の文化

的帰属意識（アイデンティティ）を与える。この用語は、（民族的多数派である）白人も網羅し、ギリシャ系、ポーランド系、イタリア系、ウェールズ系そしてアイルランド系の人びとも含むが、大概は誤用されて、英国内の黒人系あるいは民族的少数派を示すのに用いられている。　　　　　　（Baxter 1997: xvii）

　これらの2つの定義から、民族集団に所属することは言語的にも視覚的にも他者との意思疎通の仕方に影響を与えていることがわかる。そして、すべての人びとが民族集団に属していることも示している。しかし、社会集団を区別するために、「人種」と「民族」という用語を使うことに関係する問題は、英国医師会（British Medical Association: BMA）が1995年に出版した報告書でも注目され、医師および保健医療従事者を対象とした多文化教育の必要性が指摘されている。この報告書では、民族という用語は、保健医療研究の定義として「人種」という用語と入れ替わったが、それは「変化しやすい」と指摘している。つまり、「その意味は時代とともに変化しうるのであり、集団間の境界もはっきりとしていない」（British Medical Association 1995）。
　これは、身体的特徴と関わる人種とは異なる（Cashmore 1988）。報告書では、このことによって、必要な保健医療を決めるために集団間の見極めをするための効果的な体系を作り上げるのが難しくなっているという結論にいたっている。こうした分類体系には問題もある。人種範疇に基づく体系は、集団間の個人的文化的差異を考慮できない。また民族に基づく体系は、「差別や機会均等」にかかわる特定の問題に言及しないかもしれない（British Medical Association 1995）。1995年4月から、保健省は、入院患者の民族について調べておくことを義務化した（Karmi 1996）。これは、以前は主に「雇用時」に行われていたが、今では保健医療サービス分野ではますます重要になっているのである（Department of Health 2005）。カーミ（Karmi 1996）は、この変化について次のようにいう。

　これがきちんと施行されることになれば、民族調査は、民族集団における疫学に有益な情報を提供することになる。また、保健医療サービスを受けられるか否かの機会の不平等も明らかにすることができる。得られた情報は、変化をもたらしうる。そして、それは、サービスの向上の実現をはかり、重要性、公

平性そして適正性を確立させることになるだろう。　　　（Karmi 1996: 10)

しかし、すでに述べたように、どの分類体系にも制限がある。もし適切に用いられないなら（例えば、結果として変化を生み出さない資料の収集）、「秘密裏に利用する人種の資料」を集めていると猜疑の目で見られてしまう（Karmi 1996)。英国保健省は、英国保健サービスと社会ケア（NHS and Social Care）において、なぜ民族調査をするかという実施基準を発表している。それはすべての文化集団への保健医療・社会ケアの平等性を確保するのに、なぜ民族調査が重要であるのかについての概略を示している（Department of Health 2007)。

入院審査過程において、看護師は出身民族について情報を集める必要があるかもしれない。そして、提供する保健医療を決めるためにこれが必要である理由を患者に説明しなければならないのである。

看護と保健医療における、文化、人種そして民族性

保健医療実践に適用する概念を理解するために、次のような事例研究をしてみよう。

> **事例研究**
>
> ドロシィ・ジョンズ夫人は、60歳の女性である。彼女はジャマイカ出身で、1952年に両親と一緒に英国に移住してきた。彼女は、過去30年にわたって看護師養成施設のある大きな病院で補助看護師として勤務してきた。そして、夫のアーネストとの結婚生活は40年に及ぶ。2人の間には4人の子どもと10名の孫がおり、入院病棟に勤務する娘1人を除いて、他の子どもたちは皆ジャマイカで暮らしている。ここ4年間、ドロシィの糖尿病は次第に悪化しており、両足の2カ所で潰瘍化が進んでいる。そのため長期の休暇を取る必要があり、自宅で過ごす時間が増えている。地域の保健師であるジャン・ローワンは、ドロシィを毎日訪問し、減量するように薦めようとしているが、うまくいっていない。ドロシィは減量を面倒くさがり、自分の体型と体重に満足しているとしかいわない。ジャンは、文化ケアの講座を修了し、ドロシィを手助けしようと、彼女の健康や病気観を理解しようとしている。ドロシィは、家庭医でヒンズー教徒のヴィジェイ

クマ・パテル医師と折り合いがよくない。ドロシィは、パテル医師が疼痛治療にあまり熱心でないと思っている。また、彼が処方する薬も信用していない。ドロシィと夫は退職後はジャマイカに戻りたいと考えている。それが自分の・「属している」場所だと感じているからである。しかし、ドロシィの健康の問題のために、それは実現しそうにない。彼女は、自分の故郷とのつながりは、ペンテコステ派教会 ［訳注：キリスト教のプロテスタントの１派］だけだと感じているが、礼拝に出席するのも難しくなっている。

1. 文化、人種、そして民族性（エスニシティ）は、この事例研究にどれほど反映しているか。
2. ジョンズ夫人は英国社会に溶け込んでいるだろうか。
3. ジョンズ夫人と、看護師のローワンさんそしてパテル医師との間に、民族に関しての明確な違いがあるだろうか。
4. ジョンズ夫人の健康状態を改善するために、保健医療の計画としては何が必要だろうか。
5. 類似した状況の患者への看護経験を思い起こして、将来の学習に必要な目的を確認しよう。

留意すべき事項
- ジャマイカにおけるジョンズ夫人の「文化的」ルーツと、家族と暮らすために帰郷したいという気持ち。
- アフロ・カリブ系という用語の使用。「祖先がもともとアフリカ出身で、カリブ海諸島のジャマイカ、トリニダードトバゴ、グレナダ、ドミニカ、バルバドス、セント・ルシアそしてブリティッシュ・バージン諸島から渡英してきた人びとに言及する」ときに用いる用語だ、とカーミは定義している（Karmi 1996: 44）。
- 身体や身体像にかかわるジョンズ夫人の健康・病気観（第３章参照）。
- ジョンズ夫人（患者）、ローワン看護師（保健医療―看護師）そしてパテル医師（保健医療―医師）の３者の異なる文化。
- パテル医師、ローワン看護師の、専門家としての信念だけでなく、文化的宗教的信念。
- ジョンズ夫人が減量によって健康状態を改善する必要性。
- 食事療法は、糖尿病改善および足の潰瘍の治癒にもつながるかもしれ

- ジョンズ夫人の個人的な信仰は、彼女と保健師の間で組み立てようとしている計画のためにならないかもしれない。
- ジョンズ夫人が、文化的背景の異なる保健医療専門職の家庭医と気まずい関係にあることは、将来ジャマイカに「帰郷したい」という長年の目的の実現と自身の治療につながらない。

ピアスとアームストロング（Pierce and Armstrong 1996）は以下の指摘をしている。

糖尿病は、2つの理由で英国在住のアフロ・カリブ系住民に顕著な問題である。1つは、この人口集団で糖尿病罹患率が非常に高く、これはカリブ海地域でこの疾患が広まっていることを反映しているし、アレインらによると（Alleyne et al.1989）、ジャマイカでの主要死亡要因となっている。糖尿病が顕著な問題である2番目の理由は、この疾患について患者が信じ込んでいることの重要性と、健康に関連した行動へのそれらの影響である。

(Pierce and Armsrong 1996: 91)

これまで紹介してきた事例研究において、ジョンズ夫人は糖尿病治療ともうまくつきあっていくには生活様式を大胆に変化させねばならないだろう（Brown et al. 2007）。しかしピアスとアームストロング（1996）が焦点を合わせたように、アフロ・カリブ系住民が持っている、自分たちの食事や体型に関する信条（例えば、英国の食べ物よりもアフロ・カリブ系の食べ物が相対的に優れているとか、「理想」体型の考え方）のせいで、保健医療専門職がジョンズ夫人の同意するような変化を提示することは非常に難しい（アフロ・カリブ系住民の文化における食べ物と糖尿病については第3章を参照）。

結論

これまでの事例研究が示すように、文化的に安全で適切な看護を確実にするためには、看護師と患者の関係において3つのすべての文化を理解するこ

とは不可欠である。看護師自身の文化は、看護師と患者の関係性に影響を与えうることを認識するのは重要である。看護師が、これを行う知識と技術の習得を確実にする責任は、本人と雇用者の双方にあるといえる。

> **本章のまとめ**
> 1. 文化的に安全で適切なケアを確保するために、文化、人種そして民族性という用語の理解は不可欠である。
> 2. 看護師と患者のあらゆる関係において、組織、患者そして看護師の3つの文化が出会っている。
> 3. 人種差別主義、差別そして偏見は、文化的に安全で適切な看護の実施を阻害している。

▶推薦図書

Bhopal R.S. (2007) *Ethnicity, race and health in multicultural societies: Foundations for better epidemiology, public health, and health care.* Oxford University Press, Oxford.

　　本書は、保健医療の文脈での主要概念の実践的な事例としてだけでなく、国際的な見地からも、人種と民族性（エスニシティ）を取り上げている。

Kelleher D. and Hillier S. (eds.) (1996) *Researching cultural differences in Health.* Routledge, London.

　　本書は少数民族集団による病気への対処に焦点を合わせた研究を編んでいる。病気には、糖尿病、高血圧、精神病などが含まれている。

Culley L. and Dyson S. (2001) *Ethnicity and nursing practice.* Palgrave, Basingstoke.

　　本書は人種、民族性（エスニシティ）、人種差別主義に関わる理論の初学者向けの文献で、これらの概念理解が、少数民族の人びとが求める事柄に、看護師や保健医療専門職がいかに役に立つかを探求している。

▶ウェブサイト

http://anthro.palomar.edu/culture/culture_2.htm

　　人間の文化の本質や特徴さらには人類学的研究手法を練習問題や事例を交えて取り上げている。

http://openlearn.open.ac.uk/mod/resource/view.php?id=166547

　　英国のオープン大学（通信教育）の「意思疎通における差異と多様性」を取り上げ、通訳者に焦点を当てている。

http://www.practicebasedlearning.org/resources/diversity/ethnicity.htm
　　民族性（エスニシティ）と文化に関わる多くのリンクや情報を提供している。専門家間の実践に基づく学習について、高等教育アカデミーが出資した研究成果。

http://www.maryseacole.com/maryseacole/melting/validated.asp
　　看護における多民族間学習・指導と名づけられた研究成果として展開された多くの情報を提供している。その他多くのウェブサイト情報を含む。

http://visiblenurse.com/nurseculture 6.html
　　看護文化に関わるカミンスキーの業績と彼女の全業績の紹介が中心。

http://www.dhsspsni.gov.uk/eq-raceeqhealth
　　北アイルランドの保健・社会福祉・安全省の医療保健および社会福祉における人種的平等実践のための指針を提供している。

http://www.dh.gov.uk/en/Publicationsandstatistics/Publications/
PublicationsPolicyAndGuidance/Browsable/DH_4116927
　　「英国保健サービスと社会福祉における民族調査の実践ガイド」(A practical Guide to Ethnic Monitoring in the NHS and Social Care) に直接リンクしている

第2章

健康と病気に関する信念論を理解する

クリスティン・ホグ

柳井圭子［訳］

はじめに

健康であるか健康でないかという考え方や信念（思想信念）は、文化によって異なる。健康や疾病は個々人が経験することであるが、私たちは、私たちが決めた規範や価値に則った振る舞いをするものである。

> **本章でとりあげる事項**
> - 健康信念
> - 看護実践で健康信念を理解する重要性
> - 健康信念の3つの体系、すなわち、生物医学、人格主義、自然主義
> - 保健医療領域、すなわち、民間療法、民間領域そして専門の医学

健康信念

現代医学あるいは西洋医学において「健康信念」という用語は、一般に、他の人たち（すなわち、異なる文化の人）が抱く、または拠り所とする信仰および実践を表したものである。したがって、ある人の健康信念と実践とが、以前からそこに住んでいる人あるいは多数派の人たちの信念と対立することが起こる。考え方が相容れないということは、看護師も患者もともに失望させ、お互い理解し合えないと思ってしまう。結局のところ、このようなことで、患者は保健医療サービスを拒否、または無視することになる。文化と伝統は、健康および病気に関する各人の考え方に影響を与えているのである。

ジョンズ（Jones 1994: 2）は、健康とは、個人の認識と社会的影響の相互作用によって引き起こされる広範で多様な個人的、社会的、文化的な解釈によるものであると論じる。すなわち、「専門的な医療人であるか一般人であるかにかかわらず、私たち全員が生活体験を通じて健康と疾病についての意味をつくり出し、再現するのだ」と。

健康の概念は、広くかつ複雑であり、広範にわたる意味を有する。老人は、体が動き、ものごとに対処できることが健康だととらえるだろう（例えば、私は、今週買い物に行くことができるのか）。これに対して、若者は、健康を体力や活力の程度としてとらえるだろう。

このように健康とは、単によく動く身体の状態ではなく、少なくとも社会的、心理的、精神的、そして感情的な要因などの変数に左右される動的な相互作用である。健康信念もまた、一般的世界観に照らし合わせた健康と病気に対する見解と概念である。多くの場合、健康信念は、生きている世界という生活をする場において勢いのある社会経済環境と密接に関わっている。健康信念は、きわめて複雑で、考え方によっては「文化」であるので、時を経るにしたがって変化し進化することがありうる。

健康信念は、人が健康を守り、維持し増進するために開始される営みである。健康を維持する実践は、それぞれの文化的集団に特有な指針と行動である。人びとが平穏に暮らすためにはこのような行動が役に立つ。スペクター（Spector 2010）は、アメリカ合衆国において黒人が、日に三度の食事、特に「温かい朝食」をとる必要性を強調していることに着目する。緩下剤もまた「走る」や「開放する」という指示系統を維持するためだと考えられている。カウノーネンとコイヴラ（Kaunonen and Koivula 2006）は、フィンランド人が健康を維持する際にサウナの役割を重視する点に注目する。サウナは、身体的精神的ストレス、また疼痛や緊張を緩和し、十分な睡眠をもたらすことができるといわれている。パリーら（Parry et al. 2004）は、ジプシーと呼ばれた移動民の女性たちへの取材の中で、彼女らが家をきれいにしておくことが誇りだと思っている点に注目している。というのも、清潔にしておくことが、感染に対する予防措置のため重要だと考えられていたからである。別の女性は、「もしここがきれいでなかったら、落ち込んでいたわ」と言った。実際に、細菌混入を不安に思い、浴室、トイレ、洗濯場は居間から離れ

た場所に設置している移動民もいる。

　プライアら（Prior et al. 2000）は、イングランド地方で広東語を話す地域の健康信念を調査した。そして、この人たちにとって健康的な生活を送ることが幸福の中心であることを明らかにした。ある人は、「自分が幸せで、幸福な家族がいて、強烈なプレッシャーがなければ、その人は健康である」と答えている。幸福として重要なことは、精神的な満足感を得られるのであれば、不健康な振る舞いもある程度受け入れられることである。例えば、たばこを吸うことが幸福であれば、喫煙は受け容れるというように。

　もっとも、信仰が、健康状態を顧みないようにさせたり、あるいは健康状態を低下させたりする場合もある。健康信念が時を経るにしたがってどのように変化するかという1つの例が、日光浴である。ビクトリア王朝時代の英国では、日焼けや小麦色の肌は、評判が悪く、野外で働いていることを印すものであり、そのような肌をしているのは農民や下層民であると考えられていた。色白が流行していたので、特に女性は、陶磁器のような肌になるよう日傘で顔を覆っていた。しかし、今日の英国では、一般に日焼けした肌は健康であるとされる（「格好いいね」「健康そうだね」）。日焼けした肌は、富（つまり、休日に海外に行く自由）を示す身分の象徴である。全年次休暇を費やして日焼けをする人は、家に戻ると友人や親類に自分の日焼けした肌を見せたがる。彼らは「顔色、悪いんじゃない」という声に迎えられることがある。日焼けすると皮膚がんの発生率が高くなるという医学的警告がある。しかし、人びとは、日焼けは健康と幸福に関係していると思い続けている。この例は、一般的に、考え方や信仰は社会的に構築され、時を経るにしたがって変化することを示している。

看護実践において健康信念を理解する重要性

　スペクター（2010）は、私たち看護師には、健康と病気に固有で、民族的、文化的背景によって形成されている考え方があると論じる。家族の女性（例えば、母親や祖母）を通して継承されているかもしれない自身の信念や実践を考察することによって文化的遺産を探求するようスペクターは看護師に推奨する。看護師は、保健医療領域、病棟、地域という環境に、そして自分たちが働く治療現場に、このような信念を持ち込む。このことが、予防や

病気の処置における看護実践に影響する場合もある。しかし、このような信仰は、看護師が看護専門職集団と同化し、看護文化における信念、価値、考え方を吸収するにつれて変化するだろう。この1つの例が、看護における言葉である。看護には、独自の言葉がある。すなわち、部外者には理解できない一連の決まり文句、慣用語、専門用語がある（例えば、「客観的情報をとる」「非番」「看護する」「きちんと控えて対応する準備をしている」「引継ぎ」など）。

　通過儀礼、言語、行動規範、期待をともなう看護のこのような文化は、多くの段階で明白である。しかし、そのことは多くの場合、気にとめられず、看護師として、私たちは、このようなきわだった実践を普通のことだと考えるであろう。私たちがこのことに気づかない限り、保健医療の担い手（例えば、看護師）と受け手（例えば、患者や依頼者）との間に溝ができることになろう。

　しかしながら、保健医療従事者が保健医療を取り巻く問題にもっと気配りできれば、より包括的かつ全人的（holistic）な看護が提供されることになるであろう（第1章）。看護師として、私たちがあらゆる文化、または民族集団の専門家になることは不可能である。実際、「専門家」になることは、人びとを固定観念（ステレオタイプ）化し、一般化することにつながるという議論もある。ヘンリーとショット（Henley and Schott 1999）は、任意の文化の誰にでも病気や健康に関する同じ考え方や前提が当てはまる訳ではないと強調する。

　　……異なる社会経済レベルにある同一民族より、同一の社会経済レベルにある異なる民族間にある健康信念や実践に、より多くの類似点があるかもしれない。
　　　　　　　　　　　　　　　　　　　　（Henley and Schott 1999: 25）

　英国保健サービスは、英国の文化と生活様式の一部である健康と疾病モデルを基盤とする。多くの点で、このような慣習と実践は当然のこととされ、私たちはそれらを規範とする。そのようなことは私たちの保健医療制度の中にほとんど組み込まれている。これらの実践が奇妙であるとか非論理的であると思われるのは、距離をとってみたり、他者の目から眺めてみたりすると

きだけである。英国では例えば、外科の主任医師は「氏」(Mr., Mrs., Miss)と称されるが、内科の主任医師には常に「医師」(Dr.) がつく。

> **要　点**
> 1. 健康信念は個人的なことである。しかし、その健康信念も私たちを包み込んでいる文化によって感化される。
> 2. 私たち看護師は全人的ケアを提供しなければならないのであれば、健康信念を理解することは看護実践にとって必須である。
> 3. 看護師は、専門家として自身の健康信念を持ち込んでいるが、その健康信念も看護の文化によって感化される。

健康信念の体系

　健康信念は、概して3つの範疇、あるいは体系に分けることができる。すなわち、生物医学、人格主義的体系、そして自然主義である。

生物医学に基づく健康信念

　生物医学は、西洋医学、現代医療、あるいは逆症療法（アロパシー）ともいわれる。生物医学は、おそらく西洋医学という用語がもっとも適している。というのも、それは北アメリカとヨーロッパで発展してきた主流の保健医療体系だからである。生物医学は、およそ1800年以降の健康と疾病に関する西洋の考え方を中心にした比較的新しいものである。

　一般的に、生物医学は世界中で保健医療を提供する優れた体系であると承認されている。それはキリスト教が発展途上国に普及したのと同様に、世界中に普及した体系である(Thorne 1993)。生物医学によれば、疾病や病気は、身体の組織と細胞の構造と機能に異常が生じることに起因する。生物医学あるいは科学体系は、身体的、生化学的過程を研究し操作する。生物医学は、化学、物理学のような自然科学に始まり、疾病を説明するための因果関係の原則に依拠している。例えば、バクテリア（という原因）が体に入り込み感染（という結果）する等といったように。したがって、疾患は、身体に入り込んだ病原体（バクテリアやウィルス）によって、または状態や現象（例え

ば、消耗、事故、栄養不足、加齢、損傷、ストレス、環境要因、喫煙や飲酒等）に起因した身体で起こっている生化学変化によって生じる。生物医学では、身体あるいは精神はすべての部分が健康を確保するため一緒に機能する複雑な機械であるととらえられる。機能不全になれば、臨床医が介入し、損傷の拡大を防ぎ、通常の機能に回復する手助けをする。

　生物医学の診断過程では、異常状態を生じさせた病原体または経過を特定しなければならない。通常、生物医学は、患者を身体的なものとして診察し、病気の原因である実体を除去するか撲滅しなければならない。たとえ治療不能であるとしても、影響を受けた身体組織を修復する、あるいは調整する処置を施すことを行う。生物医学は、攻撃力だと考えられており、概して「がんと闘う」「病気に勝つ」「細菌との戦いに勝つ」といった軍事用語を用いる。生物医学の従事者は、高度な教育を受けた尊敬される専門家（医師）である。医師は科学者であり、たとえるなら実験室や他の科学的施設のようなところで働いている。生物医学の従事者の身分と権限は法によって守られているので、医師は患者を処置し、強力な薬を処方し、さらには必要だと思えば治療を差し控える権利がある。例えば、医師が患者は精神的な病で苦しんでいる、または第三者に危害を及ぼすと思えば、その患者を病院に収容する権限も認められている。生物医学の従事者は、観察力と専門的な知識を用いながら、客観的かつ分析的であることが期待される。総じて、医師は、病的部分や損傷部位（例えば、骨折）を治療することだけに集中する。生物医学は、精神と身体を二分したものととらえている。

　生物医学において健康は、運動、薬物、その他の手段を用いて回復するように疾患の予防活動によって得られるものである。健康を維持するには、個々人が自分自身の肉体に責任を持ち、自分の生活様式を決定する、あるいは選択する自由を有することだといわれている(Jackson 1993; Helman 2007)。

人格主義的体系に基づく健康信念

　人格主義的健康信念体系は、呪術（magico-religious）体系として周知されているかもしれない。その体系において病気は、おそらく超自然的な力として、感覚的主体の活発な介入に起因する。人格主義的体系では、病気には

主に3つの原因がある。

- 超自然的な力（例えば、神や神性）
- 人でないもの（例えば、ゴースト、先祖、悪魔）
- 人（例えば、妖術師、邪術師）

　人は、神や超自然的な力が世界を制御しており、人間は自然の力に左右されるものだと信じているかもしれない。このような考えによれば、結局のところ、根拠はともかく、病人は犠牲者であり、攻撃もしくは処罰をうける対象となる（Jackson 1993）。
　したがって不健康の原因は、有機的な機能不全が起きているわけではなく、むしろ人間としての調節を超えた力にある。例えば、不健康は、良好な振る舞いをしなかったことによると解釈することができる（例えば、伝統的な時間にお祈りをしないこと）。
　もっと小規模な社会では、よく個人間の争いが起きるが、そこでは自身の不健康を人のせいにする。特にアフリカやカリブ海域で一般的な呪術は、他人に危害を与える悪影響をもたらす神秘的な力であるとされる。呪術師は、振る舞い方や外見が、たいていの場合他の人と「異なる」。呪術師は、責任問題や災難が起こった際の格好の標的である。特に不可解な、または処置不能な病気が発生した場合、彼女らが誘因行為者であるかのように見られる。災難を生じさせる呪術師の力は継承されるか、特定集団の会員資格を得ることによって取得することができる。呪術信仰は中世ヨーロッパでは一般的であり、現在においても、英国にはこれらの信仰のなごりがある（例えば、ハロウィーンの伝統、ヘンゼルとグレーテルのようなおとぎ話の映像など）。
　妖術の慣行も、非欧米諸国では一般的である。妖術は、呪術の知識と儀式で超自然的現象を操作する、または変化を与える能力や力である。それは強大な力であり、家族や友人の間で意識的に使われる。アフリカ人およびアフロ・アメリカンの文化では「ブードゥー」や「フードゥー」の妖術がある。妖術は、社会的関係を操るために用いられたり（例えば、嫉みや嫉妬を操作する、パートナーに取り憑いたりする等）、あるいは不健康への対処に用いられる。「とりつく」や「呪う」という言葉は、妖術をかける過程を説明す

るために用いられる。スペクターは、アメリカの黒人社会で行われているいくつかの妖術を説明している(例えば、幸運をもたらす、悪魔を追い払う強力な精油や粉を使用する)。

　ヨーロッパ、中東、北アフリカ、中央および南アメリカでは、病気や疾患の原因として「邪視(evil eyes)」という考え方がある。邪視は、嫉妬深い人間の目つきや目配せにある邪悪な力と関係する。邪視の一瞥は、不健康の原因になったり、見られた者に損傷をおわせたりするかもしれない。邪視だと非難された人は、まったくその行為に気づいていないかもしれないし、あるいは赤の他人やよそ者であるかもしれない。例えば、観光客や旅行者が犯人だと思われているかもしれない (Helman 2007)。

　ナイジェリアのヨルバ族は、人は人格と霊的な関係の中心にいると考える複雑な信仰体系をもっている。ヨルバ族は、人の健康は、先祖、神、霊的なもの、そしてその環境に存在する植物や動物などに影響されると信じている (Mares et al. 1985)。

　人格主義的体系において、患者や罹病者は、行為の背後にある主体を特定し、呪文を解くだけでなく害を取り除いていかなければならない。この体系において「治療師(curers)」は、超自然力があり、病気や疾患の原因を見つけるために呪術(例えば、催眠術)を用いる。治療師は、疾患を治療するよりむしろ疾患の原因を見つけようとする。治療師は「特別な力または病気が治る儀式を用いることができ、またその後で罹病者は薬草医のような別の呪力のより少ない」治療師に相談することもできる。

　この体系で病気を予防することは、友人や家族との良好な社会的関係を維持すること、祈禱と礼拝を行い祖先に敬意を払うこと、すべての争いを回避することである。個々人はまた特別な衣装や宝石を身につけるかもしれないし、自分の身や家族を守るために呪文を受け入れるかもしれない。超自然力は、不作、地震や洪水のようなどうすることもできない災難の原因であるかもしれない。また、遺失物や軽傷のようなちょっとした災難の原因としても考えられる。

　人格主義的健康信念体系においては、個人は、通常、霊的な力の影響力と存在を、より強く意識し、心にとめて忘れない。シャーマンや霊媒師は、多くの文化で認められており、彼らは、西洋文化の「千里眼」や「巫女」に似

ている。シャーマンは、特定の魂を支配するか無力にするまで、その魂にとりつくことができる特別な力を持っている。シャーマンの力は、罪の意識、不安、恐れ、葛藤を軽くし取り除いてくれるという点で癒しである。シャーマンはまた地域社会の一部でもあるので、たいていはその地域社会の共通の信仰を支えている(Lipsedge 1990)。

人格主義的健康信念体系は、外部の世界とほとんど接触を持たない地方や遠隔地域で見られることが多い。例えば、そのような体系は、オーストラリアの遠隔地にある先住民居住地域で認められている。そこは、識字率が低く、人びとは、彼らの祖先と土地に強い結びつきがある(Jackson 1993)。しかし、人格主義的体系の構成要素は、英国でも見つけることができる。

> **事例研究**
>
> ビビ夫人は、6週間前に4人目の子どもを出産してから、気分の落ち込み、不眠や足の痛みを訴えていたので、主治医と訪問保健師は心配し、夫人を地域精神看護師に紹介した。彼女の夫の話によると、夫人は夜中に独り言を言っているという。ビビ夫人は9年前にイングランドにやってきた。分かったことは、イングランドでは、彼女は主に4人の子どもを育てるため常に時間に追われていたので、強い孤独感にかられその地の言葉を学ぶことができなかった、ということであった。彼女は、自分たちが生活している家について不安と苦悶を感じていると口にし始めた。以前の家の所有者がヒンズー教徒であると夫が説明した。そして彼女は自分たちが引っ越してきたときからずっと、「精霊(Jinns)」が家を占領しているという思いを抱いた。夫妻は、その霊はうちの周辺でもめ事を起こす邪悪な霊だと言った。夫妻は、ビビ夫人の体調不良は霊の仕業であると語った。彼女は、その霊が自分の人生を惨めなものにし、自分を悪い母親のような気にさせているのを感じた。夫妻は、地元のモスクでイマーム[訳注:イスラム教の導師]と連絡をとる決心をした。イマームが家を訪問した際、彼は夫妻の状況に対する解釈は正しいと判断した。イマームは再びやってきて、除霊の儀式を行った。すぐにビビ夫人は以前に比べ気分がよくなってきた。彼女は、もっと体調管理ができると感じるとともに、子どもたちにももっと忍耐強くなれると言った。彼女の睡眠も改善されていた。彼女はそれ以降、地域精神看護師に連絡することはなかった。

> 　イスラム教徒であるビビ夫人は、疑いもなく自分の病気は意地悪な霊や精霊と呼ばれる悪霊（Jinns／ginns）によるものだと感じた。イスラムの世界では、悪霊は不健康を引き起こす意地悪な霊である。生物医学で考えれば、ビビ夫人は、出産後の鬱病か産褥精神病を患っており、抗鬱剤投与が必要だと診断されていたかもしれない。そうではなく、彼女の信仰（また彼女を取り巻く人びとの信仰）が、彼女の人生と彼女の健康信念という文脈で、彼女の苦悩の原因であると理解された。適切な治療は、適切な儀式を行ったイマームに相談することであり、そのことが、彼女の苦悩の原因を取り除いたのだ。

　生物医学とは対照的に、人格主義的体系には、確固たる科学的根拠はない。それは、霊界とのつながりという強力な感覚と、世代から世代に継承される伝統と価値に基づく強力な信仰を特徴とする。人格主義的信念体系はまた宗教とつながっているかもしれないが、起源は宗教とは異なる。このような信仰は、力強くかつ深い支持を得ており、自らの健康信念を実践しようとする人を生物医学の論拠による説得では必ずしも思いとどめさせることはできないものである。

自然主義体系での健康信念

　比較的新しい生物医学と違って、自然主義（全体論〔holism〕としても知られている）は長い伝統に培われ、ギリシャ、インド、中国などの古代文明を起源とする。自然主義体系は、病気を容貌や体の条件によって説明する。健康は、身体の諸要素の均衡（例えば、熱と冷）だととらえる。人間の生命は自然の1つの側面であり、自然の秩序の一部である。いかなる障害や不均衡も、病気、疾患または不幸の原因となる。人格的信念と異なり、健康に対する自然主義的な取り組みは、広範囲にわたって信じられており、中国、日本、シンガポール、台湾、韓国に及ぶ多くのアジア諸国で伝統的な健康管理活動の基礎になっている。このような取り組みは南アメリカ、フィリピン、イラン、パキスタンでも見つけることができる。

　自然主義体系によれば、病気は、体に過剰な熱さや冷たさが入り込んできて、不均衡をもたらすことによってかかるものだとされる。これは、実際の

温度（例えば、寒い部屋にいる、冷風にさらされる）を意味することもある。日常的なものもまた、性質として熱いもの、あるいは冷たいものに属するとされることがよくある。それゆえに、食物、薬剤、体調（例えば、出産）、情緒面などは、熱いとか冷たいといった属性が割り当てられる。

伝統的中国医学における健康

中国医学では、例えば体の正常な機能は、2つの相対するエネルギー、すなわち、陰と陽の均衡だと考える。伝統的な中国医学は、人体の観察と治験に基づく医学知識としてはよくまとまっており、高い評価のある体系である。中国医学の基本となる前提は、体の均衡と調和を保つという原則である。重要な概念は、陰、陽そしてカイ（chi）である。中国人は、社会と超自然的な世界に浸透している人体、自然環境、社会関係は、相対するもの、類似するものを適切に管理することで結合し、統制する要素であると考える。

カイは人間の体系を洗浄する力あるいはエネルギーである。そして健康は、エネルギーを十分にかつ適切に分配する結果である。カイの強さと流れは、陰と陽という2つの対立する力の適当な均衡によって決まる。陰は、冷たい、暗い、湿った（女性の）力、陽は、熱い、火のような（男性の）エネルギーである。陰と陽による力の関係と相互作用は、体の中で変化をもたらし、エネルギーの欠乏あるいはエネルギーの不均衡が起こるとき病気や疾患になる。

伝統医の役割は、患者が自分の病気を克服することができるよう、これら生命力の均衡を取り戻すことである。患者に体調不良の状況を問診し、全体の概観を観察し、脈をとることで病気の診断はつけられる。診断がついたら、伝統医は、均衡を取り戻すよう様々な治療法を処方することになる。種々の施術が用いられる。例えば、鍼、食事療法、薬草療法、運動療法、食事制限、浣腸湿布薬などであり、これらすべてが、熱と冷の均衡を取り戻すためのものである。西洋医学とは対照的に、侵襲的技法はほとんど用いない。中国文化では伝統医は、とても尊敬されている。ときには、頭痛やその他の軽症の病気を治療するためコインを肌にのせて、（コインマッサージを行うために）使うことがある（Jones 1994; Scott and Henley 1996; Gervais and Jovchelovitch 1998）。

中国文化では、食物には健康回復に欠かすことのできない役割がある。例

えば、長年にわたって怒り続けている人は、体を過剰な熱にさらしているので、「熱い」疾患をともなう病気にかかる危険性がある。この場合、陰と陽との均衡を保つため、適度な冷たい食物が処方される。冷たい（陰）食物とは、文化によって異なるかもしれないけれども、一般的には、口当たりのよい食物（茹でたものや蒸したもの）であり、野菜や果物等がある。しかし、熱い（陽）食べ物とは、香辛料のきいたもの、あるいは高水準の動物性蛋白質である。熱・冷の食物は、地域内また家族間で異なるであろう（Mares et al. 1995）。

　ガーヴァイスとヤフチェロヴィッチ（Gervais & Jovchelovitch 1998: 38）は、病気のときに役に立つ他の食物について示しており、以下のように話し手の言葉を引用する。「インフルエンザにかかると、大量のショウガを飲む人もいます。その人たちはショウガをつぶし、根から流れ出る液でジュースをつくっています」。別の話し手は、リューマチと関節炎について他の治療法について「蛇の断片を買って、それをお酒のなかにいれなさい。……それは関節の治療として良い薬になります。つまり、蛇は何かの薬が入っています」と語っている。

　ピルスベリー（Pillsbury 1978）は、中国の伝統的な出産後の習慣について検討した。出産後に体は熱が減少しているので、女性は病気にかかりやすいと考えられている。多くの伝統文化の中で、女性は産後1カ月間は、自宅にいなければならないと定めれられている。女性は、この1カ月間は自宅で「じっとしている」ようにいわれ、実につらい拘束を処方され、行動規範を遵守することが期待される。これら規則の多くは、陰と陽の均衡に基づいている。例えば、1カ月間女性は髪を洗うことを禁じられるだろう（水は体に風を吹き込むことになり、それが将来の喘息につながるだろうと考えられている）。また神が見下ろし、彼女を見つけるかもしれないので、彼女は1カ月間外出も禁じられる。彼女は、冷たい食物や生鮮食品(白菜、若葉の野菜、ほとんどの果物）を摂取することを禁じられているが、鶏肉を摂取することは奨励される（鶏肉は熱い食物であり、均衡の回復を促進する「火をつける」ことになるだろう）。彼女は、風やそよ風にもあたらないようにしなければならない。冷気は関節を開かせる（脱臼・骨折）かもしれず、将来、リューマチの原因になるかもしれない。

この調査の結果は、ガーヴァイスとヤフチェロヴィッチ（1998）の研究の中でも強調されている。面談を受けた男性は述べている。「私たちの考えでは、（女性は）（出産の際に）大量に失血しており、すでにたくさんの陽を失っているので、それを均衡点まで回復させなければならない」と。同じ研究では、産み月にはショウガや高麗人参だけでなく揚物や焼成食品を摂取するとある。人びとは自宅にいて均衡を回復するまで待つことの重要性も認めていた。

ピルスベリーは、次のように記している。

出産後1カ月間、中国の家庭の中での対人関係の反応を見てみると、新生児よりも母親に対して、アメリカの家庭よりいっそう気を配っているという印象を受ける。出産後1カ月間、家族や社会ネットワークが女性に特別な注意を払うのは、実はアメリカ人にとっては分かっていて当然のことだと思われている産後抑鬱症について、中国の女性がそれにかかることのないようにしているように思われる。　　　　　　　　　　　　　　　　（Pillsbury 1978: 20）

アーユルベーダ医術

アーユルベーダ医術とは、主にインド亜大陸で行われている、2000年以上にわたる伝統的なヒンズー教医術である。ここでも健康は均衡状態で、疾患は不調和の状態だと考えられており、治療は調和を取り戻すための内的療法を発見することに関係する。「アーユルベーダ」という用語は、生命かつ長命を意味する「アーユル（Ayur）」と、科学を意味する「ベーダ（veda）」に由来する。宇宙は、「ヴァータ（bhutas）」という5つの要素、すなわち、大地、空気、火、天空そして風からなると考えられている。これらは、すべての生命の5つの基本的な構成要素であり、体の中に3つのドーシャ（dosasあるいはdoshas、瞋恚［訳注：激しい怒り］）（またはhumours［体質］）を作る。ドーシャは、人の性格や体質である。3つのドーシャは日々の生活状態や季節によって変化する。

- ヴァータ（vata）——風。乾燥、老年期と関係
- ピッタ（pitta）——胆汁気質。水、梅雨の時期、壮年期と関係

- カ パ（kapha）——粘液気質。大地、春の時期、若年期と関係

　身体は、ダートゥ（dhatus）という7つの組織で構成されているといわれ、それら7つは健康を確保するように均衡を保つ必要がある。季節、寿命、習慣が変わることで緊張状態が起こり、それが不健康の原因となる。健康は、体質間の均衡を確保することで維持される。食事の熱・冷という概念も、アーユルベーダ医術にはあり、食事は治療法として用いられる。均衡がとれていない食事が病気を引き起こすこともある（Helman 2007; Jones 1994; Schott and Henley 1996）。

　医学の役割はドーシャを調整し体質を均衡させることである。アーユルベーダ医術はインドで非常に人気があり、アーユルベーダ大学がある。そこで、ハーキン（アーユルベーダ医術をする専門家）を訓練している。アーユルベーダ医術はインド政府が資金を投入して、英国の植民地時代に影響を与えられた西洋式の科学的医学と並在している（Healey and Aslam 1990）。

要　点

1. 3つの幅広い健康信念体系がある。すなわち、生物医学、人格主義（加持祈禱）そして自然主義（全体論的体系〔holistic systems〕）である。
2. 生物医学は先進国の健康信念体系でもっとも普及している形態である。
3. 他の形態の健康信念は、多文化の中で強大で、かつ顕著である。

保健医療領域

　人は病気になるか、あるいは医療扶助を必要とする場合、いくつかの選択肢がある。その選択肢は、どこに住んでいるかということ、誰であるかということ、そしてその文化における一般的な保健医療の実践に基づいている。保健医療体系は、常にそれらを取り囲み具体化しかつ影響を与える、社会的、宗教的、政治的、経済的な組織と切り離されることのない文脈の中で並在する。

　クラインマン（Kleinman 1986）は、どんな複雑な社会でも、多くの場合、

共存する保健医療の3つの領域があると提言する。各領域には、健康問題を理解し、取り扱い、問題を処理する適切な人が誰であるか、そして患者と治療師は互いにどのように振る舞わなければならないかを判断する独自のやり方がある。保健医療のこれら3つの領域は、民間（popular）、民俗（folk）、専門（professional）領域であり、患者が保健および保健医療に関する助言を取得する方法を調べるために役に立つであろう。

民間領域

この領域は、素人領域とも呼ばれ、通常、人が病気になった際、最初に連絡するところである。そこは、通常、金銭的取引とは関係がない。例えば、人びとは、自分で治療をするか、親類、友人、隣人に相談するといった方法を選択するであろう。多くの場合、家族、特に女性に頼ることが多い。パリーら（2004）は、ジプシーと呼ばれた移動民社会の研究において、多くの人が、家族介護者また素人照会制度をとても信頼していると記述している。親しい家族は「時折、保健福祉士（ヘルスワーカー）から敵意のある反応に遭遇するかもしれない敵対的社会」の中では重要であると思われている。

> あなたはすぐに、保健福祉士（ヘルスワーカー）の態度で分かるでしょう。まさに「何が問題か」であって、……彼らはあなたを見ていない。彼らはあなたが移動民だと分かったら、ただちにあなたをごまかしにかかるでしょう。
> （Parry et al. 2004: 70）

お役所的な煩雑な手続きや、特に「読み書きしなければ情報を得ることは難しい」ような「書類の束」を、多くの人びとは信頼していないので、素人診断系統も重要である（Parry et al. 2004）。

しかし、ある友人が私にはっきりと指摘したことは、多くの文化の中で、多くの場合、母親や祖母が相談の最初の段階にいるということである。

> 私が最初の赤ん坊を産んだとき、すぐ近くに私の姉妹と母親がいたので、私は本当に運がよかった。すばらしいことに、ダニーによくない何かが起こった場合、私はすぐに電話をする。そうすると彼女たちが私たちのところにきてく

れたものです。それは、医師や保健師に電話をするより簡単で迅速でした。そして、あなたも知っているように彼女らは私のことを神経過敏な母親だと考えないでしょう。現在、私には3人の子どもがいます。この子たちは少し大きくなりました。そこここで助言をしたりヒントを提供したりして私は自分の妹の助けになっています。自分の体験談を伝えていくことができるのはうれしいものです。

このような事例では、助言をするための十分な自信または資格というのは、過去の体験談であり、これは効果的で価値があるとされており、家族を通じて「引き継がれていく」。人は病気になると、たいていは自分自身で手当をする(例えば、治療として継承されてきた伝統的な薬や食物を用いること)。私は、数人の友人と親類に、どのように風邪の対処をしているかを尋ねたところ、その答えは、大いに異なっていた(ボックス2.1参照)。

ボックス2.1　健康信念と風邪

「私は湯たんぽを使用して寝て、レモネードをたくさん飲みます」
「まあ、私は、普通に過ごします——結局、風邪は風邪ですから」
「私は、はちみつレモンをたくさん飲みます——よく効くのよと私のおばあちゃんが、いつも言っていたので」
「私は、レムシップ(成分はアスピリンとクエン酸)[訳注:市販薬]を服用したい。私はあの味が好きで、飲むと少し元気になる気がします」
「風邪にはビタミンCがとてもよい。風邪を撃退します」
「私は、風邪の菌が胸にまで進行してくるのに備えて抗生剤を処方してもらうため医者にかかります」
「私は、ただパナドル[訳注:市販薬の鎮痛剤]と水を服用します。水は水分補給のためで、パナドルは下熱効果があります」
「私は、ウイスキー、水、レモン、そしてはちみつを一緒に煮詰めたものを飲みます」

生物医学に非常に価値を置く社会では、私たちは適切な医学的根拠に基づく一定の標準的なやり方があると期待してきたかもしれない。健康信念と実践は生物医学の枠組みの中でさえ変化し、興味深いことに、このことについ

ての「非公式な世論調査」では、医師に相談することを考えていたのはわずか1人だけであった。たった1つ共通する点は、レモンやレモネードとして摂取するビタミンCへの信頼だけである。したがって、ビタミンCは、薬効成分だととらえられているようだ。

効果的であるか、また有益であるかと思われる他のやり方は、個人が元気でいるか、不健康になるのを防ぐことを支援するものである。これらのやり方には、お守りやメダルを身につける、お祈りをする、礼儀正しい振る舞いをするといったものと考えられる。これら健康の守護者たち（health protectors）は多数の形態をとる可能性がある、とスペクター（1996）は強調する。例えば、着用者を邪視から護るため、首、手首、腰回りには、紐で魔除けのようなお守りがつけられている。マノ語でミラグロソ（milagroso）は、メキシコ生まれの人が、幸運と災難予防として身につけるものである。イスラム教社会では、コーランの一節を肌身離さず身につけている。カトリックの国々では、各自災難から守るため、お気に入りの聖者の小さな記章を服に留めている。その他の国では、ニンニクは健康を守ると考えられているので、この理由で一部の人の家にぶら下がっているのを見ることができる。

私は、看護学生の一団に、自分が知っていて、ずっとこれまで信じてきた健康信念の例を挙げるよう求めた。その結果の一覧をボックス2.2に示している。

ボックス2.2　サルフォード大学看護学生の健康信念

1日1個リンゴを食べると医者いらず
パンの耳を食べなさい。すると髪が巻き毛になる
魚をたくさん食べると頭がよくなる。「脳によい食事」と言われているから
冷えた土手に座ると痔になる
咳とくしゃみが疾患を蔓延させる
たくさんの生ゼリーを食べると、爪が強くなる
妊娠したら、ギネスビールを飲みなさい。鉄分が豊富にとれるから
濡れた髪で寝てはいけない。さもないと肺炎にかかってしまいますよ
妊娠中胸やけがすると、赤ん坊は髪の毛が多くなる
バナナは消化によい
バナナとホットミルクは不眠症に大変効果があります

第2章　健康と病気に関する信念論を理解する

風邪のときはよく食べて、熱のあるときは控えなさい
冬には厚手のベストか動きやすい胴着を着なさい。腎臓を冷気から守ります
ニンニクは血を薄くする
赤ちゃんが激しい腹痛を起こした場合、糖蜜を与えること。胃を安定させるから
赤ん坊のため新鮮な空気を。肺を強くします
足を温かくしておきなさい。風邪や寒気がおさまります
人参を食べると暗闇でも目が見えるようになります
マスターベーションは盲目にさせる、あるいは発狂させる
チーズを食べると悪夢を見る（寝る前に食べないこと）
妊娠したら性交しないこと。赤ん坊の頭を傷つけるかもしれないから
妊娠中、男の子は後ろに背負い、女の子は前で抱くこと
生理のときには、水泳、性交、洗髪は控えましょう
笑いは最高の薬です
帯状疱疹（ヘルペス）にかかったとき、発疹の列が真ん中で交ったら、死亡するかもしれない
妊娠中に分娩を誘発する方法
　　ひまし油／性交／浣腸／激辛カレー／散歩の際、舗道では1フィート、道路では1フード（食べ物）／がたがた揺れる車の運転

考えてみよう
1. あなたはボックス2.2の記載のどれに賛同するか、その理由は何か。
2. どの言説が科学的理論に基づいているか。
3. あなたが偽りだ、嘘だ、愚かな迷信だと認めないのはどの言説ですか。
4. あなたが子どものころから聞かされてきたこれら以外の信念について考え、それを同僚と共有しなさい。

　民間領域で相談を受ける人には、複数の子どもを持つ女性たち、友人、隣人、救護隊員、看護師、同じ病を持った人たち、病院の受付、医師の配偶者またはパートナー等がいる。看護師として私たちは、多くの場合、自分の家族、仲間、さらに地域の中でさえ知識源だと考えられている。民間の援助は、定期的に一般の人びととの関係や交流のあるような人（例えば、警察官な

40

ど）などにも広がるかもしれない。地方の美容師さんが、私に次のことを話してくれた。

　私は、今ちょうどカウンセリング資格を取り始めたところです。どうしてかというと、先日、私は、自分の職業人生の多くの時間を、人びとの問題を聞くことに費やしていることに気づいたからです。私は「そうだ、正式にやった方がいいんだ」と思ったのです。そこで私は夜間の学校で人びとを援助する方法について学んでいます。まさしくそれは第2の技能だと思います。私にとって、このことは、まさに、ある人たちにとって、パーマをかけたり髪の毛をカットしたりするのと同じくらい、重要なことなのです。

　非専門職者の援助としてもう1つの重要であり、かつ普及している資源は自助集団である。その中で、人びとは助言を共有する、支援（治癒に関係する要因）を求めたり提供したりする、あるいは初心者と新参者を手助けすることなどを行っている。自助集団とボランティア組織は、専門職者の専門知識よりむしろ会員の経験を尊重する。彼らは、相互扶助を尊重する。そして、多くの場合、保健医療問題における根拠なき非難を取り除き、あいまいさを取り払いたいと考えている。

> **要　点**
> 1. 民間領域では、援助は非専門職者が行う。
> 2. 民間領域は、経験と互助を尊重する。
> 3. 民間領域では、自助および自己治療が重要である。

民俗領域

　民俗領域は、多くの場合、開発途上国や非欧米社会の特徴である。それは民間領域と専門領域の中間に位置しているといえよう。民俗領域の実践家や治療師（healer）は、たいていは地域に拠点を置き、地域住民には有名で重宝がられている。したがって、彼らは地域社会と、同じ価値と信念を共有するであろうし、そうすることで治療を受ける者に対し全人的にアプローチをする理想的な立場にある。例えば、彼らは、個人の人生や家族の境遇という

すべての側面について助言を行うことができるだろう。しかし、このような立場は、民間療法の立場よりずっと公認されているにもかかわらず、ほとんど訓練はなされず、教育は徒弟制度によって修められる。人はまた、自分に授けられた特殊な才能や啓示の結果として治療師になる場合もある。彼らは「神」という源泉から（例えば、幻影の中に）治療を行う「才能」を授けられているかもしれないし、彼らの家族（通常は母親を通じて）からこのような技倆を獲得しているのかもしれない。例えば、アイルランドでは、7人息子の7番目の息子は超能力を持っているという言い伝えがある。

多種多様な民俗療法師がいる（例えば、透視能力者、心霊治療師〔spiritual healers〕、シャーマン）。民俗領域の治療は、特殊な薬草（ハーブ）と薬物を使うことが認められている。パリーら（2004）は、英国のジプシーと呼ばれた移動民の研究において、「治療する人たち」あるいは地域にいる特定の宗教的な治療師が持っている信仰について、人びとが話したことを明らかにした。治療する人に手助けを求めることは、フランスのルルドやアイルランドのノックのような巡礼地に行くことと同じことなのかもしれない。

スペクター（2009）は、アメリカ先住民の治療師の施術について記述している。彼女によれば、アメリカ先住民は、その土地や自然をどのように使用するのかということに巧みに通じていると言う。彼らは、人類、大地そして宇宙の相互関係をよく知っている。薬草は精神的支援者のように受け止められており、処方され治療に用いられる。例えば、ホピ族の人びとは、クモによる咬傷の処置にヒマワリを、また便秘の処置にユッカ植物の茎を用いる。

占いは世界中で見出される儀式である。占いは、神通力を用いて病気の超自然的な原因を見つけるために行われる。ナバホ族の人びとの間では、治療師は病気の原因解明に導くため砂をまき散らす手の動きを用いる。歌や合唱も儀式にはつきものである。占星家は、病気の原因を問いながら星に祈願するのであり、歌を聴くことも治療者を病気の原因解明に導くために用いられる（治療師は聞こえる音に導かれる）。スペクター（2009）は、これらの効果の多くは心理的であり、合唱と手の動きが平穏とケアを受けているという感覚をもたらすのかもしれないと論じる。これらの治療の天分は継承や学習によって得られるものではなく、天賦の才として授けられたものである。儀式は複雑な様式に準じて行われ、地域住民の中で大切にされている。

民俗領域は、人びとが心理面での健康を保持するように手助けするという非常に重要な役割がある。しかし、不運なことに、実践家は、しばしば保健分野の専門職者から「インチキ療法士」やにせ医者として追い払われる。もっとも、「治療師」になりすます不徳な施術者がいることは間違いなく、そういう者と正真正銘の治癒力を持つ人たちとは区別しなければならない。

　多くの場合見落とされているが、伝統的な治療師による治癒には数々の利点がある。スペクター（2009）は、民俗療法の治療師は、患者と打ちとけた友好関係を維持することができ、また個々人とその家族とともに良好な関係を構築し維持することを大変重視していると強調する。したがって、民俗療法では、従うことが当然だとされる治療に関して、かなりの程度自分で調整をしていると感じるであろう。患者はまた自分たちが多くの時間と配慮を受けていることに気づくであろう。治療師は患者の背景と社会環境を理解しており、患者は人格を持たない機能不全を起こすものと見なされるのではなく、患者自身の社会的文脈の中で個人として考えられている。

> **要　点**
> 1．民俗療法は、素人と専門の医学との中間の位置にある。
> 2．民俗療法の治療師は、クライアントの精神的および社会的福祉に中心的な役割を演じることがある。
> 3．民俗療法の治療師は、儀式を尊重した複雑な方法の処置を行う。

専門の医学

　保健医療体系は、通常、もっとも高度に組織化された、かつ発達した手法だと考えられている。当然、専門職には、管理運営、教育、行為規範という専門職としての総体的な体系がある。専門職には、通常、自主規制があり、専門職としての権限と政策をもっている。また専門職には、知識の集積および高度先進技術もある。保健医療の専門職者とは、医師だけでなく、専門医を補佐する人びと（例えば看護師、理学療法士等のパラメディカル）もいる。

　しかし、保健医療専門職は、強力な階層組織と各種定められた規則と行為規範を有する専門集団である。保健医療専門職は、西洋社会では威信があり敬意を表され、専門職者として、十分な報酬を受けている。英国では、医業

に携わる者は、知識と力の複雑な階層の範囲の中で、例えば、教授、講師、専門医、研修医、病棟医のように分類される。彼らはまた患者が抱えている諸問題の本質に主に関連した非常に専門的で、きわめて微細な診療領域（例えば心臓病ケア、胃腸病学、リウマチ学など）で働いている。

　患者が医師に意見を求めると、医師は、患者が体験している特定の問題の原因あるいは個々の性質を決定するために問題解決技法を用いるだろう。過去には、患者はたいていの場合、家から離れた専門の総合施設で処置を受けていたので、患者の問題は、家族や地域社会から離れた隔離された中で検討されていた。しかし、第1次保健医療（プライマリケア：総合的に診る保健医療）や地域ケアにますます焦点が合わせられてきた（Department of Health 2008）。というのも、それらは患者が自身の健康をもっと管理できるよう提供されるものであり、患者は専門的な医療の性質について説明を受けるだけでなく、保健医療専門職と協働できるからである。

　医師は、病気を診断するために用いられる科学的かつ知的な技術（精神的、または直観的過程とは対照的）で、高度な訓練を受けている。医師は、専門の器具を用いて、あるいは患者の生理的な項目に基づく定量化可能な測定方法を用いて診断する（例えば、血圧等）。一般的に、病院で処置を受ける患者の家族は、地域間で違いがあるけれども、指定された時間に見舞うことのみを認められている。病院と保健センターは、自主規則や行為準則を定めており、これらは主に、社会の価値と一般的な観念を反映している。

結　論

　本章では、健康信念体系の3つの範疇、すなわち、生物医学体系、人格主義的体系、自然主義（全体論）的医療体系と、保健医療の実施が系統化される方法について解説した。これら個別の分類は有用であるが、実際には、これらの信念体系は相互に排除しあう訳ではない。それらは健康に関する世界および価値を考察する様々な方法があることを示している。英国では、例えば、保健活動の主流は、生物医学であるが、それでも補完療法や代替療法の施術師は、ますます評判がよくなっている。マッサージやアロマテラピーのような治療技術を身につけた多くの看護師や医師が存在する。英国での代替

的あるいは補完的な療法の人気の高まりは、生物医学についての不満があるからばかりでなく、単にこのような診療の有効性が大きくなり、評判が高まっていることによるからかもしれない。生物医学への不満は、健康と病気への還元主義的なアプローチへの反応から生じたのかもしれないが、そのことが、もっと自然主義（全体論）的アプローチを求めるように人びとを刺激した。例えば、自然主義（全体論）的医療は、心身分離という観念を捨て、その代わりとして個人とその環境との間の関係を認めている。

考えてみよう
1. 代替医療についてあなたはどう考えるか。
2. 補完療法は価値があると思うか、あるいはそのような主張に否定的か。
3. 補完療法を利用したいという患者に対しあなたはどのように応じるか。

ジャクソン（Jackson 1993）は、代替療法や補完療法では、個人は、生物医学の受動的な受容者であるのとは反対に、健康管理の能動的な中心的参加者と考えられていると論じている。自然主義（全体論）的医療の概念を、保健医療が好結果を生む中心となるものとして認める学問的流れが高まっており、そして、看護そのものが自然主義（全体論）的医療の基本原則を取り込むことによって、看護が全体論的だけでなく個人にも対応するようになることを確かにするのである。

本章のまとめ

1. 健康信念は、普遍的であり、保健医療が実践され、提供されるやり方の中核である。
2. 3つの主な健康信念体系がある。すなわち、生物医学、人格主義そして全人的医療であり、これらは、相互に排除しあう訳ではない。
3. 生物医学は、先進国で主流の健康信念体系であるが、他の信念体系、とりわけ自然主義（全体論）的医療によって、ますます影響されている。

▶推薦図書

Armstrong E. (2002) Scorpions, snakes and qi gong in Chinese medicine. *Practice Nursing* 13, 361-3.
　本稿は、中国医学、特に、陰と陽の概念について述べている。有益であり、興味深い論文である。

Brewer J. and A., Bonalumi N. (1995) Cultural diversity in the Emergency Department: health care beliefs and practices among the Pennsylvania Amish. *Journal of Emergency Nursing* 21, 494-7.
　本稿は、アメリカ合衆国ペンシルバニア州のアーミッシュという宗派の保健医療の実践について論じたものである。本稿は、文化的集団について繊細かつ啓蒙的な考察がなされており、著者は、一見伝統的な保健医療の信仰と実践がどのように「現代的」視点と接しているかということを実証している。

Bury M. and Gabe J. (2003) *Sociology of health and illness: a reader*. Routledge, London.
　本書は、健康信念と知識及び関連した話題に焦点を合わせた広範囲な論考からなる。

Ohnuki-Tierney E. (1993) *Illness and culture in contemporary Japan. An anthropological view*. Cambridge University Press, New York.
　本研究は、日本における保健医療について魅力的な洞察を行っている。

▶ウェブサイト

http://ethnomed.org/
　このサイトは、患者教育に関する情報、そしてその他関連サイトへのアクセスも含め、多数の文化、そこでの信仰や習慣についての情報がある優れたサイトである。種々の言語のビデオクリップも入っている。アメリカを中心としているが、読者が誰であろうとも有用な知識になる。

http://www.intute.ac.uk
　これは、信仰や文化のような広範囲の話題について世界中の様々なサイトにアクセスするための優れたポータルである。

http://openlearn.open.ac.uk/course/view.php?id=3371&topic=all
　これは、補完療法および代替医療部門の問題のための放送大学の学習空間へのリンクであり、種々の健康信念モデルを含めた一連の問題を考察している。

第3章

実践における健康信念の応用

クリスティン・ホグ

力武由美[訳]

はじめに

　第2章では、健康信念の主要な区分と、健康や病気に関する世間の文化的信念にしたがう保健医療実践体制を精査した。同章の終わりでは、保健医療活動区分の境界がしばしば曖昧になっていることを強調した。ヘルマン（Helman 2007）も、社会が大きく複雑になればなるほど、療法の選択肢の幅が広がると論じ、次のように述べている。

　　近代の都市社会では、それが西洋であれ非西洋であれ、畢竟、保健医療における看護は多元主義の様相を呈している……中国における西洋医学、近代西洋世界における中国鍼療法というように、これらの治療法は併存しているが、前提はまったく異なっていることが多く、異なる文化に起源を持つことさえある。しかし病人にとっては、これらの療法の起源は鎮痛効果ほど重要ではない。

（Helman 2007: 81）

本章でとりあげる事項

- 保健医療における多元主義
- 英国の保健医療実践における呪術的宗教的信念
- 異なる健康信念を持つ人びとに対する看護
- 実践における健康信念の聞き出しと応用

保健医療における多元主義

　保健医療において、多元主義とは2つあるいはそれ以上の異なる保健医療体系を用いることをいう。それらは併用されることもあれば二者択一的に用いられることもある。この背景には、英国における補完医療や代替医療への関心の高まりがある。例えば、肌に湿疹ができる子どもを持つ母親の中には、ホメオパシー（同種）療法を一時期用いたら、その後はステロイド軟膏を塗布する従来の療法に切り替えている人もいる。うつ症状を持つ男性の例では、本人がうつの原因はストレスだと思うと、一般開業医に抗うつ剤を処方してもらう一方で、マッサージ療法を受けているといったこともある。英国のイスラム教徒は一般開業医の診断を受ける前か後に、あるいは直接イスラム教徒の医師にみせることもある。ヒンズー教徒のコミュニティでは、ヴェイド（Vaid）[訳注：インドの伝統医術の医師]が保健医療を施していることがある。また2つの保健医療体系を併用するものもいる。1つの体系を実践し、一般開業医（専門医）の診断を受けても、医師の助言は無視して、代わりに他の人（例えば、親戚や友だち）の助言にしたがうこともある。従来の開業医に加えて、あるいは代わりに、代替医療者を利用している人も多い。

　ガーヴァイスとヤフチェロヴィッチ（Gervais and Jovchelovitch 1998）は、聞き取り調査をした結果、中国人は2つの保健医療体系（例えば、中国伝統医学と西洋医学）を統合しようとする傾向がみられることを明らかにした。聞き取り調査を受けた1人が次のように言っている。

　　中国医学と西洋医学は実にうまく共存していると、私たちのほとんどは見ています。概して、私たちのほとんどは効き目があるとなればどんな療法でも試してみます。中国人が両方[訳注：中国医学の医者と西洋医学の医者]にかかっているのを時々みかけることがあります。まず西洋医学の医師に診せて、それから薬草をもらいに薬草医のところへ出かけて行き、どちらの薬も服用するのです。中国人はそのようなことには矛盾を感じません。

　　　　　　　　　　　　　　　　　（Gervais and Jovchelovitch 1998: 51）

　この調査の協力者の多くは、西洋医学は「対症」療法に有益であるのに対

して、中国医学は病気の根本的治療に取り組むと信じていた。実際、西洋の生物医学は重い病気の治療に用いられるのに対して、強壮剤や薬草を用いる中国医学は健康維持に用いられている。中国人は異なる知識体系を統合し、健康資源を結合させていることが本研究で明らかにされた。彼らは保健医療への対応には柔軟で、一方の療法を犠牲にしてもう一方の療法だけを信頼するというようなことはしていなかった。

　ソーン（Thorne 1993）は西洋医学に対して、また健康や病気の治療について他の療法よりも優位であるとする主張に対して批判的であった。非生物医学体系は「非合理的、非客観的、迷信的」であるがゆえに劣っていると一般的に見なされているが、ソーンは社会の矛盾を次のように強調している。

　　私たちは心理的・社会的安寧を追求しようとして身体的自己を痛めつけ、したがうつもりもない専門医の助言に金銭を支払う。国民が「健康」を追求しようとする一方で、社会には犯罪や不正が増え、環境破壊が進む。
（Thorne 1993: 1934）

　西洋医学が支配的ではあっても、実際、先住民はそれを無視することが多いことを、ソーン（1993）は強調している。このことは喫煙に関する健康増進への理解が得られにくいことによっても説明できる。喫煙と心臓病との関連は科学的に証明されてはいても、おびただしい数の人が喫煙を続けている。興味深いことに、喫煙は楽しみだとかストレスを和らげてくれるものだと言い張って、喫煙を正当化する人さえいる。「喫煙では死ななくてもどうせ何かが原因で死ぬのだから」とか「明日バスにひかれて死ぬかもしれないのだから」といった文句は、おそらくだれもが聞いたことがあるだろう。健康に関するこのような見方は宿命論的である。つまり、健康はだれか他者の手中にあると思っているのである。ソーンが生物医学に対して批判的なもう1つの点は、良好な人間関係を維持することに与えられる優先度の低さである。中国の精神保健医療（メンタルヘルス）では、例えば地域活動としての健康維持増進に大きく重きが置かれている。つまり、健康はすべての人の責任なのである。そのため、例えば、患者に対して敵意を抱いている大元を見つけ出し、両者の関係を修復すれば、健康を取り戻すことができるという考

えである。これは西洋の生物医学と対照的である。ある急性期病棟で働く看護師の観察にもその考えが見られる。

　私は入院患者の問題解決の方法についてしばしば疑問に思ってきました。私たちは患者が病気になる前と同じ状態にひたすら戻そうとします。つまり、問題が解決したときは「はい、もう自宅に帰れますよ。これで入院も終わりです」と言ってもよいときがきたということです。先月ある女性が隣家の息子に脅されて、入院してきました。彼女は急性喘息発作を起こしていたのですが、症状がよくなるとすぐに退院させました。原因究明はだれも考えませんでした。彼女は家の前の通りでいつも罵倒されていたというのが事実です。そのため大変な抑圧で閉塞状況に陥ったのです。しかし、私たちは病状の背景にある原因を無視し、彼女の最大呼気流速度（ピークフロー）値が上がったことをただ祝福するだけでした。

　パリーら（Parry et al. 2004）の研究によって、かつてジプシーと呼ばれたロマや他の移動民は慢性疾患に関して自己信頼と禁欲主義と忍耐を重視していることが明らかになった。「タフでなければならない」「屈してはいけない」という信念は、「外の」社会の人びと、つまり、ロマの方言でいうところの「ゴルジオス［訳注：ロマや移動民ではない人］」や入植者に対する不信感を示すものであった。
　移動民の信仰と信念は、管理と自決を大きな誇りとする一方で、弱さと怠惰を恐れ、子どもの幸福のために生き続けなければならないというものであった。このため移動民の家族は、必要な助けや支援を求めることを思いとどまることがある。また、「神が短命を授けた人は短命であるし、神が長生きするよう定めた人は長生きする。何ものも神の意思を変えることはできない」との言は宿命論を表すものである（Parry et al. 2004）。しかし、病気に対する宿命論的な考え方やがんへの根深い恐れを持つために、医療を受けても何も変わらないと思い、検査も避けがちである。
　生物医学体系においても、病気が知覚される方法は依然として非科学的な理由に依拠しているというエビデンス（証拠）もある。ロンドン郊外の住民が一般に持っている風邪、悪寒、発熱に関する信念を素描したヘルマンの研

究(Helman 2007)は、英国の人びとの健康信念は依然として体液説に依拠していることを示している。

湿気や水気が「鼻水」や「鼻風邪」といった冷たく湿った状態を体内に生じさせる、と人びとは信じていることから、「風邪」や「悪寒」は大気中の物質が皮膚という境界を通って体内に浸透して生じると信じていることがわかる(Helman 1994)。冷たく乾燥した大気が悪寒や震え、筋肉痛を生じさせる。冷気は主に頭のような身体の上部にあり、体中を動き回る力を持っているため、例えば鼻風邪は「胸にも行く」ことができる。悪寒は主に身体の下部で起こる(例えば、膀胱の悪寒や肝臓の悪寒)。このような状態は、主に不注意な行動によって自らを危険にさらしている人に起こる(例えば、「冷たい床を裸足で歩く」「気分のよくないときに髪の毛を洗う」「熱い風呂に入った後、風に吹かれて座る」)。したがって、ある男性によると、風邪や悪寒は「尋常ではない行動を取る」その人自身の責任だというのである。

風邪に対する民間療法は、例えば、温かい飲み物や食べ物を取り、暖かい寝具で休むことなど、冷えている体に温かい飲みものや、食事を取るなど身体を労わることによって、正常な体温と身体のバランスを取り戻すことに重きが置かれていた。「風邪には大食を」という常套句はこれに由来する。

「鼻水」や「鼻風邪」とは対照的に、発熱は細菌、ウイルスなど「虫」と呼ばれる目に見えない存在が原因で起こると信じられていた。そのため熱が出ても責められることはなく、むしろ友人や親戚のものから共感や助けを動員することができた。「虫」は身体の開口部から侵入し、発熱のみならず他の症状も引き起こした。これらの「病原菌」は空中を飛びまわる「虫」のように邪悪なものと考えられていた。それらは人格も与えられていた。「先生、ご存じのあの細菌にやられましたよ。下痢や嘔吐を起こすやつですよ」とか、「細菌」が体内に入り熱が出ると、「私の肺まで来てしまった」とか、「いま細菌は腹にいる」といった表現が用いられている。「虫」は身体の数カ所を同時に攻撃しようと体内を移動する。熱に対する療法や対処法は、体温を正常に戻してその細菌を体内から一掃し、栄養を一切取らせないようにして細菌を餓死させるというものである。ここから「熱には絶食を」という常套句が生まれている。

他にも「汗をかいて細菌を体組織から出す」という「発汗」療法もある。

細菌は目に見えない戦闘的な「不可視の悪霊」とされる（ここから、「撃退する」必要性という常套句が生まれている）。治療には様々なタイプの水薬や調合薬が用いられるが、いずれも科学的な根拠を持たない。ヘルマン（1994）の調査が示す健康信念は英国文化やヨーロッパ文化の中で育った人であればだれでもなじみがある。それに似た信念が病院の看護師によっても用いられている。筆者が病院で出産したとき、夏に裸足で病院の廊下をぶらぶら歩き回っていると、「スリッパをはきなさい。ひどい風邪をひきますよ」と、助産師からとても厳しく言われたのを覚えている。

英国の看護実践特有の風習や慣習の中には科学的でも合理的でもない健康信念に基づくものがある。迷信（呪術・宗教）が依然として風習の中に生きていることもその一例である。病棟では、ボックス3.1に挙げたようなことわざや信念に遭遇する。

ボックス3.1　看護実践で遭遇する迷信的信念

「不吉なことはいつも3回続けて起こる」
「ベッド番号13は不吉である」
「赤と白の花を一緒に花瓶にさしてはいけない」
　（なぜならその色の組み合わせは死を象徴しており、不吉であるから）
「満月になると周囲に精神を病む人が増える」
「病棟に死人が出たらかならず、魂が飛び立てるよう窓を開けなさい」

考えてみよう

1. 上に挙げた信念のどれを知っているか。
2. 上記以外の信念を何か知っているか。
3. あなたはどれくらい迷信を信じるか。あなたが従っている迷信があれば挙げてみよう（例えば、木に触れる［訳注：何か嫌なことが起こったときには木に触れれば、不運や不幸を払拭できる］、星占いを読む）。

保健医療実践における迷信的信念

看護実践では、非論理的であったり誤っていたり、あるいは非科学的な前提や推察に基づいた健康信念が多く用いられている。ある精神科の看護師が次のような話をした。

私はある病棟に配置されましたが、そこでは職員と患者が同じ皿で食事を取ったり、同じカップで飲んだりすることは決してありませんでした。理由をたずねてみると、ある看護師は「そりゃあ患者から一切病気をうつされたくないからよ」と言うのです。私は笑いながら、「病気とは統合失調症や躁うつ病のことを言っているのですか？」と聞くと、驚いたことに、その看護師は「そう」だと言うのです。私は信じられませんでした。こんな時代にですよ。まるで今が中世の暗黒時代でもあるかのように。

ソーン（1993）は次のような観察をしている。

　私の見解では、よりグローバルな保健医療を志向している看護師であれば、文化的な配慮以上のものを視野に入れ、看護実践が行われる組織の構造のあらゆる面に西洋の生物医学の伝統がいかに影響を及ぼしているかを正しく認識する必要がある。
(Thorne 1993: 1939)

西洋医学は保健医療の提供と実践という面では比較的新しい体系であるが、同時に、延命と病気や疾病の治療という面では医学を飛躍的に発展させた体系でもある。西洋医学は開発途上国の人びとにマラリアのような致命的な病気に対する予防法を提供した。この価値は決して過小評価できない。しかし、英国では生物医学が支配的な信念体系でありながら、日常的な実践においては依然として迷信や呪術的宗教的信念が影響していることを認識することが肝要である。

要　点

1. 多元主義はほとんどの保健医療体系に浸透している重要なアプローチである。
2. 人びとは伝統的な保健医療体系と同時に、他の体系を代替療法あるいは補完療法として用いている。
3. 西洋医学あるいは近代医学は、呪術的宗教的信念のような健康信念体系も組み入れている。

異なる健康信念を持つ人びとに対する看護

保健医療実践におけるもっとも大きな課題の1つは、看護師自身の健康信念と異なる健康信念を持つ人の看護をいかにするかということである。

> 私たちは、自分の生育環境の中で身につけた体系を信じる傾向にある。同じ体系の実践者の行動は想像できるが、異なる体系の実践者の行動は信頼しないことが多い。
> （Henley and Schott 1999: 24）

1つの健康問題を通して、いくつかの課題を検討してみよう。

糖尿病の事例

文化が違えば健康や病気のとらえ方も違う。そのことは真正糖尿病（DM）の見方にも現れている。

真正糖尿病のスウェーデン人と旧ユーゴ系移民に関するフジルムら（Hjelm et al. 1999）の研究によって、旧ユーゴ系移民は糖尿病の原因を移民としての不幸な経験に帰して説明することが明らかになった。旧ユーゴ系移民には糖尿病に気をつけようという意識も糖尿病を治そうという積極的な態度も見られなかった。また、自然に落下した食べ物や煮て裏ごしした人参を食べると体調がよくなると信じており、昔ながらの伝統的な習慣を維持していた。英国のミートゥーとミートゥー（Meetoo and Meetoo 2005）の研究では、南アジア出身の住民の間では真正糖尿病には副作用が少ない代替医療を用いる方が適切だと思われていることが明らかになった。さらに、フジルムら（2003）の聞き取り調査では、アラビア語を話す住民の間では糖尿病の原因はアラーや神の意思によるものだととらえられていることが明らかになった。

ルイス（Lewis 2007）の研究では、西ロンドンに住むインド系英国人患者には心臓血管系の機能に関する信念を持っている人がいることが明らかになった。例えば、ヒンズー教徒の間には「神秘的な生命力（prana）」が流れる経路（nadis）という概念がある。真正糖尿病は当人を呪う他者の嫉妬心によって起こるとも信じられていた。いわれのない悪意や過去の過ちも真正糖

尿病の原因ととらえられていた。

次の事例研究は健康信念が自分とは異なる人をケアする複雑さと課題を検討したものである。

> **事例研究**
>
> グローリアは72歳の女性で、1952年に西インド諸島から英国に移住してきた。彼女はひとり暮らしで、夫は8年前に死亡し、近くに住む娘と2人の息子がいた。彼女は真正糖尿病と診断されたが、食事指導に気がすすまないためその地区の看護師を困らせている。グローリアが言うには、毎日毎食野菜を食べるのはうんざりだという。
>
> ピアスとアームストロング（Pierce and Armstrong 1996）はフォーカスグループを使い、アフロ・カリブ系住民の糖尿病に対する態度について詳しく調べた。その結果、糖尿病の原因ならびに病状に応じた適切な看護および治療について、多様な信念があることが確認できた。例えば、対象者の中には糖尿病を糖分と結び付けてとらえている人がいた。しかし、糖分の特質はそれぞれに異なる。卵巣の一部の機能が低下して、糖の代謝機能が低下していることが自分の糖尿病の原因だと信じている女性もいれば、うつが糖尿病に影響していると信じている人もいた。
>
> 他の研究協力者の中には、自分の糖尿病を英国の食事が原因だとしている人もいれば、西インド諸島に戻ると糖尿病が治った人がいると報告している女性もいた。また、「でんぷん質の食物が悪い」という信念もあった。地下で育つ食物（例えば、サツマイモ、ジャガイモ）はでんぷん質が非常に多いのに対して、地上で育つ食物（例えば、バナナ、オオバコ）は少ないと信じていた。ピアスとアームストロング（1996）は次のように述べている。
>
>> 西インド諸島ではでんぷん質の多い食物が多く食されているが、太陽の日差しが強いのと年中暑いため、これらの食物は確実に「燃焼」される。しかし、英国の気候では十分な発汗作用が起こらないため、でんぷん質を多く含む食物は糖尿病の要因となるものを含んでいると信じられているのである。　　　　　　　　　（Pierce and Armstrong 1996: 96）
>
> この研究はグローリアが食事指導に従おうとしないことに洞察を与えて

いる。それはグローリアは炭水化物を避けなければいけないという信念から、でんぷん質の多い食物を控えた野菜中心の食事になっているからである。

グローリアを担当する看護師は、どのような行動を取るべきであろうか。

このような場合、看護師はグローリアに対して日常の生活、糖尿病の理解、身体への影響について質問するとよい。グローリアの糖尿病に対する態度や感情、さらには糖尿病と診断される前は自分の症状をどのように知覚していたかを聞き出すことも有益である。例えば次のような質問がある。

- 糖尿病についてどのようなことを知っていて、糖尿病をどのような病気だと理解しているか。
- 糖尿病の人をだれか他に知っているか。
- 家族は糖尿病についてどのように考えているか。
- 糖尿病になった原因は何だと思うか。また糖尿病にかかってどのような影響があったか。

健康信念を聞き出す

本章の冒頭で、保健医療の専門家はまず1つの文化に社会化され、それから保健医療提供者の文化に改めて社会化されることを強調した。その後、看護師は健康や病気に関する信念や習慣を持っている人びとと接することになる。信念が異なると、例えば約束を守らなかったり、処方された薬を飲まないというような指示された治療（ケア）への無関心や回避だけでなく、看護や治療に関しても衝突する結果となる。先述したように、看護師は看護の世界に入るやいなや、信念、価値観、流儀の一式を教え込まれる。看護は特有の文化や言葉を持ち、「看護師や医者はなんと言っているのか理解できない——看護師や医者は専門用語や省略語をよく使う」と患者が言うのをよく耳にする。この問題は看護師と患者の使う言語が違うとさらに深刻になる（第1章参照）。

看護管理を誤った場合、経済的費用は甚大となる。患者が約束の時間に来なければ、予約リストの貴重な時間帯は無駄になる。人的費用はさらに甚大

となる。例えば、助けを求めない人や保健医療を利用しない人が健康を害していたり、究極的には命を落とすことにもなりかねない。

メイアズら（Mares et al. 1985）は、人びとの健康信念や風習を知るのに、次のような実践的方法を提示している。

- 人びとの伝統や風習が保健医療サービス機関が期待することと一致しないからといって、変えさせようとすることは避ける。
- 実際の行動を提案するときには、できるだけ地域社会の代表者の前ですべきである。万一地域の住民が知りたいというのであれば、何がどのように変わるのかをはっきり示すことが肝要である。
- 担当している人びとの健康信念と風習を詳細に探ることは役に立つ。

さらに次のような効果的な方法も提示している。

- 入手可能な文献や情報を読み、地域の人びとの健康信念や風習を知った上で、地域社会の人びとが言うことを文献情報と比較することは役に立つ。
- 伝統的療法師を活用する方法を確立し、可能ならば直接会って、彼らの治療法について議論する。
- 地域社会内ではどのような病気が重要だと見なされているか、またどのような人がそのことにもっとも関心が高いかを明らかにする。病気の原因ならびに効果的な予防法および治療法に関する人びとの信念を明らかにする。
- どのような症状が重いと見みなされているのか明らかにする。同僚がその違いを知っていること、自覚していることを確認する。そして、保健医療従事者が重いと見ていない症状について人びとが再確認する必要があることを自覚する。
- 医者の診断を受けるべき症状についてのガイドラインを提供する。
- 地域社会内でうまく連携できる体制の構築を試みる。
- 患者が理解できる言葉であなたの役割をていねいに説明し、あなたと他の保健医療従事者との関係を説明する。
- 地元の人びと、特にその地域で重要な地位にある人びとを健康教育計画に巻き込む（例えば、とても尊敬されている高齢者など）。

患者の健康信念や伝統的価値観は医療従事者の価値観とは合致しないこともある。ある助産学の講師が次のように記している。

　私はイーストエンド［訳注：ロンドン郊外］で仕事をしていたとき、多くの時間とエネルギーを使ってベンガル出身の女性に赤ん坊はうつ伏せ寝をさせるよう説得したが、結局何の効果もなかった。彼らは赤ん坊を仰向けに寝かせることに固執した。折しも仰向け睡眠キャンペーンは、私たちの指導を無意味なものにした。私たちが神聖にして犯すべからずと思っているものが誤りとされることが他にどれくらい出てくるのだろうか。（Schott and Henley 1996: 125）

抑圧を感じたり、自分たちの考えが脅されている、あるいは馬鹿にされていると思うと、人びとは自分たちの信念や風習を変えようとしない。人びとの信念を変えさせようとする試みは常にほぼ逆効果を招く。代わりに、彼らの看護方法を決める際には患者が脅されたり、馬鹿にされていると感じないような方法で巻き込むことが有効であろう。そうするほうが結果的に、大きな信頼と協力を得ることができる。

ジャクソン（Jackson 1993）は患者の健康信念に関する情報を聞き出すのに次のような質問をすべきだと提言している。

- あなたの問題の原因は何だと思うか。
- 何が原因でそれが始まったと思うか。
- 病気にかかったことでどのような影響があると思うか。
- それにはどんな効果があるか。
- あなたの病気はどの程度重いか。
- あなたがかかっている病気はすぐに治ると思うか、それとも長くかかると思うか。
- どのような種類の療法を受けるべきか。
- この療法からどのような成果をもっとも期待しているか。
- あなたが病気にかかったことで、どのような問題が起きたか。
- あなたの病気の何がもっとも恐いか。

質問をするときには、患者と良好な関係を築くことを忘れず、細心の注意と配慮をすることが重要である。これらの情報を聞き出した後は、看護計画に合意を得るために次の段階を踏むことをジャクソン（1993）は提言している。

1. 生物医学に関連した点を簡潔で直接的な用語で説明する。これには特殊な病気の原因、兆候、症状、適切な療法についての説明が含まれる。それらの情報の中には患者がまったく知らないものもあるかもしれないが、実際患者にとって価値のある情報であることもある。この段階で通訳を使うことが必要になることもある。
2. 患者の信念体系を生物医学と比較し、両者が一致しない点を指摘すること。ただし、患者には質問をしたり、用語を明確に説明したり、反論したりする機会を与えたりすること。

ジャクソンは「患者の文化に精通していることは起こりうる問題を解決する糸口を保健医療実践者に与えてくれるので役に立つ」と評している（Jackson 1993: 41）。

もし患者が提示された治療計画を拒否するような場合、患者自身に問題の解決法を考えるように誘導することは有益だと、看護師はわかるであろう。そうすれば両者が必要とする治療計画に合意が得られるまで、いかなる提案についても一緒に議論ができる。

ジャクソンはまた、西洋医学の研究によって有益だと実証されるならば、役に立つ、害のない信念や風習を続けるよう、また可能であればそれを求めるべきであると主張している。効果という点では中立的だが、例えば、産後のケアで温かい食べ物も冷たい食べ物も取ることなど、部外者には不合理に思えるような風習もある。しかし、自分の健康信念と風習がかならずしも論理的でも科学的でもなければ、自分とは異なる文化の人にも常に「意味を成す」とは限らないということを念頭に置く必要がある。

しかし、ある健康信念はきわめて害があるとか危険だと思われる場合は、衝突が生じることがある。患者を守るためには即座に信念を変えさせること

に火急を要することもある。しかし、文化的風習は人びとの生活様式に深く浸透しているものもあり、おそらく宗教や道徳規範の一部に厳格に組み込まれているものもある。侮辱されているとか疎外されていると患者に感じさせずに看護に取り組むことは難しいかもしれない。それまでの信念を変えて生物医学にしたがえば、結果として神や家族、宗教団体、友だちから罰を受けるのではないかと恐れる人もいる。このことは本章の範囲を超える、きわめて難しい倫理上のジレンマである（第4章参照）。しかし、患者が看護についての信念と考えを話すことを認めるとともに、他者の信念体系は正当で意味があると尊重した上で、あくまでも脅威を与えないように配慮して、患者に自身の立場を説明する義務が看護師にはある。

要　点

1. 人びとの健康信念は日常の行動や病気への対応の仕方に直接影響する。
2. 看護師はこれらの要因に気づき、人びとの健康信念を引き出す際には特別の注意を払う必要がある。
3. 患者をそれまでの人生と現在置かれている環境という文脈の中で理解する必要がある。

結　論

クラインマン（Kleinman 1986）が主張しているように、医学体系は単に保健医療を提供するだけではない。医学体系は社会の一部であり、それ自体がより広い社会的文化的体系の反映でもある。したがって、英国保健サービス（NHS）が英国人の健康信念を反映したものであり、生物医学は英国文化の産物にすぎないということである。本章で論じたのは、原則として健康信念はまったく異なる3つの領域に分類することができるが、実際きっちりと区分されるものではなく、その3つの領域は重っているということである。例えば、中国文化には全体論の概念が健康信念の中心にあるが、人びとは迷信を深く信じ、祖先を崇拝し、祈りを捧げている。英国の保健医療体系では多元的な健康信念体系の中で生活が営まれている。表面上は、私たちは生物医学モデルを実践し、自らをそれに適合させているが、多くの看護師は迷信

を信じ、科学的でも論理的でもない風習を信じ、実践している。しかし、それらの風習を否定したり、ばかにしたりするのではなく、それらを社会的文化的な文脈の中におき、英国の保健医療体系の文化の一部として認識することが重要である。それらが他の体系よりも優れているのではなく、英国の健康観念に属しているとの認識が必要である。ソーン（Thorne 1993）は次のように論じている。

　したがって、癒しの本質と治癒師に対する社会の期待は選択肢の幅を反映している。それらの選択肢は対比においてというよりもむしろ文化的文脈の中でより理解されている。初期にはかなり変動が見られるものの、それぞれの体系には無視できない論理がある。ほとんどの文化において浸透している自然主義的でかつ人格主義的な伝統は、西欧の生物医学の治癒法に含まれる非自然的な要素を再検討するよう迫っている。　　　　　　（Thorne 1993: 1938）

本章のまとめ

1. 多元主義とは保健医療に対して複数のアプローチを用いることをいう。
2. 保健医療提供者とは異なる健康信念を持つ対象から健康信念を聞き取るには細心の注意を払う必要がある。
3. 健康信念は患者の人生と社会的文脈において探究する必要がある。

▶推薦図書

Brown K., Avis M. and Hubbard M. (2007) Health beliefs of African-Caribbean people with type 2 diabetes: a qualitative study. *British Journal of General Practice* 57, 461-9.
　本論文はノッティンガム在住のアフロ・カリブ系住民に対する糖尿病の経験と対処法に関する、聞き取り調査に基づく研究である。

Fadiman A. (1997) *The spirit catches you and you fall down*. Noonday Press, New York.
　本書はてんかんを起こしたラオス難民家族の子どもがアメリカの病院で直面したジレンマを扱い、文化の衝突を鮮明に描いている。生物医学とは相容れない健康信念についての興味深い事例を提供している。

Fedorowicz Z. and Walczyk T. D. (2007) A Trisomial concept of sociocultural and religious factors in healthcare decision-making and service provision in the Muslim Arab world. In: Papadopoulos I. (ed.) *Transcultural health and social care development of culturally competent practitioners*. Churchill Livingstone, Edinburgh, 265-81.
 本書の第6章では、イスラム医学と保健医療問題に関する興味深い示唆に富む事例を提供している。

Helman C. G. (2007) *Culture, health and illness*, 5th edn. Hodder Arnold, London.
 本書は文化的信念と風習のあらゆる様相を探求し、本書の他章でも貴重な出典として用いられている。
 第4章「看護と治療——保健医療のセクター」(pp. 81-121) は特に本章と関連がある。

Loewenthal K. (2006) *Religion, culture and mental health*. Cambridge University Press, Cambridge.
 本書は宗教的文化的信念を精神保健医療（メンタルヘルス）問題と結び付けて一定範囲の問題を探求した書である。

第4章

宗教と文化的配慮

カレン・ホランド
徳 永 哲［訳］

はじめに

　看護師は様々な宗教的信念および背景を持っている個人の看護をする。ニューバージャー(Neuberger 1994:8)は「患者の看護を行い、精神的、文化的に必要なことがらを認めたいと願っている人にとっての第1要件は、宗教の基本的な信念の要所を心得ておくことである」と断言している。

　この章では、英国において実際に実践されている主要な宗教を紹介し、それらの宗教が保健医療の実践にどのような影響を及ぼしているかを考える。そして4つの宗教の様態に、すなわち、エホバの証人、キリスト教信仰（付録1を参照）、イスラム教（付録4を参照）、ヒンズー教（付録3を参照）に焦点を合わせている。これらの宗教を選んだのは、日常生活と保健医療の面に主要な信仰体系の影響が見られるからである。他の宗教とそれに関連した慣習はこの本で随時取りあげられているが、特に仏教、ユダヤ教、シーク教に関する概要は付録を参照すれば解るようになっている。

> **本章でとりあげる事項**
> - 宗教と精神性
> - 諸宗教と保健医療の実践
>   ・エホバの証人
>   ・キリスト教信仰
>   ・イスラム教
>   ・ヒンズー教

宗教と精神性

　保健省は、患者とその家族の宗教的文化的信念は職員だけでなく、より幅広い団体組織をも含めて対処されることを確実にする必要があると長い間認めてきた（Department of Health 1996）。これはまた、介護者や地域や病院の保健医療担当チームの構成員にとっても重要なことである。保健省（1996）は「英国保健サービス（National Health Service: NHS）があなたのプライバシー、尊厳、宗教的・文化的信念を、何時いかなる場所においても尊重する」と述べた。また英国保健医療事業財団（National Association of Health Autorities and Trusts: NAHAT）の報告書（1996）は「英国保健サービス」財団に対して、この基準を達成させるために当局の責任において次のような指針を示した。

- 保健医療の提供への 全人的（ホーリスティック） 対応の採択。
- 「精神的」は必ずしも「宗教的」を意味するものではないと認識する。
- 人びとを個々人として対処するが、その人が特殊な社会あるいは民族集団の出身であるからという理由で精神的要求を仮定してはならない。
- すべての宗教が同一の基準に基づいているわけではないことを受け入れる。
- 入院中の人びとが彼らの精神的要求に対処するためにもっとも相応しい人と接することができる。
- 団体のすべての部署が病院内の精神的要求に対処する基盤を提供する。

　　　　　　　　　　（National Association of Health Autorities and Trusts 1996: 5）

　この関与の結果、英国保健サービス財団は、患者の要求に向かい合っている保健医療従事者を援助するために適所でガイダンスを開くことを保証した。そのガイダンスを通して様々な宗教や文化を提示し、それらが患者の看護に必要な事柄にどのように影響するかを明らかにした（章末のウェブサイトリスト参照）。英国の保健省は、『宗教あるいは信条（*Religion or Belief*）』（Department of Health 2009）と題した、英国保健サービスのための新しい指針となる冊子を刊行した。それは宗教と信心が、看護において考慮される

宗教と精神性

べきかという指針を提供しているだけでなく、看護の実践からいくつかの実例を提供し、他の情報源と関連づけている。ここに挙げた1つの実例は、宗教的信念が終末期看護にどのように影響を及ぼすかということに関するものである（第12章参照）。

例えば、人びとが病人になった場合、その病人が自分自身について感じていること、あるいは生きることに対する患者の態度が病の経過に影響を及ぼすということを私たちは知っている。そのことは、肯定的か否定的かのいずれかである。乳がんを患った1人の女性によって語られた以下のことを考えてみよう。

　心底から神に寄り頼みました。私は恐ろしさと怯えから、誰かにすがりたいと思いました。私は私が行った悪事を後悔し、私を生かしておかないように神に懇願しました。私は、神は永遠であり、全能であり、それだけに私のことを気に留めてくださるだけの十分な力をお持ちだと信じています。私はときには神にうんざりし、またときには疑ったことがありました。しかし、今では神は私にとって大きな支えです。
（Kyung-Rim 1999: 91）

▶ 1人の患者が以上のことをあなたに述べ、「あなたはどう思いますか」と尋ねたならば、あなたはどのような回答をするだろうか、考えてみよう。

　この質問に対して正しい答えも間違った答えも存在しない。看護師として、私たちは患者と気持ちが通じ合い、安心させることができると思われている。しかし、時々これは難しいことがある。特に難しいのは、命を失う危機的状況にあって私たち自身の信心を理解するという経験がないという場合である。しかし、すべての宗教がそうした神の信仰に基づいているとは限らないが、看護師が他の宗教的精神的信条を下から支えている根本的原理を理解しておくことは大切である。

65

宗教と保健医療

エホバの証人

英国放送（BBC）のウェブサイト（2009、章末のウェブサイトリスト参照）によると、アメリカ合衆国の100万人、英国の13万人を含めて、伝えられるところでは、世界235カ国（2007）で約690万人の「証人」が活動している。

エホバの証人は旧約聖書と新約聖書の両方を信仰しており、彼らはイエス・キリストを神の息子（エホバ）とみなしている。しかしながら、彼らは十字架については「異端者のシンボルであると固く信じており、それを使うことは避けている」（Schott and Henley 1996）。また、日曜日を聖日とみなしていないばかりか、クリスマスや復活を祝うことはない。エホバの証人はお互いに「兄弟」「姉妹」と呼び合い、教会は長老として知られている人びとの一団によって導かれている。彼らはまた、イエスがしたことと同じように、宗教的なメッセージによって共同体に心が伝わることを信じている。彼らは『ものみの塔』という独自の出版物を出しており、各家庭を巡ってはその冊子を人びとに配っている。血液や血液製剤に関する彼らの宗教的信心は、保健医療の観点からはもっとも大きな問題である。人間は他の生き物の血液でもって生き延びることはあってはならないと彼らは信じており、血液あるいは血液製品を食することを許されていないし、輸血を受けることもできない（Schott and Henley 1996: 326）。

保健医療の実践に及ぼすエホバの証人の信心の影響

エホバの証人は血液と血液製剤の輸血を除いて普段はあらゆる種類の医療を受ける。ほとんどの証人はこのことを明示するカードを携帯しており、病院もまた証人が血液や血液の輸血の拒否に署名することを求める用紙を用意している。これは以下のようなことである。

全血、赤血球、白血球、血小板、血漿。第8因子やD抗原やグロブリンのような血液成分は実質上、肉体に栄養と活力を与える成分を有する全血とは異なっていると考えられている。それゆえ、これらは厳密には禁じられているわ

けではないが、これらの血液製剤を受け入れるかどうかはエホバの証人個人の判断にまかされている。　　　　　　　　　（Schott and Henley 1996: 326）

　自己輸血法（自己の血液の輸血）は使えるが、その血液が保存されているものでなく、直に採血されて使われる場合に限る。患者は保存血液がまったくないならば血液検査を受けることが可能である。親が子どもへの輸血を拒絶するとなると、多くの看護師や特定看護師に大きな倫理的ジレンマが生じることになる。そしていくつかの極端な事例では、裁判所の命令で決定は却下された。エホバの証人病院連絡委員会は信者の健康に関するすべての問題に援助や助言をするだろう（Henley and Schott 1999）。
　以下のアリアスさんの事例研究を考えてみよう。

> **事例研究**
>
> 　40歳のアリアスさんは交通事故で集中治療室に入っている。彼は肝臓に裂傷および腹腔部損傷があると診断されている。医師は外科手術室へ運ぶことを指示した。患者は看護師に自分が「エホバの証人」の信者であることを告げ、外科手術に同意はするが、いかなる輸血も認めようとしない。
> 　　　　　　　　　　　　　　　　　　　　　（adapted from Carson 1989）
>
> 1. 輸血を拒絶する患者に対応する看護師に対してどのような示唆をするか。
> 2. その看護師は、どのようにして、看護・助産協会（Nusing and Midwifery Council: NMC）の「規範：看護師と助産師のための行動・職務・倫理基準（2008）が守られたことを確かめ、患者自身の精神的、宗教的要求が満たされたことを確かめるのであろうか。
>
> **要　点**
> 1. 看護師と患者を巻き込むすべての出来事は患者の看護日誌に可能な限り記録される必要がある。
> 2. 血液製剤に代わるものに関して患者に提供される情報は記録されねばならない。
> 3. その患者の家族は、エホバの証人の信者であるなしにかかわらず、特別な支援を強く求めるかもしれない。

> 4. アリアスさんが手術の最中に死ぬならば、特に患者の宗教的信念に関して看護師と医師は自己の思いや信条を誰かと討論したいと願うかもしれない。そうした付随的出来事はスタッフの間に大きなストレスを惹き起こすことがありうる。

　また、妊娠中絶もしくは不妊手術を受けることは生命を奪い、自然を妨げると解釈しているので、エホバの証人の信者には許されていない。それゆえ、安楽死も支持されていない。祈ること以外には死亡に関わる特別な礼拝式は存在しない。そして、エホバの証人は死後火葬か土葬のどちらでもありうる。

キリスト教信仰

　キリスト教を信奉している英国人のほとんどが英国国教会（アングリカン教会）、ローマ・カトリック教会、非国教会派教会（例えば、メソジスト、バプテスト、ペンタコステ派教会）に所属している。キリスト教徒の聖典は聖書であり、キリスト教の聖日は日曜日である。他の大切な年間行事はボックス 4.1 に挙げている。

ボックス 4.1　キリスト教典礼暦の重要な祭日

クリスマス（イエス・キリストの生誕を祝う）
灰の水曜日（四旬節の最初の日）
四旬節（6 週間の間、罪の償いとして人によっては断食したり、ある食べ物を控えたりする）
聖金曜日（十字架上のイエス・キリストの受難と死を思い起こす）
復活祭の主日（死から復活したイエスを祝う）
ペンタコステ（弟子たちへの聖霊降臨を祝う）

　これらの祝聖日とともに、個人的あるいは共同体全体を包含する特殊な宗教的「儀式」が存在する。これらの中には家庭あるいは病院で病を患っている患者にとって特に大切なものがある。普通の環境にあっては特権を授けられた者のみが秘跡として知られている交わりの儀式を司ることができる。キリスト教儀式はボックス 4.2 に挙げている。

ボックス 4.2　キリスト教儀式

個人的儀式——洗礼、堅信、結婚
共同体儀式——聖体拝領とミサ、悔悛、告解、塗油
　洗礼——人がキリスト教共同体に迎えられる時
　堅信——キリスト教共同体の個人による約束と受容
　結婚——2人の個人を家族生活へと導くための約束
　聖体拝領／ミサ——共同体の「食事」と神との霊的交わり（通常教会あるいは聖別された場所で行われる）
　悔悛——過去の過ちの罪を公式に受け入れ、それによって悔悛者はより良い生き方に励むことが求められる
　告解——過去の過ちを司祭に打ち明け、告解者はより良い生き方を始めるための許しを求める
　塗油——精神的重圧、病、死などの時に聖体奉仕者あるいは司祭によって霊的に力づけること

　祈りは敬虔なキリスト教徒のほとんどにとって、特に抑圧や危機（例えば、死）に瀕しているときに非常に大切である。彼らは、病院に自分の聖書を持たずに入院することがあっても、病院の方で聖書を用意してくれることを要望するであろう。ローマ・カトリックの患者はロザリオを手放さないかもしれないし、寝具に宗教画を縫いつけることを望むかもしれない。また、キリスト教徒によっては、十字架や聖人のメダル（例えば、聖クリストファー）のような宗教的な装飾を施した装身具を身に着けるかもしれない。絶対的に不可欠な場合を除き、それらを取り除くことは厳禁であり、それは患者の許可を得られるときに限られる（宗教的重要性を有する装飾物を身に着けるすべての文化の言い分でもある）。

考えてみよう　▶どのようなサービスや施設がキリスト者にとって利用可能なのか確認してみよう。
　　1. あなたが住んでいる地域の病院
　　2. あなたの地域の保健健康センターをとりまく共同体

　地域住民の中に見出される社会的、文化的集団ごとに保健医療施設は様々

であることに、あなたはおそらく気づくだろう。ほとんどの病院にはいろいろな宗派の礼拝に結びつく場所が設けられており、多くがキリスト教礼拝堂を所有している。広域医科大付属総合病院では、非常勤か常勤の病院専属の聖職者を雇っている。また、地域の司祭は病院内でローマ・カトリックの宗教的、霊的な対応（ケア）に特別な責任を負っている。地域社会において教会や礼拝堂の建物が存在するが、信仰や文化に関して、人口の変動が生じたことによって、それらがすでにキリスト教礼拝に使われなくなっていることもある。結果として、これらの建物の多くが他の目的で利用されるようになった（例えば、レストランや個人宅）。

保健医療へ及ぼすキリスト教信心の影響
　ブランシェとパークス（Blanche and Parkes 1997）は、危機的状況にある中で、キリスト教信仰がどのようにして明白になるか1つの洞察を喚起している。この本の読者は同様の話を思い起こすかもしれない。以下に挙げたジョージ・ションズの例を考えてみて欲しい。彼は73歳で心臓発作を起こし、彼の妻フィリスと隣人に付き添われて、救急車を待っていた。

> 事例研究
>
> 　フィリスは英国国教会の信者で、神を信じており、イングランドの教区教会に定期的に通っていた。彼女は両親から宗教を学び、1枚の聖家族画［訳注：幼児イエスと母マリアと父ヨセフを描いている］に神性を見出した。彼女はイエスを愛し、神の子であると理解し、彼を個人的な友人と見なした。彼女は特に彼女自身の子どもたちとの関係を思い起こさせるマリアと幼子イエスの絵を好んだ。人生の転機が訪れたとき、イエスが彼女とジョージのために天国に居場所を用意してくださると確信した。彼女は彼が教会へ行くことを拒絶していることについて時々不安になった。ジョージは宗教なんて馬鹿馬鹿しいと思っていたが、そのことは自分が異教徒であることを意味するわけではない、と友人には説明していた。彼は結婚式や葬式には出かけていき、孫たちがふざけたりすると叱責した。ジョージの余命は入院して1日ももたなかった。
> 　　　　　　　　　　　　　　（Blanche and Parkes 1997: 131 より）

　フィリス（キリスト教を信仰している）はジョージの死とどのように向

き合ったと思うか。

▶考慮すべき事項
1. フィリスは信仰と教会から大きななぐさめを得ることができた。しかし、彼女は神が自分に試練を与えているとも感じていたのかもしれない。突然の死別を経験したり、激しい痛みの中にある愛人の世話をすることになったりするといった状況でしばしばこういう思いになる。
2. フィリスは、夫を突然に失ってから病院教会で１人だけの時間を過ごしたいと願っていたのかもしれない。病院専属の司祭は夫婦一緒に祈ることを提案するために、すでに彼女の夫に会おうとしていたのかもしれない。

病院で宗教の教えを実践しているすべてのキリスト教徒は病院の司祭に支えてもらうようにすすめられるであろうし、この支えによって多くのキリスト教徒は通常のキリスト教の典礼を続けたいと思うであろう。例えば、聖金曜日や灰の水曜日にカトリックは肉を食べないし、酒は飲まない。これはキリストの死を思い起こす象徴的な犠牲的行為として見なされており、金曜日ごとに、これを実践し続ける信者もいる。そういった日でも魚は食べられる。しかしながら、他の多くの宗教と同様に、入院加療の間は断食の必要を解除される（Carson 1989）。これが不可欠である例はⅠ型糖尿病への断食の潜在的な効果に関連している。そこには低血糖症昏睡（ハイポグライシーミック）（Morris and Worth 2006）の危険が存在する。

様々な宗派に属するキリスト教徒は「死に際にそれぞれに異なった振る舞いをする」（Neuberger 1994）。例えば、正教会の患者は聖家族画（イコン）を常に所持することを願う。しかし、これらの聖画が個人的な価値だけでなく金銭的な価値を有する場合がよくあり、それゆえに病院の環境の中で、それらを安全に保持することが難しいことがありうることをニューバージャーは、指摘している。

看護師が家族計画部局の一員であったり、婦人科病棟で仕事をしていたりする場合、避妊や中絶に関する取り決めは特に重大な意味を持つ。ショットとヘンリー（Schott and Henley 1996: 297）によれば、「ローマ・カトリック教会は断種を含めて、それは神が定めた自然法を妨げるという理由ですべて

の人為的な避妊を禁じている。安全期間を利用する避妊（周期法）は許されている」。

妊娠中絶は信仰深いカトリック教徒にとって殺人であり、許されざる罪と見なされている。信仰深い国教会の信者もまた堕胎は過ちであると固く信じているが、しかし今日の多くのカトリックの女性のように、新生児に深刻な先天的異常が見つかった場合、あるいは女性が強姦された場合には中絶に賛同する人もいる。

> **考えてみよう**
> 1. 妊娠中絶やその術前術後の入院期間中の女性に対する看護に従事することに個人の宗教的立場から異議の申し立てをする看護師に関する、英国の看護・助産協会の現行の立場を明確にしてみよう。
> 2. 様々な文化や宗教的背景を持つ仲間とあなたの所見を討論してみよう。

あなたがたの討論は重要な個人的、文化的違いをおそらく明らかにすることになるだろう。しかしながら、あなたがたは、看護師あるいは保健医療専門職として、自分の役割を果たすべき方法に指針を与える専門職行動規範（a professional code of conduct）によって拘束されていることを忘れないことが肝要である。あなたがたの個人的な信仰は妊娠中絶に立ち会うような状況で専門職としての期待と相容れないかもしれない。この結果、資格を得ても、慎重に考えて、そうした相克を経験する臨床領域で働くことを避ける看護師もいる。

> **要 点**
> 1. キリスト教徒は多くの異なった教会に所属している（例えば、ローマ・カトリック、バプティスト、英国国教会）。
> 2. クリーゼ［訳注：危機］や疾病の間、祈りは敬虔なキリスト教徒にとって大切である。
> 3. 多くのキリスト教徒は宗教的に重要である装身具類を所持するか身にまとっている（例えば、聖クリストフォロスのメダル）。

イスラム教

イスラム教（Islam）は世界の主要な宗教の1つであり、イスラム教徒（Muslims）の宗教である。多くの様々な宗派が存在しており、特に習わしにおいて、宗派の中にはどれよりも厳格なものもあるので、このことを承知しておくことは大切である。2つの主な宗派はスンニ派とシーア派である。ヘンリー（Henley 1982）によると、スンニ派は「すべてのイスラム教徒は神の前に平等である」と信じているのに対して、シーア派は「神によって指名を受けたカリスマ指導者の系譜が存在する」と信じている。敬虔なイスラム教徒は生活のすべての面において従順であらねばならないという規則に従うことがイスラム教徒であるということにともなっている（Henley 1982）。それゆえ、イスラム教は宗教ではなく、生活の様式となっている。預言者マホメットは唯一の神の使者であり、イスラムの主要な5つの義務、あるいは信仰の柱である教義を遵守しなければならないと教徒は信じている。それは、毎日5回の祈り、施し、ラマダン月間の断食、サウジアラビアの聖地メッカへの巡礼である（Schott and Henley 1996: 313）。

イスラム教経典はコーランであり、それはマックダーモットとアーサン（McDermott and Ahsan 1993）によると次のとおりである。

> イスラム教徒の生活の基盤と支え。イスラム教徒を結束させ、固有の文化的帰属意識（アイデンティティ）を与え、その歴史と文化を形作る。それは、倫理、法制、社会正義、政治原理、法律、道徳、貿易と通商などを含む人間生活のすべての重要な面、すなわち神と人との関係、人と人との関係、人と社会との関係を扱っている。（McDermott and Ahsan 1993: 20）

英国のイスラム教社会は大部分がアジア人である。その一部は東アフリカに源を発するものもあるが、主にパキスタン、バングラディシュおよびインドに由来する。主なイスラム集団とその第1言語を合わせてボックス4.3に掲げている（Henley 1982）。

第4章　宗教と文化的配慮

> **ボックス4.3　イスラム集団とその第1言語**（Henley 1982: 9から改変）
>
> パキスタンのイスラム教の発祥はパンジャブ州（パンジャブ語）のミルプル地方（第1言語：パンジャブ語－ミルプル方言）。
> バングラディッシュのイスラム教の発祥はシレット地方（第1言語：ベンガル語－シレット方言）。
> インドのイスラム教はグジャラート州、特にカッチ地域（第1言語：グジャラートもしくはカッチ方言）。
> インドの他の地域のイスラム教徒はウルドゥー語を第1言語として話すことが多い。

　礼拝の主要な場所はモスクであるが、英国保健サービス財団の中には小モスクもしくは祈りの部屋を病院内に用意している所もある。モスクは主に男性のための礼拝堂であり、それはまた、児童教育のためにも使われている。英国では、イマーム［訳注：宗教的指導者］が各モスクに配属されている。彼はまたすべての宗教的儀式を管轄し、疾病を患いながら家族がまったくいない人びとに保護支援を施すばかりでなく、子どもの教育もしている。

　イスラム教徒はコーランに規定されているような食料制限を遵守しなければならない。信者は豚肉や豚肉の加工食品やその料理は一切食べない。他の肉は「ハラル」（イスラムの律法に従って殺された動物の肉）であれば食される。それは動物の喉を切り裂いてアラーの名において聖別されることを意味する。ハラル肉が入院中に提供されないならば、イスラム教徒は菜食主義者の食事をするであろう。ユダヤ人が掟にかなって処理をした肉は、同じ方法で屠殺されているので、代わりとして受け入れ可能である。いかなる酒類も厳禁である。成人したすべてのイスラム教徒は毎日5回決まった時間「夜明け、正午、午後、夕暮れ時（日没後）、夜」に祈るように求められている（Henley 1982）。

　イスラム教徒は祈る前には体を洗い清める必要があり、祈りの間はメッカの方を向いていなければならない。イスラム教徒の患者にとって体を洗い清めることは重大な意義を持ち、排尿や排便の後、イスラム教徒は体を洗い清めなければ祈ることはできないことを特に留意しておくべきである。これはベッドから起き上がることのできない患者にとって特に重要である。しかし

ながら、重病のすべての患者や産後 40 日以内の女性や月経期間中の女性は不浄とみなされるので 1 日 5 回の祈りが免除されている。

　イスラム教徒の聖日は金曜日（ラザあるいはシヤン）である。また断食が義務づけられ、礼拝の一形式と見なされている時期は年に何回か存在する。夜明けから夕暮れまでの間は食を絶つ。この主な義務づけられた断食の時間はラマダンの期間中にあり、その期間は新月の時間に合わせて年毎に変わる。そのためにイスラム教徒の保健医療従事者が特別休暇を取ろうとしても、前もって日程を決め難い。それが夏にあるならば、そのことはことさら重大な問題になる。夏の場合、断食の期間が冬期よりは長く続くからである。かなりの数のイスラム社会が存在する町や都市は地元の新聞でラマダンの期間を何度も公表する。ラマダンの最終はエイド・アル・フィトル（よくエイドと略称される）のフェスティバルによって締めくくられる。エイドという語は「記念祭」を意味し、最初の祈りの後、その日は親類や友人を訪問することに費やされ、贈り物の交換をする。イスラム教徒はまた、貧しい人びとにサダカ・アル＝フィトル（当然支払われるべき慈善金）を支払う（McDermott and Ahsan 1993）。さらに経済的に余裕のある人びとは一生に少なくとも一度はメッカへの巡礼（ハジ）をするように促される。

考えてみよう

1. イスラム教徒の同僚や学生と討論してみよう。
    (i) 彼らはどのようにラマダンの断食期間に対処し、仕事をしているのか。
    (ii) 彼らはどのようにしてエイド・アル・フィトル祭を祝っているか。
2. 他のイスラム教記念祭とその意味について明らかにしなさい。

保健医療に及ぼすイスラム教信仰の影響

　慎み深さはイスラム教徒の義務であるので、裸や体の一部の露出は男女ともに非常に苦痛の種になりうる。できれば、イスラム教徒の患者は患者と同性の医師や看護師によって診察されるべきであろう（例えば、出産や婦人科の診察の間）。同様に「男性の性器や肛門の診察を必要とする病気が女医によって治療されたら、深刻な困惑を惹き起こすことになろう」

(McDermott and Ahsan 1993: 60)。祈りの必要性に対して自覚を持ち責任ある対応をすることは大切なことであり、また沐浴や洗浄に付随する事実も重要であろう（死の儀式の議論のために、第10章参照）。

妊娠や出産の時に考慮されるべき、宗教的意義のあるいくつかの問題がある。ショットとヘンリーは次のようなことを強調する。

- 陣痛：麻酔の使用はコーランで禁じられており、緊急を要する場合を除いて、イスラム教徒の女性は痛み緩和のために麻薬を使うことをためらうことがある。
- 出産の直後：多くのイスラム教徒の患者は、不浄を取り除くために新生児は産後すぐに洗浄されることを非常に重要なことだと見なしている。……新生児が洗浄されずに引き渡されるならば、動揺して、適切に洗い清められるまで新生児を抱いたり、母乳を与えたりはしない人もいるだろう。

(Schott and Henley 1996: 320)

マックダーモットとアーサンはまた、イスラム基金イスラム教ガイドにおいてイスラム教徒にとって非常に大切である、もう1つのイスラム教の礼拝を説明している。ちなみにそれは、アドハン（祈りへの呼びかけ）を生後間もない新生児の耳に唱えてやることである。

「儀式」をすべて行うのに3、4分もかからない。父親か誰か家族の者が新生児の前に立ち、祝福のしるしとして新生児の耳元で祈りを声高く唱える。新生児にアドハンを捧げるためにイスラム教徒の共同体から博学者を連れてくることを好む家族もある。病院当局はイスラム教の宗教的慣習を常に自覚しているとは限らないので、夫以外の人が病院の訪問時間外に新生児を見に来るのを許可したがらないことがよくある。イスラム教徒は両親がこの簡潔な儀式──簡素で短いがイスラム教徒にとっては絶対不可欠な儀式──を遂行するために別の人を招くことが許されるとするならば、感謝するであろう。

(McDermott and Ashan 1993: 62)

考えて みよう
1. 出産時にイスラム教信仰に対して、助産師が文化的意識と敬意をいかに示すことができるか考えてみよう。
2. 「アドバン」と呼びかけるイスラム教の習慣に関するあなたの地域の産科の方策を調べてみよう。

要　点

1. 預言者マホメットが唯一の神アラーの使者であることをイスラム教徒は信じている。
2. コーラン（イスラム教の経典）はイスラム教徒の生活への入門書である。
3. 洗浄と謙遜は実生活上の意義があるだけでなく、宗教的な意義もある。

ヒンズー教

インド出身の非常に多くの人びとにとって、ヒンズー教は単に宗教であるだけでなく、生き方そのものでもある。他の宗教や信仰体系と違って、それには「すべての行事の日時を定める唯一の教祖や預言者もいない」（Henley 1983b）。ヒンズー教徒が参照できる唯一の教典も存在しない。しかしながら、『バガバド・ギーター』というもっとも大衆的な教えの本がある。そしてヒンズー・ダルマ（振る舞い方や自然の法則）の根本的な信仰と神は唯一であるが、様々な名称で呼ばれているという信仰がある。人びとは、この神が多くの姿――男性、女性、動物――をとると信じている。

ヒンズー教の3つの主な神は「ブラーマ、すなわち創造主であり創造的力を象徴する。ビシュニュ、すなわち保存者であり、創造されたものを保存、維持する。シーバは破壊者で、すべてものを終わらせる」（Henley 1983b: 3）。

これら3つの神は、世界のすべてのものは永遠不変のサイクルの中に存在するというヒンズー教徒の信仰を象徴している。それゆえに、ヒンズー教徒は再生を信じ、永遠の魂（アートマン）は死滅することはなく、別の新たな肉体の中に再生すると信じている。

ほとんどのヒンズー教徒はインド出身である。英国での主な集団をボックス4.4に挙げる。

> **ボックス4.4　英国の主なヒンズー教徒の集団と第1言語**
>
> パンジャブ（第1言語：パンジャブ語あるいはヒンズー語）
> デリー出身の小教団（第1言語：ヒンズー語あるいはパンジャブ語）
> 西ベンガル（第1言語：ベンガル語）
> ケーララ（第1言語：マラヤラム語）
> タミル・ナードゥ（第1言語：タミル語）

カーミ（Karmi）はまた次のように述べる。

> すべてのヒンズー教徒は前世の個人的なカルマ（業）によって決定されているカーストに生まれてくる。善行に対しては報酬があり、悪行に対しては懲罰があるというヒンズー教の中心的教義に、これが反映されている。人間のカルマは永久に続き、変えられない、と正統派ヒンズー教徒は信じていて、いかなる形の接触によってもカーストの混合は認められていない。特に、結婚相手を選ぶときに、英国のインド人と同様に、インド人社会において、カースト制度は強い影響力を持ち続けている。
> 　　　　　　　　　　　　　　　　　　　　　　　　　　（Karmi 1996: 20）

4つのカーストは
- バラモン（最高位のカースト）
- クシャトリア
- ヴァイシャ
- シュードラ（最低のカースト）

賤民や不可触民として知られているカースト外の人びともまた存在する。これらの人びとは「道路やトイレの清掃や動物の死体処理といった精神的に穢れている」と見なされている仕事に従事している（Schott and Henley 1996）。

ヒンズー教の信仰が保健医療におよぼす影響
　ヒンズー教という宗教とその生き方が入院患者に与える看護にどのような影響を及ぼすか理解するために、以下の事例研究を考えなさい。

宗教と保健医療

> **事例研究**
>
> シュリ・ラジクマール・シャルマは55歳で、前立腺の除去のために入院することになった。彼は妻と息子にともなわれて、2日後にヒンズー教の光の祭儀ディワーリーがある、と病棟看護師に告げた。
>
> 彼の看護を担当する看護師として、文化的に適正な看護計画をたてるために、患者の必要に応じた情報収集に着手しなければならないだろう。そして次のような要因が彼の入院認可に特別な検討を必要とするであろう。
>
> 1. ヒンズー教徒の命名体系
> 2. 特別な食事の必要性
> 3. 特別な個人的な洗浄と衣服の必要性
> 4. 入院中の宗教礼拝式
>
> 以下の情報はあなたが正しい知識に基づく決定をするのに役に立つと思われる。

ヒンズーの命名体系

最初に注意すべき点は人の名前である。「シュリ」は「ミスター」に相当する（その人が女性であるならば「シュリマチ」となり、「ミセス」に相当する）。ラジクマール（Rajkumar）——Rajはその人の個人名であり、kumarはミドル・ネームである（ファースト・ネームで使われるのみで、それだけで正式に使われることはない）。

シャルマは字名もしくは姓である。これはよく使われるカースト名である。英国の多くのヒンズー教徒の家族はそのほとんどがインドの同じ地域（例えば、グジャラートやパンジャブ）の出身であるという理由で、同じカースト名または姓を持っている（Henley 1983b）。パテルという姓はそれゆえ非常に一般的なのである。

しかしながら、ヒンズー教徒の慣習にしたがってファースト・ネームとミドル・ネームのみ（例えば、ラジクマール）が与えられるということを覚えておくことは非常に重要である。このことが間違って記録されることがある（例えば、Kumarが字名とみなされることがある）。それゆえ記録を目的と

して、ファースト・ネーム、ミドル・ネーム、字名を尋ねることが重要である。「近親者（next of kin）」として彼女の名前が求められたとき、彼の妻はファースト・ネームとミドル・ネームの後に夫の名前をつけるであろう（例えば、ラクシュミデヴィ・ラジクマール・シャルマ）。

この名前の構成は病棟の患者が同じ姓（例えば、シャルマあるいはパテル）である場合、きわめて重要である（小児の名前の検討については第9章を参照）。

食事に求められるもの

ヒンズー教徒は命あるものはすべて神聖であると信じており、ほとんどの人が肉や肉製品を食べない。さらに、多くのヒンズー教徒は魚や卵を食べない。牛は神聖なものとみなされており、乳製品はそれが動物の脂肪を含んでいない場合にのみ受け入れられる。ヒンズー教徒の中には肉を食べる人もいるが、牛肉や豚肉は食べない。豚は不浄な動物と見なされている。

シャルマ氏が献立表を理解するために英語を読めるかどうか、また、病院食の内容について彼が抱く疑問や、それがどうやって調理されているかについて正確に答えられるかどうか、確認しておくことは重要となる。多くの高齢者は病院食を拒んで、親類によって病院に持ち込まれた食事の方を好む。そういったことがある場合には、看護師もしくは栄養士は、医学的根拠で禁じられている食べ物を親類の人びとに周知させることが重要である（食べ物の選択をさらに検討するために第9章を参照）。

個人の洗浄と衣服の必要性

シャルマ氏はカミーズ（襟つき、もしくは襟なしのゆったりとしたシャツ）と引き紐つきのズボン（パジャマ）をまとっている。もし高位カースト（ブラフミン）であるならば、彼は3本の縄紐に白い木綿糸を絡ませた聖なる紐（ジャーネーウー）も右肩から身体に巻きつけてまとう。どうしても必要でないかぎりは、これを脱ぐことはできない。頭は体のもっとも聖なる部分とみなされており、足はもっとも穢れた部分とみなされている。それゆえ、寝室の収納に衣服を納める場合には同じ場所に靴を置かないようにするのが大切である。

流れる水で洗うことはヒンズー教徒にとって非常に重要である。シャルマ氏は手術直後に自分で手を洗うことはできないであろうから、彼は手を洗ってくれる人が必要になろう。というのも彼が手を洗う行為を終えるまでは、彼は飲食できないからだ。

カテーテルの挿入は彼にとって困惑の種となるであろう。尿は穢れていると見なされていて、カテーテル・バッグを見なければならないとなると彼は動揺するであろう。面会時間の間、彼はいすに座って、カテーテル・バッグを毛布で隠しておくことができる。体から出るすべての排出物と液体は穢れていると見なされる（尿、糞便、唾液、月経の血、粘液、汗、精液など）。シャルマ氏とって、外科手術とその後作用に関連するすべての問題が男性医師や男性看護師の間で検討されるかどうかは重要な問題となろう（男性の保健医療問題については第8章を参照）。

ヒンズー教の宗教的実践

ヒンズー教徒は崇拝する対象として1つの選ばれた神を持ち、どの家庭にも祈りの部屋（プジャ）がある。バガバド・ギーター（聖典）は病院に持ち込まれるならば、清浄と安全が保たれなければならない。それは綿か絹の布に通常包まれて保護される（Henley 1983b）。

シャルマ氏は手術室に向かう前に、望むのであれば病院の教会に出席することができるであろう（1人でも礼拝がなされるのであれば）、そして手術後も十分に順調であればそこを利用できるであろう。もし教会へ行けないならば、彼の周りにベッドカーテンをひくことによって礼拝のプライバシーが保障される。

祈りのための決められた時間はないが、多くのヒンズー教徒は朝に最初の祈りをあげ、次いで昼頃と夜にあげる。聖日と祭日はヒンズー教徒が崇拝する主神に従って祝いが執り行われる。その2つの主な祭日はホリ祭とディワーリー祭である。

- ホリ祭――ヒンズー教の春祭り（2月、3月）
- ディワーリー祭――5日間の光と女神ラクシュミ（幸運と富の神）の祭り（10月、11月）

患者が入院許可を求めるとき、可能な限り、これらの重要な祝祭を考慮しておくならば、良い慣例となるであろう。

> **要　点**
> 1. ヒンズー教徒は 4 大カーストもしくは 4 姓外のうちのどれか 1 つに属している。
> 2. ヒンズー教では、豚は不浄な動物であり、牛は聖なる動物とみなされているので、豚肉や牛肉を食べることは許されない。
> 3. ヒンズー教には教祖や中心的な預言者は存在しない。

結　論

世界の主要な宗教のいくつかについての、この簡潔な紹介からも解るように、保健医療に関する宗教の影響力は重大である。それゆえ、患者やクライアントとその家族にとってそれらが持つ意味と重要性への自覚は、保健医療の現場にいる従事者に伝授すべき不可欠なものである。「患者憲章」の基準（the Patient's Charter Standard）（Department of Health 1991）とそのプライバシー、尊厳、宗教的文化的信念に関して推奨されている指針は、それゆえ計画的研修綱領を含んだ必須の読み物である。

考えてみよう
1. 患者の宗教的、文化的、精神的要求に関する正しい実践のために英国保健サービス財団／健康委員会の指導書を入手し、読んでみよう。
2. あなたの職場でこれらがどのように実行されているか同僚と検討してみよう。
3. もしあなたが学生であるならば、あなたの大学が学生や教職員の宗教的文化的要求をどの程度支援しているか考えてみよう。

本章のまとめ

1. 宗教は患者の保健や健康維持において意義ある役割を果たす。
2. 患者が病んでいる時、彼らの宗教的実践に、看護師は配慮する必要がある。
3. 英国保健サービス財団は、患者のプライバシーや尊厳や宗教的文化的信条を考慮に入れる「患者憲章」の基準を実行する責任を負っている。
4. 「規範：看護師と助産師のための行動・職務・倫理基準」（Nursing and Midwifery Council 2008）は、患者とその世話人の精神的、宗教的信念の重要性を認める。

▶ **推薦図書**

Andrews M. M. and Boyle J. S. (2008) *Transcultural concepts in nursing care*, 5th edn., Wolters Kluwer Health/J. B. Lippincott, Philadelphia.
　本書は通文化的看護の初歩を示し、さらに宗教、文化そして看護に関する優れた章がある。

Burnard P. and Gill P. (2008) *Culture, communication and nursing*, Pearson Education, Harlow.
　本書には信仰と宗教についての短い章がある。

Kirkwood N. A. (2005) *A hospital handbook on multiculturalism and religion*. 2nd edn. Morehouse, London.
　本書は宗教とそれに関係する習慣についての広範な実際的な指針を示している。

MeSherry W. (2007) *The meaning of spirituality and spiritual care within nursing and health care practice*. Quay Books, London.

Mootoo J. S. (2005) *A guide to cultural and spiritual awareness*. RCN Publishing Company, London.
　本書は様々な宗教と文化に関する広範な選択の中から精神的・文化的信念について看護師に指針を示している。

Sampson C. (1982) *The neglected ethic*. McGraw-Hill, Maidenhead.
　最新の文献ではないが、患者の精神的・文化的信念と保健医療従事者に求められる、関連する意思決定についての有益な洞察を示している。

▶ **ウェブサイト**

http://www.bbc.co.uk/religion/religions
　これは BBC ウェブサイトで、宗教的信心をあらゆる角度から取り扱っている。それは婚礼や聖地巡礼やイスラム教徒の礼拝行動などの様々な宗教的実践の写真が

含まれていて、非常に豊富な情報をもたらしてくれる。様々な宗教や実践に関するあなたの知識を試すクイズまで設けられている。

http://www.dh.gov.uk/en/Publicationsandstatistics/Publications/PublicationsPolicyAndGuidance/DH_093133

このウェブサイトは『宗教あるいは信心、英国保健サービスの実用的手引き』（*Religion or belief: A practical guide for the NHS*, Department of Health 2009）に直接リンクしている。

http://www.mfghc.com/resourees/resources_73.htm.

このウェブサイトには『患者が宗教的、精神的、文化的に必要とするもの』（*The religious, spiritual and cultural needs of patients*——ダービー病院英国保健サービス財団の医療従事者のための手引き書であり参考文献）といわれている手引書が含まれている。

.http://www.reseng.ac.uk/publications/docs/jehovahs_witness.html

このウェブサイトはエホバの証人の外科手術に対する実施規定（イングランド王立外科医師会）を知るのに役立つ。

http://www.scottishmterfaithcouncil.org/resources/Religion+and+Belief.pdf

このウェブサイトは「スコットランド・インター信仰協議会」によるスコットランド保健医療の宗教的信心に関する報告書にリンクしている。

http://www.sikhchaplaincy.org.uk/default.htm

このサイトにはシーク教徒患者への看護に関する優れた小冊子や折チラシがあり、英国におけるシーク教病院奉職司祭のためのページになっている。

第5章

文化ケア：看護実践のための知識と技術

カレン・ホランド
増田 公香 [訳]

はじめに

　この章では、看護実践において文化ケアを行うのに求められる知識と技術の特性を検討する。患者が求めることの文化的な評価について、特に看護師の指針となるように開発されてきた看護理論とモデルも取り上げる。看護師は、事例研究のアプローチを通して、個々の文化的に求められていることの評価や文化的に適切な看護を行うために用いられているモデルの枠組みを使用することができるのである。

> **本章でとりあげる事項**
> 1. 文化的に配慮された看護実践を促進する展開
> 2. 文化についての認識
> 3. 文化についての知識
> 4. 文化ケアと介入
>   (a) 通文化的看護の多様性と普遍性に関するレイニンガー・モデル
>   (b) 通文化的看護の評価と介入に関するガイガーとダビヒザー・モデル
>   (c) 文化的適性に関するパーネル・モデル
>   (d) リトルウッドの人類学的看護モデル
>   (e) 通文化的技術開発に関するパパドプロス、チリキとテイラー・モデル
>   (f) ローパー、ローガンとティアニーの看護モデル

　文化ケアに必要とされる知識や技術に関する特性を検討する前に、2つの疑問を考える必要がある。第1に、保健医療専門職にとって、文化ケアが重

第5章　文化ケア：看護実践のための知識と技術

要な課題であるのはなぜだろうか。第2に、文化的に適切な看護を受けるための、患者やその家族の権利とは何であろうか(本書第1章は、ここで検討する多くの課題の導入となるので最初に読むことを勧める)。

英国の看護師にとって、その重要性は全英看護・助産・訪問保健協会(United Kingdom Central Council for Nursing, Midwifery and Health Visit: UKCC)による専門職実践規範で示された (UKCC 1992)。それは、「患者やクライアントの民族的帰属、信仰さらには個人の属性と抱えている健康上の問題や他の要素にかかわらず、看護を求める人びとの固有性と尊厳を認識し、敬意を払い、彼らの要求に対応しなければならない」というものであった (UKCC 1992)。

そして最新の、英国看護・助産協会(Nurisng and Midwifery Council: NMC)による「規範：看護師と助産師のための行動・職務・倫理基準（The Code ─ Standards of Conduct, Performance and Ethics for Nurses and Midwives 2008)」では、民族性や文化への認識は、看護師や助産師にはすでに内在化されていることが前提となっているようである。例えば、

　人びとの看護を関心事の第1として、彼らを個人として扱い、その尊厳を尊重する。
- あなたは、人びとを個人として扱い彼らの尊厳を尊重しなければならない。
- あなたは、看護においていかなる点においても差別してはいけない。
- あなたは、人びとを親切にかつ思慮深く扱わないといけない。
- あなたは、看護する人びとの権利擁護者として行動し、関連する保健医療や社会的看護および情報や支援を得られるように助けなければならない。

最近の英国看護・助産協会による看護教育の事前登録基準（Nursing and Midwifery Council 2004）は、もっとも広い意味において文化だけではなく、信念や文化に関する反差別的な看護実践に重きを置いている。

　下位プログラムの導入に際して達成された英国看護・助産協会の成果
　　個人や集団の信念と文化的実践を認識して、公平にそして反差別的に実践せよ（専門職・倫理実践、27頁）。
　　社会的、文化的、精神的、法的、政治的なそして経済的影響を考慮する看護の供給に合理的な説明をせよ（看護の提供、30頁）。

助産師教育の事前登録基準（Nursing and Midwifery Council 2009）はもっとはっきりしており、文化的信念への言及は、規範の多くで見ることができる。例えば、

　個人の権利、利益、嗜好、信念そして文化を尊重し、それらを促進し支援するように実践せよ。このことは次のことを含んでいる。
- 文化的に配慮された家族計画の助言の提供。
- 女性の出産は彼女たちの宗教的文化的信念や嗜好と確実に一致させること。
- 家族内の様々な役割や人間関係、そして様々な宗教的文化的信念、嗜好そして経験を反映していること。

（NMC Standard ― Domain: Professional and ethical practice）

　これによって、助産学の学生には、女性との協力関係の中で提供されるすべての看護において、文化や宗教がどのように影響するのかを理解するあらゆる機会が与えられる必要があることが明らかになっている。
　ニュージーランドでは、看護協会が、文化的課題に関連して看護教育と実践の双方に対する特別な指針を構築した。これは、ニュージーランドにおいてマオリの人びとに関連するより広範な社会的変動に直接結びついている（Nursing Council of New Zealand 2005）。そして、文化的安全モデルをすべてのカリキュラムに採用したのである。これを教えるための看護教育プログラムの改訂版モデルには、ワインタギ条約および別個ではあるが内的には関連している課題としてマオリの人びとの健康についての授業が取り込まれている。

　彼らの文化的安全性の定義は次のとおりである。

　別の文化背景をもつ個人や家族への効果的な看護実践は、当事者である個人や家族によって決定される。文化は、年齢、世代、性別、性的志向、職業的及び社会経済的地位、民族的起源あるいは移住経験、宗教的精神的信念そして障害等を含むが、それらに制限されてはいない。

看護サービスを提供している看護師は、自分の文化的帰属意識（アイデンティティ）を振り返るようになり、自分の文化が専門職の実践に与えている影響を認識するであろう。安全ではない文化的看護実践は、個人の文化的帰属意識（アイデンティティ）と幸福を減じたり、質を低下させたり、無力にしてしまうすべての行動を含む。　　　　　（Nursing Council of New Zealand 2005: 4）

　文化的安全性の概念は、助産師のカリキュラムや適性においても示されている（Midwifery Council of New Zealand 2007）。
　個人の文化そして民族的背景を認める看護は、同じ文化の集団の構成員によって共有されている信念や生活様式を考慮している（第1章も参照）。これらの信念は、健康や疾病に関連したことも含めて、日常生活のすべての領域に及んでいる。これらの多くは文化集団のすべての構成員に共通であるが、たとえ同じ文化内であっても各々の人は個人であることを覚えておくことは重要である。
　宗教的文化的信念に関する患者憲章（the Patient's Charter Standard）は「すべての保健医療サービスは適切な配慮があなたに示された上で提供されるべきである。例えば、あなたのプライバシー、尊厳そして宗教的文化的信念が確実に尊重されていることが保証されることである」と述べている（Department of Health 1996）。そして、英国保健省（Department of Health 2009）が宗教と信念について最近刊行した指針では、患者が文化的に求めている事柄を超えて、保健医療従事者が宗教的文化的に必要としている事柄をも考慮するようになっている。これは、保健医療従事者にとっての祝祭日の宗教的行事の必要性と、年間計画立案者が複数の宗教の祝祭日カレンダーを利用することで、勤務当番表で事前の注意喚起を促す方法を認めたものである。このような展開は、個人にとって、そして看護対象の患者にとって宗教的行事がどのような意味があるかを、英国保健サービスに勤務するすべての関係者が知る必要があることを認めているのである。そして、看護対象となっている人が入院患者あるいは自宅療養者であるとしても、祝祭日についての考慮を必要としているのである。
　では、看護師は、患者やクライアントの文化的民族的背景を考慮した看護を確実にするのにどのような貢献をしてきたのであろうか。

考えて みよう

1. 次の点を考えてみよう。宗教的文化的に必要とすることについてあなた自身の信念を考えてみよ。また、学生であること、あるいは有資格の保健医療従事者として勤務していることの経験の仕方に、あなたの信念はどのような影響を与えているか。
2. 文化的に適性をもって、あるいは、文化的な意識を発揮して勤務できるためにはどのような知識や技術が不可欠だと考えるか。

▶以下の節は、この2つの問題をあなたが考えるのに役立つであろう。そして、看護実践に関連して役に立つ、過去から現在までの発展や根拠について考えてみよう。

文化に配慮した看護実践を促進する展開

看護やその他の保健医療専門職者の間で、文化的保健医療に関する課題を取り上げる試みがなされてきている。主として、これはその構成が急速に多文化化している世界中の諸社会の求めに呼応している。この変化の影響により、保健医療が必要としていることがらに従来とは異なる多様な様式が生み出されており、それが、文化的に妥当で適切な看護を確保する、保健医療の提供体系を必要としているのである。

看護専門職者の間では、そのような試みは通文化的看護（Transcultural nursing care: TCN）の発展である。それは、私たちが本書の第1版を書いたときには、英国の看護では比較的新しい概念であった（Weller 1991）。これは、英国保健サービスと、ある程度は英国の看護関係文献において、文化ケアについての情報の利用という点で変化してきている（Nairn et al. 2004; Darvill 2003）。それにもかかわらず、文化的な能力に関わる記述をカリキュラムに確実に取り込んでいるかどうかは、看護教育のための根拠資料では必ずしもはっきりとはしていない。例えば、ローダーら（Lauder et al. 2008）は、スコットランドにおける看護師および助産師の登録前教育に関する評価研究において、「（看護および助産の）学生は、能力を伸ばすということよりもむしろ関係する諸問題にさらされている」ことを明らかにし、「ますます民族的に多様化する地域の求めに呼応する教育の提供を確保するための作業が必要であり、地域の需要に対応できるように継続的に発展する」と述べている（Lauder et al. 2008: 196）。

看護実践と教育を進める方法としての通文化看護に関連して、通文化看護モデルの中心的主唱者で開発者はレイニンガー（Leininger）である。アメリカ人の看護師であり人類学者である彼女は、「文化に特有な、そして文化的に普遍的な看護実践」の本質を定義するために、集中的な文化的民族誌的研究を行った（Leininger 1978b）。彼女は、「今日の世界の状況や人間の福祉への関心は、私たちに文化の概念を理解するように求めている」と確信している（Leininger 1978b）。介護者としての役割を担う看護職者とその他の保健医療専門職者は「文化的個人」であることの意味を理解するように努める義務を背負っていると主張している（1978b）。レイニンガー（1978b）は、彼女が名づけた「通文化的看護（transcultural nursing）の下位分野」の創設者であると主張している。そしてこれは、効果的な看護実践の不可欠な前提事項であり、看護師は彼らが看護する人びとの文化について学ぶべきであると確信している。彼女は通文化的看護について精力的に執筆している（Leininger 1978; 1985; 1989; 1990; 1994; 1998; 2002）。そしてアメリカにおいては、今ではこの看護領域において中心的な研究誌である『通文化的看護研究（the Journal of Transcultural Nursing）』の創始者であり初代編集者となった（http://tcn.sagepub.com/）。この看護における下部領域についてのレイニンガーの定義は以下のとおりである。

　文化固有のそして文化に普遍的な看護ケア実践を提供するために、科学的、人文学的知識を創出することを目的として、人びとの看護行動、看護そして健康と病気にかかわる価値観、信念と行動様式という点に関連して、異なる文化と下位文化の比較研究と分析である。　　　　　　　　　　（Leininger 1978b: 8）

ヘーバーグ（Herberg）は類似した見解を示している。つまり通文化的看護とは、

　個人、家族と諸集団の求めに看護を提供することに関係している。そうした、個人、家族と諸集団は、多くの場合一社会あるいは社会を超えて、多様な文化的人口構成を呈している。　　　　　　　　　　　　　　　　（Herberg 1995: 3）

しかし通文化的看護は、看護専門職者のあいだでは支持と批判の両方がある。ジェームズ（James 1995）は、レイニンガーが「通文化看護を専門領域として確立させたことで、その領域を特権（エリート）化させた」と信じている。ブルーニ（Bruni 1988）は、「行動様式を決定する」手段として文化に焦点を合わせた結果、階級やジェンダーといった他の重要な変数が保健医療関連の議論や決定から取りこぼされていったと信じている。ブルーニは、オーストラリア先住民アボリジニの保健医療問題と状況に言及して、以下のように記している。

　文化主義的説明では、先住民が昔ながらの方法を放棄できないことに焦点を合わせている。昔ながらの進行や実践の根強さが、西洋的実践を受け入れることを邪魔しているように見える。　　　　　　　　　　　　（Bruni 1988: 29）

　保健医療計画の実施での相次ぐ失敗は、オーストラリア先住民であるアボリジニが、病気について昔ながらの説明に固執していることが原因にされている。しかし、アボリジニの人びとが保健医療サービスを自らの手で担ったとき、それはジェンダーも階級的不平等も認めており、健康教育も保健医療という点においてもはるかに素晴らしい成果を納めた（Bennett 1988）。
　オーストラリア・アボリジニの健康状態は依然として関心事であり、彼らのあいだでの疾病率はオーストラリアの他の民族集団より高い（章末のウェブサイトリスト参照）。
　より一般的なレベルでは、ピニカハナら（Pinikahana et al. 2003）の研究により次のことが明らかになった。実践の中で主張されているにもかかわらず、オーストラリアの看護教育では、異なる文化が状況ごとにいかに対応するかに焦点を合わせて、カリキュラムに通文化的課題を取り込むことは、多文化社会の健康ニーズの複雑さに対して、学生を十分に養成することはできなかった。これはローダーら（Lauder et al. 2008）が英国で行った研究結果を反映しているようである。サウス・オーストラリア州政府は、現在、アボリジニの保健医療のために教育的配慮と主要な成果を含む看護助産戦略計画（SA Health 2008）を策定した。
　当時英国において通文化的看護の実践を主張したコーティスは（Cortis

1993)、保健医療における文化概念に関して問題となる課題のいくつかを議論している。彼は、「文化の研究は人種差別主義という現実の課題を避けるメカニズムだと解釈されうる」というボトムリー(Bottomley 1981)の見解に言及し、文化の潜在的な静的そして普遍的本質(例えば、アフリカ文化)に焦点を合わせて固定観念的な文化に関わる付加的問題があると述べている。しかし、ストークス(Stokes)は次のように考えている。

　　通文化的看護の動きの意図は、賞賛されるべきかもしれないが、実際には、いわゆる「専門家」という新しい集団は、基本的原則から看護計画を立案できる、熟練し情報をきちんと持つ看護師の必要性に取ってかわることができないだろう。　　　　　　　　　　　　　　　　　　　　(Stokes 1991: 42)

ウイルキンズ(Wilkins 1993)は、通文化的看護に関しての広範囲な文献研究において、類似した見解を示し、「文化特有の看護を議論するにはある種の危険が存在するかもしれない」とし、そして、個人の固有性を認識する文化的意識や配慮を、看護師に教えるべきであると結論している。この見解は、英国とアメリカ合衆国の文献において、看護師が多文化社会における看護を学ぶことが推進されるべきことの強力な推奨となっているようである。

メグソン(Megson 2007)による小規模な研究では、学習障害と社会福祉の学部複合科目において、学生が自分の文化的帰属意識(アイデンティティ)を調べることを通して、いかにして民族性や文化についての意識を高めたのか、そして多文化学習にかかわる課題は解決しないままであることが報告された。特に、「学生は多文化的規範ではなく、自分の文化的規範に基づいて学習環境を作り出しているようなので、学生が適切で心地よいと感じる学習環境を選ぶことに反対する」教育者への理解があった(Megson 2007: 115)。

セラント-グリーン(Serrant-Green 2001)の見解によれば、「看護師は民族集団や肌の色に関係なく、あらゆる患者の疾病の徴候や症状や現在の状況を見つけられるように、通文化看護は看護の臨床教育に組み込まれる必要」がある。さらに続けて、「もし看護教育の指導者が、通文化の課題をコミュニケーションの関心に特化させて、『従来通りの決まり切ったこと』だけを教えるというやり方に固執し続けるならば、少数民族出身の患者に対す

る臨床看護提供には否定的な結果を出し続け、看護の専門教育において『価値の多様性』を教えることができないだろう」ともいう。

これらの課題は、トゥーヒら（Tuohy et al. 2008）による研究においてもまた注目されている。彼らは「アイルランドで異文化の人びとを看護する場合の看護師の教育的必要性」を研究した。彼らの推奨することの1つは、「看護教育のカリキュラムを見直し、登録前及び後の双方において通文化看護の教育を増やす」ということであった。

看護教育が、看護師が多文化社会で働くための準備を提供していないという一般的なテーマは、英国に限ったものではない（Gebru and Willman 2003）。モメニら（Momeni et al. 2008）によると、「スウェーデンでは看護学生が文化的能力を備えることができるようなカリキュラムを発展させる必要性がなおも存在した」とスウェーデンの研究（Gebru and Willman 2009）は指摘している。大学および臨床の場における看護教育者が、より広い文化的また民族的なものの見方を統合する学習経験をさせるために必要な知識と技術を確実に持つことは、広く検討されてはいない課題であるが、もし学生が多文化社会にかかわるならば重要である。それに加えて、看護師やその他の保健医療専門職者が、自分たちの仕事の中で、患者や家族の看護において、そして彼ら相互間においても、どのように文化的能力を用いているかの評価と研究を推進する必要がある。その一例は、フレミングら（Fleming et al. 2008）が行った「英国の北西部におけるグジャラート系のイスラム教徒の男性の間の糖尿病自己管理についての文化の影響」についての調査である。

文化的意識

文化的に適切で配慮された看護を提供するために、私たちは同様の広範な視点をとるが、しかし、2つの知識レベルが必要であることが示唆される。すなわち、1つのあるいはそれ以上の文化の専門家であることと、多くの文化について一般的な認識を持つことである。例えば、英国のある地域において（例えば、ウェールズの非都市部）、日本からきた患者を看護することはまれなことである。しかし、移動民（ジプシー）を看護するのは通常のことであり、看護師は、彼らを看護をするために、この文化集団と彼らの昔なが

らの生活様式について深い知識が必要である。例えば、パリーら（Parry et al. 2004）の研究は、特に地域社会で勤務している看護師と保健医療従事者に関連する多くの課題を明らかにしている。

しかし、国境を越えた旅行や労働が行われているのであるから、日本人患者を看護するときには、文化的な配慮が求められていることを意識するのも不可欠である。日本文化も移動民（ジプシー）文化も、身体に関連する複雑な汚穢禁忌に関連する信念がある。移動民にとって、「身体の内面のための洗浄と外部の洗浄は第一義的に区別されている。食料や食器やそれらの水けを拭きとる布巾は、手、身体の他の部分あるいは衣服を洗うために使用される器の中では絶対に洗ってはならない（Okley 1983: 81）。ゴルギオ（移動民〔ジプシー〕が自分たち以外の人に対して使う呼称。ビビアンとダンデス〔Vivian and Dundes 2004〕が述べたようにガジェ［Gadje］ともいう）の巡回保健師に理解がなかったがゆえに発生した争いの事例をオークリーが指摘している（Okley 1983）。

> あるゴルギオの巡回保健師は、ある移動民の足に深い傷があるのを見つけた。彼女はゴルギオの細菌説に精通していたので、トレーラーの中で最初に見つけたボールを拾い上げ、中を洗って、その中に消毒剤と水を注ぎ、ボールを使って男性の足を洗った。その後、その移動民たちは容器を投げ捨て、うんざりしたようにその出来事を語った。その容器は、永久にけがされた（儀式的に穢された）のである。　　　　　　　　　　　　　　　　　　　（Okley 1983: 81）

ビビアンとダンデス（Vivian and Dundes 2004）の指摘するところによると、「ジプシーに言及するのに用いる適切な言葉は『ロマ』である」が、「ロマにとって、ジプシーという呼称は不快で侮辱的である。というのも、ジプシーという用語は、ロマニ（ロマの人びと）の文化的遺産を間違って示しているからである」。

日本文化において、「外」は汚く不純なものと連想され、「内」は清潔で純粋と結びつく。日本人にとって、「病院とは、他人の汚れが集中しているところで、もっとも汚れている場所の1つである」（Ohnuki-Tierney 1984）。休暇で英国に来ている日本人の患者を万一看護しなければならなくなったときに

は、この信念を理解しておくことが重要である。同様の理由で、看護師が日本人の患者の家を訪問する際は、看護師は家に入る前に靴を脱ぐべきかどうかを尋ねることが適切であろう。

ブリンク（Brink 1984）によれば、上記の例のように、人類学的見地から文化に関する情報に速やかにアクセスできることが必要である。「看護師は本質的に実用主義的であり」また「役に立つものを読みたいと思うであろう」とブリンクは確信している（Brink 1984）。言い換えるならば、看護師は異文化に関する非常に多くの文献を興味深いと感じるだろうが、患者に接する際にそれを利用することができないならば、それらの文献はほとんど何の価値も持たないものなのである。ドブソン（Dobson 1986）によるパンジャブ出身の家族の民族誌研究は、産後の妊産婦訪問時に、訪問看護師が文化や家族体系を理解していると大いに役立つことを例示している。家族によっては、シーク教を信仰しているし、イスラム教徒の場合もある。しかし「パンジャブ文化は、両集団にも浸透し、統一させていた」(Dobson 1991)。

それゆえ、私たちは文化にしたがって個人を固定観念化しないことが重要である。個人は1つの文化に属している（例えば、パンジャブのように）。しかし、同時に異なる宗教的信念を持っているかもしれない（例えば、シーク教やイスラム教）。また、このような例は、個人の求めに対応できる文化的に適切な看護が確実にできるようになるための知識の複雑さを示している。

> **要　点**
>
> 1. 英国看護・助産協会の「規範」(2008)と保健省が提示した『信頼される看護』(Department Health 2008)では、文化的に適切な看護を行うことの重要性を認めている。
> 2. ますます多くの看護師やその他の保健医療専門職者は、文化的あるいは民族的な認識を向上させることに積極的になっている。
> 3. 看護実践の専門家の領域としての通文化看護は、英国では依然として広く普及していない。

第5章　文化ケア：看護実践のための知識と技術

文化的知識

　ワトキンス（Watkins 1997）によって、私たちは、クーン（Kuhn 1970）とポランニ（Polanyi 1958）が2つの知識を区別していることに気づかされる。それは、「ノウハウ」（実践的知識）と、「ノウザット」（理論的知識）である。マンリー（Manley 1997）によると、実践的知識（ノウハウ）は、通常実践や経験を通して取得され、理論的知識によって理論的に説明できないこともしばしばある。実践的知識は実用的知識と同義である。一方、理論的知識（ノウザット）は、教科書にみられるような理論的な知識を含む（Manley 1997）。看護実践において、これらの2つのタイプの知識は別個というよりはむしろ、一方が他方に知識を与えるというように相互に補完しあうので、連携していることを覚えておくのは重要である。ウェラー（Weller）は、次の事例研究で、このことを説明している。

> **事例研究**
>
> 　Cさんは外科病棟で、前立腺手術の養生中である。彼の担当看護師は、流動食を与えようとして、これが必要であることを丁寧に説明している。しかし、Cさんは、中国系で、冷たい飲物を受け付けなない。
>
> **解説**
> 　冷たい「流動食」を飲むことは、Cさんが信念とする、健康と癒しの体液体系の考えには合わなかった。外科手術は「熱い」状態と考えられ、冷水を口にすることは不健康で、この時点では回避されるべきである。この状況においては、ベッド横に暖かい茶の入った魔法瓶を置くことが受け入れられたであろう。
>
> 　　　　　　　　　　　　　　　　　　　　　　（Source: Weller 1991: 31）

　私たちはこうしたタイプの知識を利用して、以下の事例研究の患者の看護には、地域の看護師がどのような文化的知識を必要とするかを決定するのである。

> **事例研究**
>
> チェン・ウグ・ウェイユンという高齢者の中国人女性が、未婚の娘であるチャン・ミーリンと同居するためにマンチェスターに引っ越してきた。彼女は新規に一般開業医として登録している。そして、足の疾患によって継続的な看護を受けるための審査訪問が必要であることがわかった。地域看護師はチェン夫人の求めを評価する必要があるだろう。

この経過を実行するのに必要な「理論的」知識の例には、以下のことが含まれるだろう。

1. 個人への敬意と患者の名前の正確な記録を確実にするために、中国文化の名づけ制度を理解すること。

   ショットとヘンリー（Schott and Henley 1996）によると、

   > 中国の伝統的な名づけ制度では、姓が最初に来て、次に通常2つの個人名が続く（あるいは1つの個人名のときもある）。多くの家族では、個人名のうちの最初の1文字が息子全員に引き継がれ、もう1つの文字が娘に引き継がれる。女性は結婚しても姓を変えない。女性は普通、夫の姓を自分の姓の前に付け加える。例えば、チェンは彼女の夫の姓である。中国人でもキリスト教者は洗礼名も持つことがある。
   >
   > （Schott and Henley 1996: 110）

2. チェン夫人の宗教的信念に関する知識：彼女は洗礼名を持っていない。それゆえ彼女は儒教、道教あるいは仏教という哲学に基づいた中国の伝統的社会の信念を信仰している。
   (a) **儒教**：この哲学は、「個人と社会的行動の規範を通した社会調和」（Schott and Henley 1996）を重視し、正直であることや高齢者や伝統を尊重するという多くの美徳を強調する。
   (b) **道教**：この哲学は「自然の完全性と美、瞑想を通して純粋性と自然世界との一体化を達成することの重要性を強調する」（Schott and Henley 1996）。調和は、争いと対立を避けることによって達成される。

第5章　文化ケア：看護実践のための知識と技術

(c) **仏教**：この哲学は「人間の境遇と、苦と死が超越され、新しい存在が達成される手段の理解を得ることに関係している」(Schott and Henley 1996)。この哲学は輪廻を信じることに特徴づけられている。

3. コミュニケーションのような実践的知識（ノウハウ）(Burnard and Gill 2008) は、チェン夫人の身体的健康の問題と彼女個人の安寧の両方に欠かせない看護計画を立てるために、中国文化に関係する理論的知識（ノウザット）にそって、看護師によって用いられるだろう。マックギー (McGee 1992) は、これを示す看護師と患者の相互行為を記録している。示されたシナリオは、交通事故によって入院した中国人女性についてのものであった。その患者は、痛み止めを拒否した。「とはいえ、彼女には明らかに痛がっていた。看護師が考慮しなかったのは、その患者個人の哲学である。その患者は、身体の痛みは自分の体にどこか悪いところがあるという兆候だと知っていた。つまり自然の均衡と調和が崩れ、修復されなければならないという兆候である」(McGee 1992: 2)。看護師による薬の効能説明で、患者は、眠気を感じ、身体にさらに不調和を引き起こすと信じてしまった。看護師と患者との、このようなコミュニケーションは、効果的ではなかった。

チェン夫人は、中国の伝統的医療を用いるかもしれない。これは、体内で身体と精神の均衡（陰陽）状態を達成することに基づいたものである。これは地区担当の看護師から治療を受ける必要がある慢性下肢潰瘍に関連した看護計画において重要であろう。フィンとリー (Finn and Lee 1999) は、中国において（漢方と西洋の）両方の保健医療体系が共存していることを報告している（第2章、第3章参照のこと）。

考えてみよう
1. あなたが異文化出身の患者に対して行った看護を振り返ってみよう。
2. 彼らの文化的背景や宗教的信念についての知識は、あなたが、患者の個人的な要求を判断するのに、どのように役立ったか。
3. 異文化出身の患者を看護することになり、彼らの信仰体系と文

化的に固有の実践についての情報を得る必要が出てきた状況を想定してみよう。将来その文化出身や同じ宗教を信仰している患者と遭遇したときに有用なメモや主要点を明らかにしなさい。もし学生であるならば、実習先で学んだことの一部だとして受け止めることができるだろう。

文化的評価と看護介入

　看護を提供するために、看護師は患者の文化に関する知識だけではなく、看護を提供することを可能にする知識も必要である。看護過程は、看護計画や実践のための問題解決の枠組みを提示する。これには、看護師としての4つの責務が含まれている。すなわち、患者が求める事柄の審査、それから生じる計画立案、看護の実行と評価である（Holland et al. 2008）。

　看護師が個々の患者が必要とする事柄の体系的審査を確実にするために、組織が看護記録(患者記録システム)において活用している数多くの看護モデル（枠組み）がある。これらの中のいくつかは、統合看護記録（Integrated Care Pathways）の開発に組み入れられている。これは、患者看護に対して領域横断的に対応しているのである（Stead and Huckle 1997; Atwal and Caldwell 2002）。特に文化看護のために開発されたいくつかの理論的枠組みがある。もっとも知られているのは、通文化看護の多様性と普遍性に関するマデリン・レイニンガーの「サンライズ（日の出）」モデルである。しかしながら、より多くの看護理論家たちは、看護師は文化的に必要となる事項を確実に理解するべきであると主張している（Roper et al. 1996）。以下では、文化的認識や文化的知識の必要性を認定する6つの看護モデルを検討する。

通文化看護の多様性と普遍性に関するレイニンガー・モデル

　レイニンガー（1985）は次のように述べている。

　　通文化看護の多様性と普遍性の理論は、文化ごとの人間ケアの様式と看護実践を説明、予測する。それは、看護、保健医療そして看護に影響を与える要素

を説明、予測することができる。多文化的規範だけではなく、民俗的、専門的、看護価値観、信念そして実践も理論により同定され、説明可能となる。これらの知識源から、患者にふさわしく、利益になる3種類の文化的に根ざした看護ケア行動を想定することができる。それらは次のものである。

a．文化ケアの保護（維持）
b．文化ケアの適応（調整）
c．文化ケアの再様

(Leininger 1985: 210)

　看護についてのレイニンガー・モデルは、異文化集団からの人びとを対象にした看護構築に用いることができるように、個人や文化や看護師たちが認識できるような、看護理論の確立を試みている。彼女のモデルには、患者の看護計画時に考慮に入れるべき（必要な事柄の）4つのレヴェルの分析がある。そしてこの点で、レイニンガー・モデルは他のモデルとよく似ている。例えば、ローパーらは（Roper et al. 1996)、5つの要因を指摘している。それは、個人の看護査定、立案そして実行と評価過程（例えば、生物学的、心理学的、社会文化的、環境的そして政治経済的要因である）を行う間に考慮するべき生活活動に影響するのである。
　必要とする事柄についてのレイニンガーの4段階分析レベルは次のように説明されている。

● レベル1：社会システムと社会構造である。それは、技術的要素、宗教や哲学的要素、親族関係や社会的要素、文化的価値や信念、政治・法律要素、経済的要素そして教育的要素を含む。それは、言語と環境的要因も考慮すべきである
● レベル2：異なる保健医療体系における看護と健康の本質
● レベル3：民俗、専門性と看護の下位体系
● レベル4：看護提供のために集められたすべての資料の開発と応用

(Leininger 1985)

これらの４つのレヴェルの評価は、看護医療の３つの主要な側面と結びついている。

- 維　持：個人が、積極的な保健医療と健康管理の生活様式を保全し保持することに有　用な文化的行動
- 適　応：個人の健康管理の生活様式に適応あるいは順応の仕方を反映する援助的行動　様式
- 再構築：クライアントが自分たちに意義のある健康あるいは生活様式に変えるのに役　立つ新しい方法

（Leininger　1985）

　レイニンガー（1985）は、このアプローチは文化的に優れた看護を提供するととらえている。このモデルの例が英国の看護実践に用いられたかどうかは、文献検索からは明らかではない。しかしながら、スコットランドで亡命申請者を担当する第１次診療保健医療（プライマリケア：総合的に診る保健医療）分野の看護師の文化的能力開発のための新しいモデルを同定するために、通文化モデルの広範な分析の一部としてどのように用いられたかを示した根拠があった（Quickfail　2004）。

　他の文化においても、このアプローチが用いられた証拠がある。例えば、フィンとリー（Finn and Lee　1996）は、中国出身の人びとへの文化的に適切な看護を提供するのに必要な、中国人の「世界観、文化的価値や保健医療体系」への理解のためにこのアプローチを用いている。ゲブルらは（Gebru et al. 2007）、看護計画立案のためというよりは、このモデルを用いて、看護と医療文書記録が患者の文化的背景を実際に反映しているかどうかを評価した。彼らは、看護は「文化的には適していない」が、「医療記録は親族や社会的要素、民族史、言語と教育的要素に言及しているので、看護は文化査定に基づいている」ことをつきとめた（Gebru et al. 2007: 2064）。しかしながら、その看護ケアのための枠組みとしてアメリカ合衆国では用いられているが、英国での利用は限定されているようである。

通文化的な看護評価と介入に関するガイガーとダビヒザー・モデル

ガイガーとダビヒザー（Giger and Davidhzar 2004）は、「文化的評価と介入技術」のための枠組みに焦点を合わせた、まったく異なるアプローチを提示している。これは、あらゆる文化的集団に実際に存在すると彼らが信じている6つの「文化的現象」の利用に基づいている（ボックス5.1参照）。

> **ボックス5.1　ガイガーとダビヒザーの6つの文化的現象**
> コミュニケーション
> 空間
> 社会組織
> 時間
> 環境管理
> 生物学的変容

これらの現象はそれぞれに、文化内あるいは文化を超えた意義の点で定義されるであろう。

コミュニケーション

看護師と患者との関係におけるコミュニケーションの重要性は、特に評価過程での、言語、非言語の両形態の関係性においてとらえられる。ガイガーとダビヒザーは、特に「看護師は、たとえ同じ言語を話していても、人はコミュニケーションの様式と文化指向の結果としての理解において、個人がどのように異なるかということを意識しておかねばならない」と述べている（Giger and Davidhzar 2004: 22）。

空　間

これは、個人的な、触知でき、見ることのできる空間によって定義することができる。それは、看護師と患者の関係の中にある領域で、文化ケア実践という意味において必ずしも所与の信用があるとは限らないのである。

ガイガーとダビヒザー（2004）は、西洋文化における個人の空間が3つの領域に区分できると考えているホール（Hall 1966b）の見解を引用している。それらは、「親しいゾーン（0～18インチ）、個人的ゾーン（18インチ～3

フィート)、そして、社会的あるいは公的ゾーン（3～6フィート)」である［訳注：1インチ＝約2.5センチ／1フィート＝約30センチ]。これらのゾーンは、異なる文化において様々な種類の活動と結び付いている。例えば、もしアラブ世界で保持されているような同性の接触（親しいゾーン）は、北アメリカのようなもっと控えめな文化圏で試みられたとすると誤解を招くことになるだろう。

社会組織

この現象は、社会や社会構造における家族の役割という点で説明されている。ガイガーとダビヒザー（2004: 65）は、「文化的行動様式は知識習得や価値の内在化を含むいわゆる文化化の過程で学習される」と信じている。

時　間

この現象は、評価過程においては比較的考察されていない。しかしながら、多くの文化において、時間概念は異なって扱われている。社会的時間は、「社会的過程や社会生活の概念化と配列に関連した様式と指向」を反映している（Giger and Davidhizar 2004: 103）。時間に関する文化認識は、人びとがどのように生活し、日常活動をどのように行うのかを決定する。

環境管理

この文化的現象は、「ある特定の文化集団出身の個人あるいは人びとが、自然を制御する活動を計画する能力で……それは環境において要因を方向づける個人の能力についての認識に言及している」（Giger and Davidhizar 2004: 121）。このことは、西洋医学の保健医療あるいは民俗医学のどちらを用いるかを、個人がどのようにして決定するのかによって示されることになる。

生物学的変容

この現象は、健康や病気への対応に、生物的構造や体系の影響の仕方と文化の間に存在する疫学的相違に結びついている。例えば、看護師は皮膚の色

の変化を正確に査定する必要があるということである (Giger and Davidhizar 2004)。

　これらの6つの現象は、異文化出身の個人に、文化的に適切な看護を提供するために用いられる。このように検討されている個人の文化の例には、アメリカのエスキモー(ユピックやイヌイピア)や先住民のナバホそしてベトナム系アメリカ人が含まれる。それぞれが、保健医療の状況利用の仕方に影響する病気について異なる概念を持っている。これらは治療についても誤解が付随しているだろう。以下は、ベトナム系の例である。

　診断のための採血は、ベトナム系アメリカ人にとっては危機を引き起こすかもしれない。その患者は、保健医療従事者に対してはしばしばではないにしても、その後の経過の中で弱気になったり疲労を感じるかもしれない。そのような症状が数カ月続くかもしれない。ベトナム系アメリカ人の患者は、身体から採取された体液や組織は元に戻らないと感じているかもしれない。そして、いったん取り除かれたら、身体は現在の人生だけではなく将来の人生においても、喪失に苦しみ続けると思うかもしれない。

　病気の人に花をあげることは、説明がなされていないベトナム系アメリカ人にとっては驚かせ、狼狽させる行為かもしれない。ベトナムでは、花は、たいてい死者の葬送儀礼のために用いられるからである。

(Giger and Davidhizar 2004: 472)

文化的能力に関するパーネル・モデル

　パーネルとポーランカ (Purnell and Paulanka 2008) は、文化的能力のための類似したモデルを提示している。それは、個人、家族あるいは集団に関する民族文化的属性を査定するために不可欠な12の領域に基づいている。次のとおりである。

1. 概観、居住地の地域性と地勢
2. コミュニケーション

3. 家族の役割や組織
4. 就労問題
5. 複数文化共存
6. 高リスク健康行動
7. 栄養
8. 妊娠と育児法
9. 死の儀式
10. 精神性
11. 保健医療実践
12. 保健医療従事者

　これら12の領域はアメリカ合衆国内の異文化（例えば、アーミッシュ、アイルランド系、中国系のアメリカ人等）に関する特有の文化的課題を同定するための枠組みとして用いられている。パーネル（2009）はまた、文化的に有用な看護のための指針を発表している。それは、多文化のアメリ合衆国に焦点を合わせているのだが、他の国々でも価値を持つものである。それらは、イラン系住民（Purnell 2009: 215）やアイルランド系市民（Purnell 2009: 230）のような大人数の異文化集団に関して提供されている情報に関連するものである。関連ウェブサイトがあり、追加情報が記載されている（http://davisplus.fadavis.com）。

看護過程の枠組みにおけるリトルウッドの人類学的看護モデル

　従来の意味では、これは看護モデルではないかもしれないが、患者の看護に影響を与える、他の学問領域の重要な課題を提起している。リトルウッド（Littlewood 1989）は、人類学的知識を用いた看護のためのモデルを提案した。それは、看護と同じように、個人を「全体的存在」とみなす学説である。彼女の主たる前提は、看護過程を用いる際に、看護師と患者は同じ目標に向かって確実に協同していくために、「健康と病気の原因についての一般の人びとが持つ概念」にもっと注意を払う必要があるというものである。文化的に適切な看護を行うために、患者と医師との間の仲介者としての看護師の役割は重要だと考えられている。リトルウッドは、医療人類学を看護過程の一

部としてどのように用いることができるかを示すためのモデルを採用した。焦点は、「健康と病気の原因についての一般の人びとが持つ概念」を考慮することの重要性にある（Littlewood 1989）。特に、彼女は看護過程の評価の段階での重要性を強調している。彼女は、自分の枠組みを「看護過程の枠組み内での一般化された看護モデル」だと見なしていた。

リトルウッドが、このモデルを紹介するのに用いた事例は、妊娠期の高血圧症の女性の例である。看護過程の枠組みを用いた質問および看護様式の例は次のことを含んでいる。

- 査　定：患者は、目の前の問題と衰弱の原因を何だととらえているのか。基本的な生理的に必要なことに関連して、何が阻害要因だと彼女は感じているのか。
- 計画立案：他の支援（例えば、代替的なあるいは補完的セラピー）を考慮した看護計画が立てられる。
- 介　入：看護あるいは治療は、「他の治療者」も含めて患者との交渉に基づいてなされる。
- 評　価：患者は治療されていると感じているか。主要な点は、看護が保健医療従事者ではなく患者主体で行われていることである。

患者の看護のために、人類学が看護師に多くのことが提供できるとしたリトルウッド(1989)による前提は、私たちが諸手を挙げて支持するものである。しかしながら、看護師による実践の場での応用を支えるためには、リトルウッドが提案している枠組みを記している論文の記述には不十分な点もある。健康と病気、それに異文化での保健医療実践に関連しているような人類学の特性について看護師が知識を得ようとすることは、きわめて大きな挑戦となる（健康や病気信念に関する情報については第2章および第3章を参照）。しかしながら、英国で、人類学を看護カリキュラムに導入することはアメリカ合衆国ほど注目されてこなかった。アメリカ合衆国では、本人が人類学者であるレイニンガーによって主導された通文化看護運動の一部として、看護師が人類学で大学院や博士課程を修めることが推奨されている。看護としてのレイニンガー・モデルを考えてみると、人類学によって多大な影響を

受けていることは明らかである。

パパドプロス、チルキとテイラーによる文化的能力開発モデル

パパドプロスとチルキとテイラーが推奨したのが次のようなモデルであった。それは、

> 反抑圧的実践の原則で明示される通文化看護モデルで、このモデルをうまく応用できるかどうかは、現場で看護を行う人びとだけでなく、組織全体が関わることによって決定される。　　　　　（Papadopoulos et al. 1998: 175）

彼らのモデルは、通文化技術開発モデルと称され、4つの段階で構成されていた。

- 文化的認識
- 文化的知識
- 文化的感受性
- 文化的能力

彼らは、読者が各段階で異文化に関するより詳しい知識を得るために取り組むための一連の練習課題を用意した。ある課題では「民族史」を用い、かつてのユーゴスラビアが、英国への難民の出身地の1つである例として取り上げられていた。難民の文化を理解することの重要性は、身体的・精神的健康の視点に関わっている。カルチャー・ショックや自国からの強制退去の影響は、精神的身体的外傷の影響と混ざり合っているだろう。このことは、結果として深刻なストレスとコミュニケーション問題を引き起こすだろう。人びとがどのようにして難民となったかを理解することは、彼らを助けるために重要になるだろう。この例は、すでに英国にある文化とは異なる文化を意識する必要性を示している。

文化的能力の習得は、保健医療従事者が「偏見、差別そして不平等」に取り組むことに左右される。つまり「反差別的で、反強制的」実践である（Papadopoulos et al. 1998）。1998年以降、このモデルはさらに発展させられてきた（Papadopoulos 2006）、しかし、文化的認識、能力、知識そして

感受性という4つの不可欠な要素は維持されている（Papadopoulos 2006）。また今では文化的能力開発モデルと命名されている。パパドプロス（2006）はまた異文化出身者の面接に「文化の自意識」のような課題を研究が実際に取り上げているかどうかを査定する4つの要素を利用することによって、研究者の文化能力査定のモデルを推奨した。

ローパー、ローガンとティアニーの看護モデル

英国のほとんどの看護師によく知られている看護モデルは、ローパー、ローガンとティアニーの看護モデルである。これは生活活動に基礎を置いている（Roper et al. 1996; Holland, et al. 2008）。このモデルは、すべての個人の日常の生活活動の一部と考えられている12項目の活動要素を取り上げている。それらは以下のとおりである。

- 安全な環境の維持
- コミュニケーション
- 呼吸
- 飲食
- 排泄
- 個人レヴェルの掃除と身支度
- 体温の管理
- 移動
- 仕事と遊び
- 性的表現
- 睡眠
- 死ぬこと

生活のそれぞれの活動に関連して文化的視点が促進されているが、このモデルは異文化集団ごとへの応用を示す特定の事例は提供していない。しかしながら、このモデルの枠組みは、パーネルの能力モデルと同様に用いることができ、個々の文化分析をするために12の生活活動を用いている。このモデルは個人化された看護への「処方箋」的手法にはならないが、保健医療実

践者にとって、誰かに必要なことがらを査定したり、看護計画を立案、実行するときに主要な課題を考えるための指針を提供するはずである。

「通文化性」[訳注：文化差を凌駕している性質]利用の事例は、ヘスロップ（Heslop 1991）が北インドでチベットからの難民居住地で勤務した経験に見ることができる。彼女は、ローパーらの看護モデルを用いて、テンシンと呼ばれるチベット人児童の日常生活活動の査定を行った。その少年の父親であるソナンは、これらの日常生活行動を指針として用いることにより、子どもが苦しんでいたポリオに関する問題を確認することができた。看護計画が実行、評価された。チベット医学と仏教に関する家族の信念に対する理解や意識は、全体的看護を提供するには不可欠な前提であった。

しかしながら、文化的査定指針を確認リスト（チェックリスト）として用いることには危険がある（Fleming et al. 2008）。またムルハール（Mulhall 1994）は、看護師は、患者がどのようにして「自分たちの象徴体系によって病気を認知し解釈している」のかをきちんと考慮する重要性を述べている。これを行うための方法の1つは、彼らの文化と病気についての「内部者」の経験を考慮する調査を行うことであろう。例えば、ペイン-ジャクソン（Payne-Jackson 1999）によるジャマイカでの成人の糖尿病に関する研究は、病気に関する生物医学モデルと民俗的モデルの間に生じている対立を減少させるために、住民の間での教育訓練プログラムがどのように創設されたのかを示している。ペイン-ジャクソンは、成人のジャマイカ人がどのようにして糖尿病を認識し、治療をどう行うのかについての「内部者」的文化視点を習得したのである。

考えてみよう

1. あらゆる患者に対し文化的に適切な査定を行うのに必要とする知識と技術を明らかにしなさい。
2. 異文化、健康や病気についての信念について双方がどのように助け合ったら理解し合えるのか、また彼らの宗教が、必要としている看護にどのように影響を与えるのかを同僚と話し合ってみよう（保健医療実践に対する宗教の影響に関するより詳しい情報については、巻末の付録を参照）。

次の事例研究は、これらの問題点のいくつかを確認するのに役立つだろう。

> 事例研究
>
> アミナ・ベガム夫人は45歳で、しつこい咳と大量の痰、それに体重減少の検査を受けるために地域の大きな総合病院の第5病棟に入院した。彼女はまた大変疲れており、通常の家事ができなくなっていた。彼女は最近パキスタンにいる親戚を訪問して戻ったばかりだったが、家庭医に診察してもらうように妹が説得した。妹は、ベガム夫人が健康問題を抱えつつあると気がついていたからだ。家庭医は、ベガム夫人を外科医に紹介し、その医師は最初の検査で、夫人が入院する必要があると感じた。
>
> ベガム夫人が、娘に付き添われて病棟に到着したとき、娘は、母親が病院に来たのは今回が初めてであること、母親は英語で会話をできるが、きちんと聞こえているわけではないので、尋ねられた質問や与えられた情報を理解できないかもしれないことを説明した。娘は、母親が新しい補聴器を現在待っていること、手話を使うことはできない旨を病棟看護師に告げた。その看護師は、自己紹介の後、ベガム夫人はどのように話しかけられるのを望むのかと尋ねたところ、入院中はアミナと呼ばれて構わないと教えられた。次に、その病棟看護師は、ベガム夫人が必要とすることをきちんと査定し、アミナの食べ物嗜好と身体洗浄および衣服の制限があるかどうかを質問した。病棟看護師は、アミナと娘に、シャワーやビデの設備が病棟で利用できること、文化に関連する食事の必要に対応することができることを伝えた。体重減少が問題であるため、アミナは適切な栄養確保のために補給栄養剤を服用する必要がある。この初期査定の後、アミナとその娘は病棟全体の案内と、社交室や食堂を見て回わる。しかし、これがアミナを疲れさせてしまい、咳が出始め、看護師はアミナが使ったティッシュペーパーに血がついていることに気づく（Holland 1996から引用）。
>
> あなたが選んだ看護モデルを用い、アミナ・ベガムの入院第1週目の文化的に必要な事柄を査定してみよう。

下記に示したものは、もしあなたがローパーら（Roper et al. 1996）の看護モデルを用いようとしたとき、あなたが考えたかもしれない文化的に固有

な必要な事柄のいくつかである。ローパーらの看護モデルを用いている類似した事例は、ラジア・ビビというイスラム教徒女性によるもので、ホランドら（Holland et al. 2008）の著書の中に見ることができる。

1. コミュニケーション：この患者は、英語を話すこと理解することにおいて支障はない。しかしながら、彼女は聴力に問題があり、彼女が効果的に意思疎通できる能力があるかについて看護師が認知するのに影響を及ぼすであろう。
2. 飲　食：彼女は適切な食事が必要である（例えば、イスラム教の食事）。彼女はハラルによる肉を摂取するか菜食主義者かもしれない。
3. 排　泄：彼女は排泄後洗浄する設備が必要である（例えば、ビデあるいはシャワーの設備）。
4. **身体の洗浄と着衣**：彼女は彼女自身所有の衣類（例えば、シャルワールやチュニック）を着ることを望むかもしれない。この衣服を昼夜通して着るであろう。彼女は、特に見知らぬ人や高齢者あるいは男性が訪問したときには、長いスカーフやチュニックやダプタを身にまとうかもしれない（Henley 1982）。
5. **性の表現**：このことは体形や体重減や宗教的条件を含む。彼女は男性看護師に世話されることを好まないかもしれない。特に彼女が個人的にあるいは親密な問題を話す必要がある場合にはそうであろう。

看護師が異文化出身の患者が必要とすることに配慮するならば、看護師は次のことができる必要がある。

- 患者の文化的に固有な必要事項と、それらが他の事柄にどのように影響しているのかを査定、確認すること。
- 患者の文化的背景を理解すること。
- 看護上文化的に考慮し、必要だとして行う介入を計画すること。
- 地域社会で介入したり、患者のためにそれをできるようになるための技術と知識を持つこと。

- 多くの異文化集団の看護に対応すること。

結　論

文化ケアの実践は、多くの要因に影響される。それらには、看護師自身の個人的信念や実践も含まれている。偏見や人種差別的な行動は、文化的に配慮された適切な看護の提供において入り込む余地はない。看護評価に枠組みを用いるとき、患者の人格を保証することは不可欠であり、文化的宗教的な固定観念に影響されてはならない。これは、英国看護・助産協会行動規範（NMCコード）に含意されている。

本章のまとめ

1. 患者看護は、個人に適切で、文化や宗教的信念を考慮する必要がある。
2. 看護モデルの枠組みを用いる時、看護師は、日常生活のすべての面で影響を及ぼすであろう患者の文化的宗教的背景を考慮する査定を確実に行う必要がある。
3. 看護師は文化の専門家である必要はないが、文化的相違は看護提供のすべての点に影響することを意識しておくことは不可欠である。

▶ 推薦図書

Jirwe, M. (2008) *Cultural competence in Nursing.* Karolonska Institute, (ISBN 987-91-7409-153-3 Accessed online August 11 2009 vis Google Scholar)
　文化的能力の意味や看護師や看護の学生あるいは看護の教師や研究者たちにどのように理解されているか、について模索している論文。

Burnard, P. and Gill, P. (2008) *Culture, communication and nursng.* Peason Education, Harlow.
　この本は、文化やコミュニケーションに関連した多くの問題やそれらが看護にどのように統合されうるか、について価値のある洞察と手引きを提供する。

Spector, R. E.(2009) *Cultural Diversity in Health and Illness,* 7th ed. Peason Pretice Hall, New Jersey.
　この本は、多文化のアメリカに焦点を合わせて、また全世界に適用される文化的知識に関しても記述している。また、次のウェブサイトにも記述されている。
　http://www.prenhall.com/spector

Government of South Australia (2008) *Aboriginal ursing and Midwifery Strategy, Nursing and Midwifery Office.* SA Health
http://www.nursingsa.com/office_pub.php (accessed October 16, 2009).
　この本は、看護師や助産師のケアにおいてオーストラリア先住民に対するキャリアパスに結び付けるための改善の戦略である。

▶ ウェブサイト

http://www.betterhealth.vic.gov.au/bhcv2/bhcarticles.nsf/pages/
　このウェブサイトは、オーストラリア先住民の健康に関連した事柄を提供している。

http://www.culturediversity.org/cultcomp.htm
　これは多くの事例研究や資源やその他のリンクに結び付く通文化の看護に関するウェブサイトである。

http://davisplus.fadavis.com/landing_page.cfm?publication_id=2417
　このサイトは、パーネルやブランカ（2008）やパーネル（2009）の出版物につながる。

http://diss.kib.ki.se/2008/978-91-7409-153-3
　このウェブサイトは、オーストラリア先住民の文化や健康に関連した情報を提供し、また彼らの文化に影響する健康に関連する多くの統計的データを提供している。

http://www.gypsy-traveller.org/health/health-status
　このウェブサイトは、英国において移動民に関する健康や教育を含んだ幅広い事項に関する情報を提供している。

http://www.nurseinfo.com.au/becoming/aboriginalhealth
　このウェブサイトは、オーストラリアにおける看護師について考えるための幅広い情報を提供している。

第6章

文化とメンタルヘルス

クリスティン・ホグ

石橋 通江 [訳]

はじめに

メンタルヘルスの問題は、あらゆる文化や社会において共通に生じる。悩みや怒り、悲しみなどの感情は普遍的で、ほとんどの人は人生の中でいつかは経験する。しかし、感情的、精神的な悩みの表現方法は、人により異なるだけでなく、文化においても異なる。

> **本章でとりあげる事項**
> - 正常と異常の概念
> - 通文化的な精神医学
> - 文化結合症候群
> - 看護と治療における文化
> - 異文化間のコミュニケーション
> - メンタルヘルスにおける通訳の利用
> - 人種差別主義と異文化間コミュニケーション

最後に、事例研究を通してメンタルヘルスの問題を抱えた異文化出身の人を看護するのに必要な技術を検討する。

正常と異常の概念

それぞれの文化は、その社会の中で正常か、異常かの範囲を定めている。しかし、「健康」という用語と同様、「正常」という言葉は、文脈ごとに異なった意味を持つ。正常という概念は、私たちに行動規範を提供する共通の

信念と価値に基づいている。これらの行動規範は、日常生活の中で、人はどのように話し、伝え、身にまとい、食べ、飲み、祈り、行動するかの指針を与えている。例えば、西欧の文化では、人は葬儀のときには黒を身につけるのが伝統的であるし、黒い色は一般的に死や喪と結びついている。この行動は、あなたが悲しんでおり死者に敬意を表しているというメッセージを他者に伝える。人は因習だと軽蔑するかもしれないが、一般的には、人びとは時に応じて社会的に受容される行動や、規範を構成するものを普段から心得ているのである。

ある場面では異常に見える行動でも、別の場面では正常と見なされるかもしれない。例えば、仮装パーティやパントマイム、カーニバルで、男性が女装をしても容認される。それゆえ、正常とは、1つの価値判断であり、判断する人とその判断が生じる状況に基づいた相対的な概念である。私たちは、1つの文化の構成員として、多くの要因に左右される正常に関して絶えず判断をしている。

1970年代、英国では男性が化粧をすることは異常(あるいは、逸脱)と考えられていた。しかし、1980年代の初めには受け入れられるようになり、「ニュー・ロマンティックス(New Romantics)」のようなポップスターが化粧することでむしろファッションになった。それに対して、アフリカやオーストラリアの先住民の文化では、男たちは、様々な儀式の場面で自分の身体に彩色を施し、宝石類で身を飾っている。

考えてみよう
1. 実生活の中で、しきたりが無視されたり行動が故意に変えられるような行事を考えてみよう(例えば、ハロウィーン)。
2. その行事を、あなたとは違った文化の人にどのように説明しますか。

行動規範は絶えず変化しており、正常ということも、私たちが何者で、何処に住んでおり、歴史上のどこに存在するかによって変化する。ローゼンハン(Rosenhan 1973: 250)は、「ある文化で正常とみなされることでも、別の文化ではきわめて異常と見られるかもしれない。このように、正常と異常の概念は、人が信じているほど正確無比だとはいえない」と述べている。

1973年に行われたローゼンハンの古典的研究は、行動に正常や異常のラベルを付けるときに遭遇する困難さを示している。この実験では、8人の精神的に健康な人が、その事実を隠して内密に12の別々の病院に入院を許可された。これらの「偽の患者」は、幻聴を訴えて病院に行った。それ以外に「症状」は無く、安定した生活をしていると話した。精神病棟に入院中には、この偽の患者は異常の症状をまったく示さず、正常な行動を維持していた。その後にしなければならないことは、自分たちは精神疾患ではないことを医療関係者に納得させて退院するように努めることであった。しかし、これは困難な仕事であることがわかった。退院の許可が下りたときは、偽の患者たちは「寛解」と診断されたし、この実験は医療関係者に見破られることはなかった。面白いことに、どこの病院でも「真」の患者たちは、これらの偽の患者が正気だと見破っていたし、「お前は狂っていない……病院で診てもらえ」といった忠告もされた。精神病院以外では問題にされないような行動（例えば、ノートに記録すること）でも、病院内では異常行動と病状化される。ある看護師は、看護記録に「患者は書く行為に没頭している」と書いていた。ローゼンハンは、次のように述べている。

　人はひとたび異常と決めつけられると、彼の他のすべての行動や特徴が異常というラベルに色づけされる。このラベルは強力で、偽の患者の多くの正常な行動がまったく見過ごされるか、ひどく誤まって解釈されてしまった。

（Rosenhan 1973: 253）

考えて みよう ▶ローゼンハンの研究は、1970年代の初めにアメリカで実施された。
1. この研究が、今日の英国のメンタルヘルスサービスに対して、何を示唆しているか。
2. この実験を今日繰り返すことができるとあなたは考えますか。あなたの考えとその理由を述べなさい。

　ローゼンハンの実験が示すのは、精神病院内部の正常の認識は歪められており、その結果、私たちは精神病が存在しないときでも、それを探すかもし

れないということである。この問題と行動に関する解釈の問題は、この章で後に詳しく論じる。

1988年、ローリングとパウエル（Loring and Powell）は、290人のアメリカの精神科医の診断方法を調査した研究結果を公表した。すべての精神科医には、患者に関しては、人種と性別の詳細以外は、同じ情報が与えられた。この研究では、精神科医たちは、白人女性、白人男性、黒人男性、黒人女性の各グループを評価するよう求められた。DSM‐Ⅲ*（アメリカ精神医学会『精神疾患の診断の統計マニュアル』1980年改訂版）を用いて、人種が診断にどのように影響するかを調査したものである。一般的には、白人の患者よりも黒人の患者のほうが統合失調症と診断された。同じ行動を示したという事実にもかかわらず、ほとんどの精神科医は、白人の患者よりも黒人の患者がより危険であるというラベルを与える傾向にあった。1990年に英国で行われたルイスら（Lewis et al. 1990）の同じような実験では、アフロ・カリブ系住民の患者は白人の患者よりも潜在的に暴力的であると判断されたことが明らかにされた。それゆえ、精神病の診断は、誰が診断したかのみならず、人種や性別に関する文化的に規定された考えによっても影響されることが論じられている。

＊ DSM-Ⅲ: The American Psychiatric Associations Diagnostic and Statistic Manual of Disorders, 1980 revision.

> **要　点**
> 1. 正常行動や異常行動は、文化的に規定され、形成される。
> 2. ある状況で正常に見える行動でも、別の所では異常と見なされるかもしれない。
> 3. メンタルヘルスにおいて、正常とはしばしば主観的に決められることが研究結果で実証されている。

通文化的精神医学

精神医学は、植民地主義と奴隷制度に並行して発展した。この時代、人種に関する神話が一般化され、ヨーロッパ社会に広く行き渡っていた。この神

話への思い込みは、ヨーロッパの人びと、つまり、白人が生まれながらに優れているという考えに支配されていた。その時代によく知られた生物科学と張り合おうとする願望から、精神病に関する多くの理論化がすすめられた。例えば、奴隷は精神病に罹りやすいと考えられたし、「極度の出奔症（drapetomania）」という言葉は、「奴隷の間に生じる農場から逃げ出したいという抑えがたい衝動」を特徴づける状態を述べるために使われていた（Littlewood and Lipsedge 2001）。確かに、奴隷制度は、精神医学に豊富なデータを提供し、奴隷制度の維持を存続させるための合理的根拠として用いられた。

19世紀末、黒人の脳は、白人に比べて小さいという神話が信じられていた。有名な心理学者のスタンレー・ホール（Stanley Hall）は、アジア、中国、アフリカおよびアメリカ先住民の人びとは、心理学的に「未熟な人種」であると述べている（Fernando 2002）。当時、黒人は、成長する能力が限られており、異常な性格を持っていると考えられていた。これらの説は、それ以後も信じられていたが、メンタルヘルスの世界でも幅を利かせていた。

今日においてすら、少数民族の人びとに対する精神病の原因や罹患率が議論の的になっている。特に関心を引く問題は、英国に住むアフロ・カリブ系住民の統合失調症の高い罹患率や、南アジア出身の女性とアイルランド系住民の自殺率と自傷率が高いことである。あらゆる少数集団出身の患者には、メンタルヘルスサービスにおいて誤診や誤解が生じやすい。これらの人びとは、薬や電気ショック療法（ETC）を処方されやすく、心理療法やカウンセリングなどの「会話」治療を受けたがらないのである（NIMHE: National Institute for Mental Health in England 2004）。

メンタルヘルスと移住の関係は、精神医学の中でしばしば議論されている。一般的に、移住してきた人びとは、もとから住んでいる原住の人びとに比べて精神病になる比率が高いことを研究結果が示している。

この現象を説明する2つの主要な仮説がある。第1は「選別(Selection)」仮説である。コックス（Cox 1977）は、ある種の精神病の人びとは、精神に病気があるからこそ、彼らを移住に駆り立てると論じている。これらの精神病の人びとは、精神的な不安を持つため安定しておらず、他者とのつながりである社会的ネットワークをあまり持つことがないため、容易に移住するこ

とができるのである。シャクター（Shaechter 1962）は、オーストラリアに移住した人びとのメンタルヘルスに関する調査を行った。それによると、移民後3年以内に精神病院に入院した非白人の英国人女性移住者の45.5パーセントは、移住以前にすでにはっきりとした精神病になっていることが判った。さらに、精神病の「疑いのある人」を加えると、その比率は68.2パーセントに増加した。

　もう1つの説は、「ストレス」仮説である。移住者にみられる高い精神病の比率は、主として、移住によるストレスが原因であると論じられている。新参の移住者は、不安定で、孤独であり、家族や友人がいないし、助けもなく、場合によっては、受け入れ住民からのあからさまな敵意に対処しなければならない（Cox 1977）。

　しかし、リトルウッドとリップセッジ（Littlewood and Lipsedge 2001）は、移住者の精神病の高い比率の理由は複雑で、恐らくはストレス仮説と選別仮説の双方を含む多くの要因の相互作用の結果だと論じている。移住者は、人種偏見と差別の有害な影響による物質的、環境的な剥奪（例えば、過密、快適さの欠如、不十分な住居条件）を経験せざるをえず、これ自体が、基本的にメンタルヘルスの問題を引き起こしやすいものである。言語がもたらす困難もまた重要である。英国のニューカッスルでの研究で、ライト（Wright 1983）は、パキスタン系の女性の58パーセントは英語をほとんど話せないか、まったく話せないか、読み書きができなかったことを指摘している。

　しかし、ヘルマン（Helman 2007）は、別の移住者たちにも特有の困難な問題があると指摘している。リトルウッドとリップセッジ（2001）は、英国に住む西アフリカ系の学生が、食べ物の不満、天候、差別や経済的な困窮のために、特にメンタルヘルスの問題を抱えやすいことに注目した。精神病の比率が低い移民たち（中国人、イタリア人とインド人）は、移住に対してより強い決意を持ち、経済的理由で移住し、母国に帰る意図を持ったうえで、高い起業的な活動力を持っているようである。したがって、金銭が移住のストレスから身を守っているように見える（Bhugra and Ayonrinde 2004）。これに対して、難民や自分の意志に反して無理に母国を離れた人びとはメンタルヘルスの問題に陥りやすいかもしれない。

生まれ故郷からの移住、新しい地域社会への移住、受け入れ社会による拒絶などの要因もまた、精神的に傷つきやすいか否かにかかわらず、間違いなく人間にストレスをもたらすであろう。

　メンタルヘルスの看護の場面で、看護師は、別の社会では受け入れられてはいるものの、明らかに精神病の徴候と考えられる行動に出会うことがある。この一例がオビア（obeah）である。これはアフリカやアジアの非都市部、ときとしては都市社会に住んでいる人びとに広く行き渡っている信仰である。オビアは、離れた場所から働きかけて、健康で幸福な他人に影響を与えることができるということが前提となっている。オビアの被害者は、自分に掛けられた呪いが病気を引き起こしていると信じる。治療には、呪いを解き払うことができる昔からの治療師を参加させることが必要である（例えば、対抗の呪術を使う）。以下の事例研究でその実例を見ることができる。

> **事例研究**
> 　Sさんは、39歳の女性である。トリニダードから移住してきた。彼女は、敵意と怒りが極度に高まり、飲み食いができなくなって入院してきた。Sさんはオビアの呪いが自分にかけられていると言った。彼女は強い抑うつがあると診断され、保護と治療のため精神衛生法（Mental Health Act）に基づき収容された。彼女は治療に反応しなかったので、呪いを解き払うことのできる、古くからいる治療師に助言を求めた。Sさんはすぐに反応し、その日のうちに飲み食いを始め、次第に落ち着きを取り戻し、精神的に動揺することが少なくなった。彼女は、入院から1週間も経たないうちに退院した。

文化結合症候群

　文化結合機能障害や症候群は、特定の文化に見られる病気である。文化結合機能障害は、特定の文化集団の構成員が異常と認めている一連の、固有で独特の徴候と行動の変化を有している。文化結合症候群は、コミュニケーションの悩み、または人間関係の難しさを解決する方法であることが多い。西洋文化での例は、広場恐怖症（agoraphobia）である。この病気におそわれた人は、激しい不安や恐怖のため、自宅から外に出ることができなくなるの

である。その他の文化結合症候群は以下のボックス6.1に列挙している。

> **ボックス6.1　文化結合症候群（culture-bounded syndrome: CBS）**
>
> - アモク（Amok）：マレーシアの男性が冒され、ひとしきり人や動物に突然激しく攻撃を加えること。「怒り狂うこと（running amok）」という表現は、この症候群に由来する。
> - 邪視（The evil eye）：ある文化では、病気は嫉妬に駆られた状態の人が引き起こすという考え。これは中東、ヨーロッパ、北アフリカやラテンアメリカの文化に見られる。
> - ススト（Susto）：ラテンアメリカ系の文化に見られ、極度の恐怖におそわれたあとに魂が失われ、不幸や病気になるという考え。同じように食欲や睡眠障害、疲労困ぱいを訴えることもある。「マジカル・フライト（Magical fright）」［訳注：恐怖心にとりつかれること］とも呼ばれる。心霊治療師や民間の治療師は、言葉や別の治療法を用いて患者の身体に魂をうまく取り戻そうとする。
> - コロ（Koro）：アジアの文化、特に東南アジアの男性に見られる。性器が腹部や身体の中に引き上げられ、それが死をもたらす恐れがあると信じられている。これが大きな苦痛を引き起こすことになる。
> - 神経質（shinkeishitsu）：日本の若い女性にみられる一種の不安と強迫神経症である。
> - 謝平症候群（Hsieh Ping）：中国の文化に見られる恍惚的放心（トランス）に似た状態である。死んだ親戚や過ちを犯した友人にとり憑れたと人びとは信じている。
> - 野生人症候群（Wild man syndrome）：ニューギニアのグルンバに見られる。若い男性が長い婚約期間の間に、村中を駆け回って、隣人を攻撃したり、ものを盗んだりすることが起こる。
> - ザー（Zar）：北アフリカや中東で報告されている。支離滅裂な話と社会的に不適切な行動をともなう霊的な憑依の1つの形態である。
>
> （Helmam 2007; Swartz 2000; Littlewoods and Lipsedge 2001による）

西洋またはヨーロッパの文化結合症候群

これまでのところ「文化結合症候群」という用語は、「西洋社会」では明白でない奇妙な行動を、他の文化が示しているという意味で用いてきた。その意味では、自民族中心的であると批判することができる。しかし、西洋の諸文化で示されるある種の行動自体、他の文化では奇妙に見えたり、風変わりに見えたりすることがある。マクラクラン（McLachlan 1997）が定義した西欧の文化結合症候群の例がボックス6.2に示されている。

ボックス2.2　西欧の文化結合症候群

- 神経性無食欲症（Anorexia nervosa）：この症候の特徴は、極度にやせ細るまで、ときには死に至るまで拒食する。
- 広場恐怖症（Agoraphobia）：限定された場所から離れる恐怖で、不安な気分とパニックが特徴である。「主婦病」という間違った用語で呼ばれることもある。
- 窃盗癖（Kleptomania）：金銭を支払うことができるときでも、店から品物を盗む状態。これは、不安や抑うつと結びついていることがある。

このような感情的な苦悩の表出は、他の文化の人には、奇妙で風変わりに見えるかもしれないが、西欧文化ではメンタルヘルスの問題として認められている。マクラクランは、摂食障害に関する問題を論じている。この障害はもともと「西欧的」な障害として受け止められている。しかし、神経性無食欲症はアジアのいくつかの国の若い女性の間で増加している徴候がみられる（Killer and Pumariega 2001; Soh et al. 2006）。マクラクランは、「英国病」を発症しているアジア系の少女が、自分の帰属意識は英国系だと主張することで、アジアの自らの伝承と文化的伝統を拒否することになったと論じている。

看護と治療における諸問題

メンタルヘルスケアにおいて、カリブ海諸国出身の人びとが、統合失調症と診断される比率が高いことに多くの注意が向けられている。当初は、この高い比率は移住に関連した事柄に起因するとされていた。しかし、実際は、

英国生まれのカリブ系住民の間の方が比率がより高いことが研究において示されてきた（McGovern and Cope 1987; 章末のウェブサイトリストの NHS Evidence を参照——Ethnicity and Health 2009）。

統合失調症のこの高い比率について、いくつかの説明が可能である（London 1986; Harrison et al. 1988; Lloyd 1993; Litttlewood and Lipsedge 2001）。

- **生物学的／遺伝的**：黒人は、彼らの肉体的な体質から統合失調症に「なりやすい」。
- **経済的な剝奪**：例えば、都心の過密地区の粗末な住宅に住み、高い失業率の影響。
- **心理学的**：例えば、日常的に人種偏見や差別待遇やハラスメントに対処しなければならないこと。
- **医療関連**：診断の正確さの問題、ラベリングや固定観念的行動、提供される医療のタイプおよびサービスの適切さと妥当性。

精神医学的な医療を受けようとすれば、問題は、複合的であることがわかる。例えば、黒人や少数民族社会の人びとは、以下のような問題を抱えていることが示されている。

- 病院に入院する前に家庭医の診察を受けようとしない（Cope 1989; W. Koffman et al. 1997; Bhui and Bhugra 2002; Health Care Commission 2008）。
- 警察によって、精神衛生法（MHA: Mental Health Act）に基づき「安全な場所」に収容されることが多い（Moodley and Thornicroft 1988; Bhui and Bhugra 2002）。このことは、アフロ・カリブ系住民やアイルランド系住民に特有な問題で、それが初期の保健医療おいて適切な診療を受けていない理由かもしれない。警察による収容が「支援」としての最初の接触になる。
- 3回までは精神衛生法による入院か、強制収容されやすい（Littlewood 1986; Health Care Comission 2008; Coid et al. 2000; National Institute

for Mental Health in England 2004)。
- 暴力的と診断されやすいし、閉鎖病棟や鍵つきの部屋、特殊病院に収容されやすい(McGovern and Cope 1987; Coid et al. 2000)。
- 「独房」か、隔離病棟に置かれることが多い(Health Care Commission 2008)。
- 「身体的な物理治療」を受けやすいし(例えば、薬物治療と電気けいれん療法、〔Litttlewood and Lipsedge 2001〕)、会話による治療を提供されることは少ない(例えば、精神療法とカウンセリング〔Moodley and Perkins 1991〕)。
- 白人系の人々よりも長期入院をすることが多く、治療場面で本人が申し出た心理的な要求を受け入れたり、社会福祉サービスを受けることは少ない(National Institute for Mental Health in England 2004; Health Care Commission 2008)。

上述の内容に対して、研究者たちは、病院の入院患者からのデータには問題が多く、病気の罹患率の代わりに医療専門職者の方針や考え方が反映されている可能性があると指摘している。サシッドハランとフランシス(Sashidharan and Francis 1993)は、ほとんどの研究が都心の過密地区に位置する大規模な病院で実施されていると述べている。彼らは、都心の過密地区に向かって精神病罹患者の流入があり、したがって、数値は当然作為的に高くなると指摘している。結局、多くの研究は、黒人や少数民族の人びとが、人種的偏見と差別待遇の影響のために経験しがちな社会・経済的な剥奪と、統合失調症それ自体がリンクしている事実を説明できていないのである。

上述のデータは、アフロ・カリブ系住民に対するメンタルヘルスケアにおいて重大な傾向を示している。ピルグリムとロジャース(Pilgrim and Rogers 1993)は、これらの傾向について多くの説明を提供している。若い黒人たちは生活の大部分を公共の場所ですごしており、したがって目に付きやすく、警官の注目を集めやすいと、彼らは論じている。彼らは、警官から、白人に比べてより暴力的で危険であるという固定観念による見方をされやすい。それゆえ、彼らが精神病の徴候を示したときには「二重に危険」だと見なされるのだろう。

第6章　文化とメンタルヘルス

　この問題は、アフロ・カリブ系の住民が人種偏見や差別待遇を恐れるために精神医療に不信感を持つことでさらに悪化している。そのことが、病気の初期段階で彼らが治療を受けることの妨げになっているのかもしれない。ピルグリムとロジャースが論じているのは、精神医学的な治療の主流は、警察のように、黒人を抑制する働きをする社会的な大きな管理網の一部だという理解がなされていることだ。

　精神医学の治療における若い黒人男性の状況は、デビット・ベネット（David Bennett）の事例が際立っていた。彼は「頑固者の（Rocy）」デビットと呼ばれた、38歳のアフロ・カリブ系の男性で、病院関係者に隔離室で拘束された後に死亡した。彼の死因に関する調査では、同じ健康問題を抱えた白人よりも、黒人と少数民族の人びと（BME: Black and Minority Ethnic）の多くが統合失調症と診断され、薬物治療でははるかに多量の服用薬を与えられていたことが強調された。この報告は、ほかの研究結果と併せて、メンタルヘルスのすべての従事者が文化のことを自覚する教育訓練を受けるべきであり、治療計画アプローチ（Care Programme Approach: CPA）の看護計画には、患者の出生民族の詳細を含めるべきだと提言している（Norfork et al. 2003）。

　黒人の利用者と監督者、専門家、警察官の200人以上を対象にした「恐怖連鎖の打破調査（Breaking the Circles of Fear）」(Sainsbury Centre for Mental Health 2002) では、黒人への固定観念的な見方や人種差別、文化的背景の無視が、メンタルヘルスサービスにおいて広く行き渡っていたことが明らかになった。このような見方こそ、黒人と少数民族の人びと(BME) が、治療を受けることや保健医療施設を利用するのをやめる原因なのである。一般的に、保健医療での対応は非人間的で、役に立たず、ときとして不適切であった。人びとが、精神障害から回復するには、初期対応の第1次診療保健医療（プライマリケア：総合的に診る保健医療）は不足しており、急性期治療は役に立たないものと見なしていた。多くの人びとは、病院に入院させられた恐怖を口にした。というのも、病院と刑務所が似ていると見ていたからである。

　この報告書で勧告されたことの1つは、医療サービスへの「入口」として機能し、地域社会と保健医療施設の間の橋渡しの手助けをする幅広い組織が

必要だということである。これによって、黒人と少数民族の人びと（BME）は、保健医療施設を利用でき、彼らの間での恐怖心が薄らぐであろう。報告書は、また、民族性よりも利用者に対する看護の不平等が問題であり、人びとが尊厳と敬意をもって取り扱われる必要性を示唆している。

同じような趣旨で、報告書『インサイド・アウトサイド（Inside Outside）』（National Institute for Mental Health in England 2004）は、人種的平等と文化および民族的な多様性に対して、すべての組織が区別することなく保健医療を確実に提供できるようにすることに焦点を当てた。この報告書は、多様な文化が混在する状況において、人びとに効果的なメンタルヘルスサービスを提供できる医療従事者を育成する必要性を強調している。それはまた、共同体内部での許容力を築き、精神障害に対処できる自発的な部署をつくり上げる必要性を強調している。

「メンタルヘルスケアにおいて人種的平等性の提供（Delivering Race Equality in Mental Health Care）」（Department of Health 2005）は、報告書『インサイド・アウトサイド』がまとめあげたイングランドとウエールズのメンタルヘルスケアで見られた人種の不平等に取り組むために計画された5年間の行動計画である。これは、地域社会の関与と、より良質な情報提供サービスの改善を主題にしている。この計画は、保健医療での対応の質の改善を目指し、隔離や強制的な勾留を抑制する必要性を指摘している。同様に、黒人と少数民族の人びと（BME）の地域社会に対して、効果的な治療を提供する上での改善と、更なる積極的な役割を述べている。この計画の主要な成果の判断基準は、病院に入院する手順である。2005年以来入院患者数の年次調査報告書『数値速報（Count Me In）』は、民族別の患者数に基づいて集められた情報によって、入院患者数の統計的データを追跡調査している（Health Care Commission 2008）。

アフロ・カリブ系住民の統合失調症の高い比率は、大きな関心事である。しかし、黒人と少数民族の人びとに見られる自殺と自傷の高い比率も同じように問題である。ラリーとバララジャン（Raleigh and Balarajan 1992）の研究は、アフロ・カリブ系住民およびインド亜大陸生まれの男性を除く自殺の比率は、人口全体での比率よりも高いことを示している。特に問題なのは、南アジア系の若い女性とアイルランド系住民に見られる自殺と自殺未遂およ

び自傷の高い比率である（Leavey 1999; Raleigh and Balarajan 1992; Department of Health 2001; National Institute for Mental Health in England 2004）。ラリーとバララジャン（1992）は、インド亜大陸生まれの 20 〜 49 歳の女性の自殺率が人口全体の比率よりも 21 パーセント高いことを指摘している。24 歳の年齢層比較では、人口全体に比較してその比率の高さは、ほぼ 3 倍であった。

　メンタルヘルスケアで、しばしば見過ごされる人口層はアイルランド系住民である。彼らは保健医療での不平等や差別待遇を論じる際に除外される可能性がある。恐らくそれは、彼らがほとんど、そして表面上は「白人」社会にいるからである。2001 年の国勢調査では、イングランドの約 691,000 人が自分を「白人のアイルランド系」と認めている。この数は、英国の全人口の 1 パーセントに過ぎない。

　エレンズら（Erens et al. 2001）は、アイルランド系住民のある特定の層（老人、特にホームレス、アルコール依存症、アイルランド系移動民たち）が、固定観念的な見方で、周囲から敵意と不信感をむけられるために第 1 次診療保健医療（プライマリケア）を受けようとしないことに注目している。

　第 2 次大戦後に、アイルランド人が英国へ移住することは、彼らの暮らし方を示す特徴の 1 つであった。アイルランド人移住者の多くは、若い独身の女性であり、一般的に看護師か家政婦の仕事に就いていた。大戦後の社会では、偏見や差別待遇が蔓延しており、ホテルなどの宿泊施設の広告看板には、「黒人、犬、アイルランド人お断り」と書かれていた。1970 年代から 1980 年代にかけて北アイルランドでの政治的な闘争（しばしば「内紛」と呼ばれている）は、アイルランド系住民に対する否定的な固定観念を生み、彼らは敵意や不信感や虐待にさらされていた（Kelleher and Cahill 2004）。アイルランド系住民に対する固定観念のため、アイルランド系であることを隠すために訛りを変える人もいた。英国内のアイルランド系住民は独身で高齢化しており、粗末な住宅設備やホームレスが際だった問題となっている。アイルランド系住民の間でも、身体的な健康問題と障害が高い比率を示し、それらがメンタルヘルスに関する問題をもたらしているかもしれない。

　アイルランド系住民は、他の移民集団に比較して、メンタルヘルスの問題を抱える比率が高い（Sproston and Nazroo 2002）。自殺の比率も、特に、ア

イルランド系移動民の人びと、とりわけ男性の数値が高い（Commission for Racial Equality 2004）。他の少数民族集団と同様に、メンタルヘルスの問題は、差別待遇や失業、貧弱な住居やホームレスなどと関連している可能性がある。アイルランド系住民が第1次診療保健医療（プライマリケア）での援助を利用するのが困難であることを示唆する研究もある（Tilki 2000）。アイルランドの文化は理解しにくいとか、アイルランド系住民は、アルコール依存症者だという固定観念的な見方を強調すれば、看護を妨害してしまうことが予想される。確かに、高い比率でアルコールの乱用がみられるが、ときとして、抑うつやその他の問題に対処するため、通院せずアルコールを用いて自己治療をしているかもしれない。そこからは、開業家庭医がアルコール問題の背景にある抑うつや不安といったメンタルヘルスの問題に対応できないかもしれないことや、アイルランド系住民は、自らの文化的な帰属意識（アイデンティティ）のためにアルコール乱用の問題を抱えているという、不釣り合いなラベルづけをされていることが示唆されている（Erens et al. 2001）。

ヨーロッパの移動民（かつてジプシーと称されていた人びとやアイルランド系移動民）を対象にして健康問題を調査したパリーら（Parry et al. 2004）の研究で、メンタルヘルスの問題が確認され、詳細に論じられている。これらの社会の多くの人びとは、自らがうつ状態を体験するか、肉親がうつ状態になったと述べている。また、この研究では、多くの人がこれを隠し通そうとして、「私は元気で幸せだと言ったが、それはみんな虚勢を張ってのことだ」と述べていたことに注目している。

南アジア系の若い女性が遭遇する問題は、主として「文化的葛藤」と名づけられている。ダレシオ（D'Alessio 1993）は、アジア系の家庭では、若い女性はしばしば両親や家族との間に葛藤が生じるので、世代間の衝突が起こると主張した。英国で生まれ育ったアジア系の若い女性は、学校において、教育や進路によって、自分を前進させ自己充足させるという価値を信奉するエトス（精神）の影響を受ける可能性が高い。しかし、このことは、彼女たちが家庭の中で直面する、価値観と相容れないのである。家庭では、大家族生活や結婚の重要性を強調する価値観との直接的な葛藤を生むかもしれない。アジア系家族は、とりわけ家族に対して従順さと忠誠心に価値を置くと言っても差し支えない。アジア系の若い女性は学校に通い、同年齢の若い白人の

女性に混じると、青年期に見られるごく普通の仲間からの重圧に支配されるであろう。例えば、彼女たちは、見合い結婚という伝統を拒否したいと思ったり、自分自身で職業を選択し結婚相手を選ぶ権利といったより広い自由を求めるかもしれないのである。

　しかし、この悩みを単に「抵抗」と固定観念化したり、ラベルを貼ったりしないことが重要である。ここで危険なことは、メンタルヘルスの看護師が、抵抗と見なしたり、伝統的な生き方に反対することが「良いこと」とか健全であると見なす場合である。個人主義は西欧社会では規範だと受け取られるが、他の社会では利己的だと見なされる恐れがある。自分の家族の価値を拒絶することは、他では成長の一部と見なされるが、特にアジア系の若い女性では孤立しているとさえ感じるようになり、情緒的な苦悩を悪化させる可能性がある（Yazdani 1998）。

　ウェブ‐ジョンソン（Webb-Johnson 1992）は、世代間の葛藤は、すべての社会、ほとんどすべての文化に存在し、英国生まれの人びとの間にも少なくないことを論じている。さらに、南アジア系の女性の多くは、見合い結婚の考えを受け入れている。確かに、これらの問題は、単なる抑圧や文化的衝突よりもいっそう複雑である。例えば、人種差別と孤立がメンタルヘルスを阻害するのにどの程度の影響を与えるであろうか。10代の若い女性が両親からの非常に強い支配を受けている文化や宗教は他にも多く存在する（例えば、正統なユダヤ人社会）。しかし、自殺や自傷の発生率は明らかに高くはない。メンタルヘルスの問題に広がっているよく知られた別の固定観念は、アジア系住民や西欧以外の文化から来た人びとは精神的な苦悩が身体症状に転化するというものである。身体化障害（somatization）は、リポウスキーによって以下のように定義されている。

> ……病理学的な知見では説明できない身体的な苦痛や症候群を経験したり、表現したりする傾向、それらの身体症状を体の病気に原因があるとしたり、医学的な助けを求めたりする傾向である。　　　　　　　　　（Lipowski 1988: 1359）

　このことは、インド亜大陸から来た人びとが、特に感情的な苦悩を身体的な表現で伝えるということに思いいたる。別のよく知られた固定観念は、南

アジア系住民は「心理的に気にする」ことはないので、心理療法のような治療での介入は相応しくないというものである。しかし、ベリアッパ（Belliappa 1991）の研究はこの考えを否定している。北ロンドンのハリンゲイ地区で行われた研究では、南アジア系住民の生活を徹底的な面接を通して調べた。その結果、これらの人びとは自分たちの生活についての重要な心配事や苦悩を表現していることが明らかになった。例えば、男性は無力感と人種差別の影響を感じることから生じる苦悩を認めていたし、女性は孤立感に最も強く影響されていた。この研究では、82パーセントが心配事を認めていたし、23パーセントの人は情緒的な苦脳を経験したと報告していた。人びとの中の多くが、自分の問題を素直に、そして快く話してくれた。その内容は、アジア系住民が「心理的にタフ」であるとか、精神的な苦悩を認識したり信じたりすることができないという固定観念をはっきりと否定したのである。

　この研究では、また、保健医療での対応を支援可能な供給源として認めているのは、わずか3パーセントの人だったことを強調している。確かに他の支援の供給源は不足していた。家族を支援の供給源と見なしていたのは13パーセントの人びとで、それも保育に関連した問題に対してのみだった。結婚上の問題を抱えた人のうち、家族が適切な支援の源だと感じているものは皆無であった。このことは、きびしい苦悩を体験している南アジア系住民に提供される支援に大きな溝があることを示唆している。夫を最近亡くしたある女性は、自分の健康を以下のよう説明した。

　　私の夫が亡くなって以来、私はめまいや痛み、苦しみでひどく気分が優れません。これは悲しみや寂しさが原因だと感じています。（Belllappa 1991: 41）

　身体化障害という言葉は、それゆえ、誤解を招きやすいし、人の苦悩を軽視したり疑ったりするために用いられる恐れがある。さらに身体化障害は他の文化に限られたものではなく、英国の文化にも実際に存在することが示唆される。西欧の生体臨床医学の健康モデルは、心と身体の関連を認めていない。しかし、東洋の医学は心と身体を分離せず、両者は相互に依存するものと見なしている。したがって、人びとが自分の苦悩をそれぞれに異なった方

法で表現したり、影響を受けたとして身体のある部分に言及することは、大変理にかなっている。

1996年、フェントンとサディク-サンスター（Fenton and Sadiq-Sanster）は、南アジア系の女性たちに、メンタルヘルスと感情的な苦悩について彼女たちの考えや意見を引き出すために面接調査を実施した。この研究で、女性は「抑うつ」のような型にはまった用語は使わず、代わりに別の表現を使っていた。女性の多くは、感情的な苦悩を述べるときに心臓に関連づけていた。

> 私の心臓がどんどん落ち続けていました。……私の頭が破裂しそうに感じました。私の人生は心臓から衰えてしまうでしょう。私の心臓はたくさんのショックを受けています。朝起きると、何か重いものが心臓の上にのっているように感じます。
> （Fenton and Sadiq-Sanster 1996: 75）

この研究でよく使われた別の語句は、病気を表現する鍵として「考えすぎること」であった。フェントンとサディク-サンスター（1996）は、研究対象となった女性たちが、抑うつに相当するような様々な精神的な苦悩の症状を述べていたと論じている。

身体的な用語を用いて感情的な苦悩を表現するという考えは、英国の文化や言語としての英語でも珍しくはない。例えば、私たちも極度の苦悩を表すために「悲嘆に暮れた（heavy heart）」とか「打ちのめされた感じ」「真っ白になった感じ」といった表現を使う。一般的に、私たちは感情的な苦悩や不安に対して身体的に反応するものである（例えば、大切な場面の前には吐き気がするし、不安なときはトイレに行きたくなる）。

考えてみよう ▶文化とメンタルヘルスの問題に関する諸課題を調べて、英国保健サービス（NHS）に関する文献調査を始めてみよう。男性、女性、成人期前期、子どもに関連した民族性と健康のウェブサイトの情報の収集（http://www.library.nhs.uk/ethnicity）。

異文化間コミュニケーション

　メンタルヘルスの問題を抱えた人に対応するときや、特に、他の文化的背景を持つ人や少数民族グループの人を援助するときにきわめて重要になるのは、効果的なコミュニケーションの技術である。異文化間コミュニケーションに関連した問題を考えようとするとき、おそらくもっとも大きな難問は、言葉の壁の問題である。しかし、コミュニケーションでは、言葉と同様にその人の文化についての知識も要求される。

　例えば、ショットとヘンリー（Schott and Henley 1996）は、次のように論じている。

　　すべての言語は文化の一部であり、それ特有の文化的特徴を有している。英語が母国語ではないが実際に英語をうまく話す患者とコミュニケーションを取るのは容易であると決めてかかることが多い。英語とは相容れない母国語の特徴的な言葉づかいをしている人は、しばしば故意にではないが、相手の気分を害させ、悪印象を与えてしまう。このような誤解は、とらえ難いし認知されないので、克服するのが困難である。　　　　（Schott and Henley 1996: 69）

　言語は単なる単語の集まり以上のもので構成されている。例えば、子どものときから、私たちは自分の文化や家族や仲間にしか見られない特有の言い回しやリズム、特徴を持った方法で話し方を身につける。英国人の視点から見て、ある言葉やコミュニケーションの習慣は、奇妙で異質で精神的な動揺の徴候とさえ映ることがあるかもしれない。例えば、イギリス英語では、文章の中にある特定の言葉を強調することで、怒りなどの感情を示すのが慣例である。しかし、他の文化では、これは単に何か重要なことを強調しているように解釈される可能性がある。別の文化では、人は重要なことを表すために静かに話すか、その代わりにゆっくりと声をひそめて話すかもしれない（Mares et al. 1985）。

　このような言語的に微妙な違いは、メンタルヘルスでは誤って解釈される恐れがある。例えば、早口であるいは大声で話す人は、その行動から軽躁状態（hypomania）か、誇大妄想（grandiosity）と解釈される恐れがある。反

対に、ゆっくりと静かに話す人は、抑うつ状態とか、内気か心配性と分類されるかもしれない。

アイコンタクトの量も、文化により異なる。西欧文化では、人を直視することは、正直で偽りのないことを表している。しかし、別の文化では、挑戦的で無礼なことと解釈される恐れがある。アラブの世界では、人びとは数多くのアイコンタクトを交わすことを好む。そうしなければ、敬意を表していないと受け取られることになるからである。しかし、南アジアやオーストラリアの先住民の文化では、直接的なアイコンタクトは一般的に攻撃的とか対立的なことと見なされている。

言語の慣習は、大変に複雑で微妙なうえに、十分な理解と熟慮が必要である。英語で「どうぞ」とか「ありがとう」と言う習慣は、ある言語では問題になる。例えば、ウルドゥー語ではこれらと同等な言葉は存在せず、動詞の中に組み入れられており、使えば、敵意や無礼なことと見なされる恐れがある。しかし、ときとしては言語的相違のみならず文化的相違によるものもある。例えば、北アメリカでは「トイレット」という言葉を使うことは下品なことと考えられており、代わりに「バスルーム」という言葉を使うことを好む。一方、北アメリカの人びとは自分の臀部について「ファニー」という言葉を使う。それに反して、イギリス英語ではこの言葉は女性の性器を意味するのに使う俗語である。

ヘンリーとショット（1996）は、人は自分が神経質になったり不安になったりしているのが、周りの人に理解されないときは、必然的に他人の非言語的（ノンバーバル）な徴候に敏感になると強調している。その場合、その人は、消極的で無口になったり、アイコンタクトを避けようとしたり、会話の口火を切ったり話し続けたりするのを避けるようになる。さらに、自分自身を説明できないという理由で、簡単で曖昧な答えをする恐れがある（例えば、すべてに対して「はい」と答える）。ついには対処するのが困難だと分かるとその場を避けようとするかもしれない。このような状況を経験した人にとっては、自らを未熟だと思ったり、自尊感情の低下を招くことがある。また、その消極的な行動が、抑うつや社会的な回避あるいは不安と誤解される可能性もある。

1992年、ペリー（Perry 1992）は、黒人や少数民族出身の人に対応すると

きには、より大きな感受性と自覚が必要であることを強調している。特に重要なことは、白人の医療看護関係者が自分たちとは異なる黒人の人びとの文化から発している明らかなメッセージや隠れたメッセージを認識しそれに向かい合うことの必要性である。これらは、しばしば否定的感情の内在化を引き起こすことになるからである。

　ペリーは、以下の点を指摘する。

　　白人のメンタルヘルスの専門家が黒人の患者の治療にかかわるときには、白人は黒人に対する先入観を持っており、それが両者の関係性のあり方や治療過程に影響を与える。もしも、専門家たちがそれまでに自分自身の偏見を認識しそれに対処してこなかったら、やる気の無さと人種差別がどのようにメンタルヘルスに影響するかを、彼らが議論しようとするであろうか。このような心構えがなければ、社会の中で黒人が経験する権力の不均衡が「治療的関係」の中で再生産されるであろうし、患者のメンタルヘルスにも影響するという危険性が存在する。患者は、腹を立てたり意気消沈し、セラピストは耳を傾けてくれないし、患者の問題に親身になってくれないと感じるだろう。セラピストは、明らかな「失敗」の背景にある原因に気づかない可能性があり、その結果、この黒人の患者はカウンセリングを受け入れないと結論を下すであろう。

（Perry 1992: 63）

　言葉とコミュニケーションの必要性に注意が払われなければ、異なった背景を持った患者たちは、不適切か妥当性のない対応をされる危険性があるし、保健医療従事者も不十分な情報に基づいた決定をするかもしれない。
　コーセリスとクリクトン（Corsellis and Crichton 1994）は、保健医療の提供には２つの要素が必要であると論じている。第１は、コミュニケーションのための信頼できる手順と、第２は、その手順を通して個人の要求とその環境に適切な保健医療を提供することである。もっと具体的に言えば、第２言語を話すメンタルヘルスの専門家か、その資格を持つ通訳者をもっと増やすことをこの研究者たちは提唱している。

メンタルヘルスにおける通訳者の利用

　通訳者あるいは翻訳者を通して、有効なメンタルヘルスの査定と治療を行うことは、問題が起こる可能性が大きい。実際に使われた言葉のみならず、非言語的なコミュニケーションや声の調子、さらには特定の言葉の意味が手掛かりになるので、コミュニケーションは曖昧なものになる。

　1991年のベリアッパ（Belliappa 1991）の調査では、言語とコミュニケーションの障害は、人びとが実際の保健医療サービスを利用するのに大きな妨げになっていることが分かった。これは、第1言語が英語ではない人に対して明らかに関係がある。例えば、体調が悪く、特に苦しんでいるときは、人は自分を表現するのに母国語に戻ることが多い。

　通訳者を準備することは、患者が良質な看護を受ける上で重要なことかもしれない。実際、配偶者やその他の親戚、友人から子どもにいたるまで、通訳のサービスを利用するかもしれない。ある場合には、微妙で扱いにくい情報が伝えられて、それが困惑を引き起こし、患者の苦しみをいっそうひどくするかもしれない。また、別の状況では、これが人に生命に関わる情報を提供するのを差し控えさせる結果になるかもしれない。ある看護師は、次のような体験を述べている。

　　A夫人が入院を許可された土曜日の夜のことです。手が空いている通訳者がいなかったので、私ができるだけのことを試みてみました。A夫人は大変混乱していて、泣き叫び、自傷の恐れがありましたので、私たちは彼女の安全を保つことができるか心配しました。最後の手段として、A夫人の10代の娘さんに通訳を頼むことにしました。娘さんの通訳によって、夫のA氏が浮気をしており、しばらくの間家庭のもめごとが続いていたことがわかりました。娘さんはこの事情を知りませんでした。娘さんのショックと不信感を想像してみて下さい。このことは私に大きな教訓を教えてくれました。年齢や状況がどうであれ、子どもをこのような方法で使うべきではないということです。人が自分の気持ちの秘密を保つ権利があるように、子どもたちも守られるべき権利があるのです。私たちは、母親とともに娘さんをこの恐るべき状態においたままにし、対応できていませんでした。このことがあってから、私たちは必要なときに通訳

を頼める人を常駐させるようにしました。しかし、私たちの不適切な対応のために、若い娘さんに大変な精神的衝撃（トラウマ）を経験させてしまったことを今でも恥じています。

ヘンリーとショット（1999）は、効果的な通訳をするには以下のような人が必要だと述べている。

- 訓練と経験を積んでいること。
- 英語と患者の母国語の両方を流暢に話せること。
- 医学の専門用語と保健の専門家が何をしようとしているか理解できること。
- 専門家と患者双方から信頼されうること。

ウェブ‐ジョンソン（1992）は、通訳者はサービスの枝葉の部分よりもその根幹を熟慮しなければならないし、英国保健サービスにおける通訳活動の地位を早急に向上させる必要性があると論じている。

　しかし、通訳をする状況では、文字通りに言葉を翻訳するだけでは十分ではない。言葉は、文化的な意味が込められており、言語ごとに異なった意味と概念を有している。それゆえ、通訳者は、専門家に完全なメッセージを伝達するために、言葉の裏に表現されている文化的な文脈で翻訳をしなければならない。
（Webb-Johnson 1992: 86）

通訳のサービスは、また守秘義務に忠実である必要がある。このことは、通訳者が患者と同じ地域社会から採用されたときに重要である。秘密をもらすことは、面接時に、同じ地域社会に所属している通訳者を拒絶してしまう恐れがあるからである（Webb-Johnson 1992）。
　メンタルヘルスサービスで通訳者を活用するには、感受性と人間的関与を必要とする。資金が限られているときには、通訳は、メンタルヘルスケアを実践する上で優先度は高くない。しかし個別で包括的なケアを受けようとすれば、通訳のサービスは、言語が壁となってコミュニケーションの能力が十

分に発揮できない人への対応の中心的な部分にならなければならない。

人種差別と異文化間コミュニケーション

　黒人および少数民族集団や地域社会出身の人びとは、身体的な違いが理由で人種差別や敵意に遭遇しやすい。さらに、メンタルヘルスの問題を抱えているという汚名のために苦悩の度合いを強めているかもしれない。精神病、特に統合失調症は、危険と同じ意味にとらえられ、黒人と暴力との連想は、この固定観念を永続させているのである。この二重の差別待遇は、実際には女性がより不利な立場に立たされることがあり得る。すなわち、黒人で、精神病を患っており、そして女性であることの不利である（例えば、精神病と診断されやすいのである）。

　しかし、ここでの問題の中心は、メンタルヘルスに及ぼす人種差別の影響である。人種差別がどの程度影響するかは重要な争点ではあるが、見過ごされていることがある。例えば、人種差別は、社会的経済的な権利の剥奪を維持する要因ではあるが、それ自体がお粗末なメンタルヘルスを持続させる要因にもなっている。さらに、フェルナンド（Fernando 1986）が論じてきたように、人種差別それ自体が、自尊心に打撃を与えることでうつ状態を引き起こし、そのことが個人の中に無力で無能な感覚を引き起こす。

　トーマス（Thomas 1992）は、黒人であることは、男性であるか女性であるかと同様に、その人の精神的発達に影響を及ぼすと述べている。他者から向けられた振る舞いや対応の仕方は、私たちの自己を形成し、自我意識に影響を及ぼす。

　黒人の同僚は、次のような出来事を話してくれた。

　　朝からいい気分で春の喜びをいっぱいに感じて、仕事のことを思いながら出勤しています。そのとき、気持ちが急にそがれるようなことが起こります。それは、人が何気なく口にする言葉やばかげた行為なのです。この前も同じことがありました。私は、新聞を買うために店に行きました。すると、女性の店員が並んでいる人すべてに接客して、故意に私を最後まで残しました。彼女は私に話しかけもせず、目も向けなかったので、私に怒っているのかと言いました。

彼女は冷たく、澄まして立っていました。私は、職場に着くまで、ひどく不愉快な感じがしていました。これは人を悲しませる直接的な公然とした侮辱ではありません。私はそれには対処できます。これは、誰もが経験するとはかぎらない些細なことです。でもそれこそが最悪なことなのです。

陰に陽に見られる人種差別の有害な影響や、それが日々に行われるという目には見えない影響は、人びとに計り知れない苦しみを引き起こす恐れがある。メンタルヘルスの医療や看護では、「皮膚の色を問わない（colour-blind）」対応を推進する方向に向かっている。皮膚の色を問わない看護と治療は、すべての人は平等であり、それゆえ、文化や人種や民族に関わりなく、人は同じ方法で取り扱われるべきであると仮定している。この考えの精神は平等にある。しかし実際には、逆説的に、すべての人を「白人」として取り扱う結果になっており、それが不平等に導いている。また、すべての人は、もっとも支配的な文化の価値観や信仰、行動様式に適応すべきであると決めてかかることである。例えば、伝統色の強い南アジア系社会に住む女性は、「自分の権利を守る」こと、すなわち、有無を言わせず「私たちのような西欧人」のように振る舞うことを学べば、より幸せになれるという考えを持っている（前述の報告。本章の129-130頁を参照）。言い換えれば、「私たち西欧人のように」振る舞えば、より受け入れられると考えるのである（それゆえ、より共感を受けやすいと）。

皮膚の色を問わない方法は、痛めつけたり破壊的となる人種差別の心理学的な影響を考慮していない。患者の文化的な状況や背景、生活様式を認めたり、評価する手法とはなっていないのである。

それに反して、文化を横断する通文化的治療やカウンセリングが、より適切であり治療効果が高いと論じられている。通文化的治療は、西欧的な治療モデルの限界に取り組んでいる。西欧的な治療は、心と身体を分離し、人種差別の影響と人びとの生活背景の違いを、認識したりしていないからである。また、通文化的療法は、治療的な関係の中で生じる恐れがある人種差別の問題にも取り組んでいる。

トーマス（1992）は、白人優位や白人至上の考えが英国社会のある部分を形成しており、それが白人の非白人へのかかわり方に、ある程度の役割を

果たしていると論じている。さらに、彼は次のように述べている。

　とらえがたい人種差別は、黒人に対する思いこみと否定的な固定観念の仕組みと結びつき、それが治療に逆行する。人種差別は、それが生じると常に、正常とか普通と見なされている個人的特性を白人は持っていると考え、黒人に対してはその特性を否定してしまう。　　　　　　（Thomas　1992: 134）

　例えば、治療的な関係においては、白人の治療者と黒人の患者の関係は平等ではない。この力関係の不均衡については、病院での管理監督を利用したり、人種意識にかかわる教育訓練の過程を通して自己意識と自覚の向上を目指す取り組みが必要である。

　逆に、患者と看護師や治療者が同じ文化的背景を共有している場合は、社会的文化的な要因を考慮に入れる必要がある。カウンセリングがこの良い例である。西欧の文化では、各個人が治療の中心に置かれているし、個人の選択と権限付与（エンパワーメント）には高い優先権が与えられる。しかし、東洋の文化では、人びとは家族を通じて自分自身や自分の文化的帰属意識（アイデンティティ）を考える。そこで個人の目標を追求しようとすれば、家族の希望や要求と直接に衝突することがある。このことによって、緊張や対立、苦悩を引き起こす恐れがあるし、さらには精神状態が悪化することもある。

　しかしジョゼフ・ロントリー基金（Joseph Rowntree Foundation 2008）の報告では、南アジア系の人びとがカウンセリングを受ける比率は低いが、受けた人には有益であったことが明らかにされている。彼らは、カウンセリングを受けて、自尊心の高まりと心地良い感じを得たように思った。カウンセリングでは、自分の母国語で意思疎通する機会、同性と話す機会（特に女性の場合）、そして同じ社会の出身者や同じ民族背景を持った人と話す機会が、重要な要因であった。

　多くの東洋の文化では、本人と他者との対人関係が重要視される。クオとカバナフ（Kuo and Kavanagh 1994）は、中国人のメンタルヘルスに対する考えと展望を論じている。例えば、対人関係は、個人の行動以上に集団の反応が推奨される一方で、個人的な選択や行動が制限されるような社会的役割

の序列組織によって保たれている。例えば、儒教の教えは、人は自らの社会的な地位に従って決まった仕方で行動することを求めているし、対立を避けるために服従と自己規制に重きを置いている。中国の伝統医学では、陰陽の2つの力と均衡の概念が健全なメンタルヘルスの中心である。クオとカバナフは、次のように示唆している。

> 伝統的な考えでは、調和の取れた人間関係は、心理・社会的な均衡状態に基づいている。生存、平和、幸福への鍵は、調和と相互依存、そして忠誠である。
> （Kuo and Kavanagh 1994: 555）

続けて彼らは、これらの価値は、アメリカ文化と際立った相違であることを強調している。アメリカ文化では、それは、しばしば競争と独立と変化によって特徴づけられるからである。中国文化での介入では、人間関係や他者の期待に対する調整、交渉技術に注意を集中させる必要があることが論じられている。

メンタルヘルスにおけるコミュニケーション技術は、人が自分の気持ちを自覚したり、苦悩を伝えたり表現したりすることを可能にするもっとも重要な手段である。異なった文化から来た人と一緒に働く場合、その人は異なった言語を話したり、意思疎通の仕方が異なるかもしれないので、看護師は独特な難題に直面させられることがある。しかし、この難題は、看護師のコミュニケーション技術と自己認識を改善させる機会を提供しているかもしれない。次の事例研究を考えてほしい。

事例研究

ユザフは、19歳で男性、地元の大学の化学科の1年生である。彼は、両親と一緒に住んでおり、両親は彼のことを物静かだが、礼儀正しい青年と見ている。彼は4人兄弟の上から2番目で、4人のうち下の2人は一緒に住んでいる。彼は家族に会わないように自室に鍵を掛け、自室で長時間過ごしている。父親は敬虔なイスラム教徒で、ユザフが宗教に取り憑かれるようになったと言い、自分の息子が自分に距離をおいて、話し難くなってきたと感じている。ユザフは、以前は西欧の洋服を着ていたのに、あごひげを生やし始め、伝統的なイスラムの衣服を着始めた。彼は起きてから寝る

までに、毎日4時間お祈りをしている。彼が自宅を離れる唯一の時間は、モスクに出掛けるときである。彼は弟や妹と話すことは滅多になかった（昔はよくしていたが）。今朝、彼は、お前は「悪魔の娘」だと言って14歳の妹、ジャスミンを叩いた。両親はひどく悲しんで、自分たちにはもう手に負えないと言っている。母親は英語を少しだけしか話せないし、ひっそりと泣いている。

どのようにして、有効で治療効果のあるコミュニケーションを確保するか

情報に基づいた解決策を出すための手助けとして、以下の点を参考にしてみよう。

- 面談のために静かな部屋を探す。自宅にいるユザフを評価することと、彼が好む環境で会うことが望ましい（例えば、どのような生活をしているのかや、家族とうまくやっているかを査定するため）。
- 両親と話すことが有効である。というのは、ユザフの父親はもちろん母親と話すことで、精神病に関連する正しい知識を持った専門職を呼ぶことが必要となるかもしれないからである。
- ユザフの宗教的、精神的な欲求を考慮すると、広範なメンタルヘルスの評価が必要であろう。
- 彼の身体的な評価をする（例えば、睡眠、食欲、最近の体重減少の徴候）。
- 彼の社会的な付き合いを評価する。まだ友人がいるか。同世代の遊び仲間とまだ付き合いがあるか。大学ではどのように対応しているか。一日、どのように過ごしているだろうか。
- 彼の心理状態を評価する。最近のでき事や周りの環境を何と説明するか。なぜ妹を叩いたか。どうして妹を「悪魔の娘」と思ったか。自分や他人を傷つけたいと思うか。自分に様々な声が聞こえるか（幻聴）。自分が特別な力を持っていると感じるか。何か、または誰かから自分がコントロールされていると感じているだろうか。
- ユザフの行動が同世代の青年として適切と思っているか否か、また、宗教的信念と実践（信仰）に基づく彼の行動をどのように思っているかを、家族から聞き出すことが不可欠である。同じ地域社会の誰かが彼の行動について噂をしているか。誰かがモスクの長老に話をして

いるか。また、彼らがどう思っているだろうか。
- 父親に自分が若いときに、似たような行動を取っていたかを尋ねることも有効かもしれない。
- 家族の中に精神病を患っている人が居るか。精神病に対する家族の考えはどのようなものか。
- ユザフに、宗教が生活の中でどのような重要性があるか尋ねる。最近、生活の中で重要な変化があったか。何かストレスを感じているか。最近、生活の中で何か脅威や迫害を被ったことがあるか。誰かが彼を脅迫しているか。

　もし、ユザフが入院を許可されたら、入院中は、以下の点が役に立つだろう。

- 彼の宗教的な信仰を受け入れる適切なケアが必要である。例えば、彼には、お祈りのためにどこか１人になることができる静かな場所が必要であろう。祈り用のマット、コンパス、コーランのコピー、信仰の実践に必要な要件に従って着る服装などの適切な物品を家族に持ってくるように求めることは、当を得たことであろう。
- 適切な食品も必要であろうし、イスラムの戒律に従った食料を提供すべきであろう。
- 個人的な衛生状態のための適切な設備が必要であろう（例えば、洗うための流水、トイレ後に洗うための水差し、お祈りの前に洗い清める施設）。
- 彼は女性と身近に接することを不快に感じるかもしれないが、男性の受け持ち担当者とは容易にかかわることが分かるだろう。病院はなじみのない所で、自分を見失いそうな環境だと、彼が思いがちになることに注意すること。また、不当に扱われることで傷つきやすいので、ある程度の保護が必要であろう。彼の受け持ち担当者は、家族に情報を伝え、ユザフの経過と看護について話し合うために家族と密接な関係を持つ必要がある。
- ユザフは入院中、精神的な指導を受けたがるかもしれない。許可する際に、彼と接触を続けられるモスクの指導者と連絡を取ることが有効であろう。受け持ち担当者と他の関係の従事者は、ユザフ本人と、彼が精神的な必要としている事柄と信仰について議論する機会を与える

- 必要があるかもしれない。
- 受け持ち担当者は、彼の両親が伝統的な治療師に相談するかもしれないし、母国（例えば、パキスタンか、いま住んでいるところ）の代替医療に診てもらうかもしれないことを認識しておく必要がある。
- ユザフの両親と家族は、彼の経過に関するあらゆる情報を知っておく必要があるし、彼らに息子に対する関心事や心配を話すことができる機会を与えなければならない。
- 受け持ち担当者は、ユザフが自分の精神的に必要とする事柄を考えることができる時間と場所を確保する必要がある。

結　論

　文化や人種そして民族性とメンタルヘルスの関係は、議論の余地があるし、困難に満ちたものである。これらの困難となる問題の中心は、人種差別と差別待遇に関するものである。幾人かが論じているが、メンタルヘルスにおいて通文化的な看護や医療を提供するための出発点は、西欧の精神医学に見られる圧制的で差別的なやり方に挑戦することであった(Fernando 1991)。とはいえ、メンタルヘルスの看護師たちは、異なった文化出身の患者が必要とすることがらを改善するために理想的な立場にいる。彼らは患者に対して非常に近くで接することが多いし、患者や家族との間に長期間にわたる緊密な関係を形成する彼らの能力は、全人的で繊細な看護を提供する援助場面で、中心的な役割を果たすことができる。いずれにせよ、この看護の中心には、メンタルヘルスと精神医学において、公然とした、あるいはあからさまにならない人種差別を、看護師が理解し、それに立ち向かう必要性があるということである。ここでの中心点は、自らの偏見と先入観に立ち向かう内省と正直さが求められているのである。メンタルヘルスの看護においてこの前提は、熟練した指導者から助言を受けることや自らの自覚といった活動を促進することでしっかりと支えられるであろう。通文化的なメンタルヘルスの問題を考えるとき、繊細さが必要であるし、ときとしては、「正常」についての私たちの考えを疑い、それに挑戦することが必要である。したがって、もし私たちが、人びとが必要とすることに対して、適切でただちに応答する上質な

対応をしようとするならば、進んでその人の世界観を学び、理解するのみならず、対応しようとする人に耳を傾け、その人を包み込まなければならない。

> **本章のまとめ**
>
> 1. メンタルヘルスの問題は、すべての文化に生じるが、異なった形で示されるし、文化的に決められている。
> 2. 優れたコミュニケーションの技術は、メンタルヘルスの問題を持った人を看護するために極めて重要であるし、通訳や翻訳のサービスの優先度は高い。
> 3. メンタルヘルスの問題を抱えた黒人や少数民族集団出身の人びとに対する偏見や固定観念視に関連した諸問題には、看護師は敏感であらねばならない。

▶ *推薦図書*

Bhui K. and Bhugra D. (1999) Pharmacotherapy across ethnic and cultural boundaries. *Mental Health Practice* 2, 10-14.
　非常に有効で興味深い文献で、向精神薬療法と少数民族集団を調査している。

Hussain A. (2001) Islamic beliefs and mental health. *Mental Health Nursing* 21, 6-9.
　この文献は、メンタルヘルスに関するイスラムの展望を探求している。興味深く情報に富む。

Salas S. (2004) Sensitising mental health professionals to Islam. *The Foundation of Nursing Studies Dissemination series* 2(5), http://www.fons.org.
　この論文は、イスラムに関係する開業医の知識を高めることを目指してロンドンで行われたプロジェクトについて論じている。文化的配慮を必要とする看護対応を取り巻く問題に独創性と革新性を持ってアプローチする広範囲で啓蒙的な研究である。

Endrawes G., O'Brien L. and Wilkes L. (2007) Mental illness and Egyptian families, *International Journal of Mental Health Nursing* 16, 178-87.
　この文献は、精神病に関するエジプト人の考えを論じており、家族が自らの家族の中で精神病をどのように対処しているかを観察している。また、ザールのカルト集団と、邪視の信仰、呪術と妖術支配について述べている。

Littlewood R. (1998) Littlewood R. (1998) *The butterfly and the serpent: Essays in psychiatry Race and Religion.* Free Association Books, London.
　これは、人類学的な観点を通して、通文化的な精神医学に関する非常に興味深い綿密な分析を行っている。

第6章　文化とメンタルヘルス

▶**ウェブサイト**

http://www.library.nhs.uk/ethnicity
「NHS エビデンス――エスニシティと保健医療　2009」。このサイトでは、移住者と少数民族集団のための保健医療に必要な事項に関連する最良のエビデンスが提供されている。

http://www.mmha.org.au/
Multicultural Mental Health Australia（多文化社会オーストラリアのメンタルヘルス。略称、MMHA）。文化的、言語的に異なる人びとのためのメンタルヘルスに関わる問題の認識を高めることを目的としたきわめて興味深く情報に富んだサイトである。

http://bmementalhealth.org.uk
「英国黒人少数民族メンタルヘルス」ネットワークのサイト。メンタルヘルスの問題を抱えた黒人系、少数民族集団の人びとの求め（ニーズ）への取り組みを目指したサイトである。

http://www.mentalhealthcare.org.uk
成人や青少年が経験しているメンタルヘルスの問題に関して、さまざまな情報源を提供するサイトである。

第7章

多文化社会における女性と保健医療

カレン・ホランド
佐藤 珠美 [訳]
橋本 真貴子

はじめに

　女性はたいていの社会で母親、介護者、職業人として重要な役割を担っている。例えば、看護職の大多数を女性が占めている。さらに母親そして非公式な介護の担い手としての労力を提供している（Trevelyan 1994; Buchan et al. 2008）。しかしほとんどの社会では、日常生活における多くの分野で女性と男性の待遇は対等ではない。このことが、女性が対象となる保健医療に大きな影響を及ぼしている。

　この章では、多文化社会における女性の保健医療に焦点を合わせる。男性の保健医療も女性と同様に重要である（第8章参照）。しかし、女性の健康とそれにかかわる問題は、潜在的に他者の生活、特に育児における役割や母親の役割に重要な影響を与えている。

> **本章でとりあげる事項**
> - 社会における女性の役割
> - 社会での世話・介護・看護の担い手としての女性
> - 文化的信念と女性に必要なこと
> - 女性とプライバシーの保護や尊厳の維持の必要性
> - 女性の役割と文化的信念が健康や保健医療に与える影響

社会における女性の役割

　戦争や地震などの人的災害や自然災害、女性の平均寿命の伸びや家族構成の変化などは、女性が所属する文化や社会において担う役割に影響を及ぼしてきた。英国社会における女性の役割変化を見てみよう。失業や離婚率の増加などの要因によって、伝統的な英国文化においても、今では多くの女性たちが家計の担い手となり、それにともない多くの男性が保育者の役割を担うようになっている。しかし、伝統的な社会規範では、このような状況はいまだに核家族構造での「正常」な行動とは受け止められていない。過去100年の家族構成の変化や多くの男女が故郷から離れなければならなくなった結果、以前のような拡大家族による支援のネットワークは存在しなくなっている。それに対して、他の文化の中では女性に多大な支援を提供している拡大家族が存在する。

　しかし、ショットとヘンリー（Schott and Henley 1996）は、家族が地理的に離れて生活していれば支援の提供も確実ではないし、逆に、このような固定化された拡大家族からの支援が、異文化集団に提供されるはずの適切な支援を阻害することもあると指摘している。例えば、ブラッドフォード地区で行われた研究からは、社会サービスを必要としている南アジア出身の母親は、英国人の母親に比べて支援を受ける機会が少ないという指摘がある（Gatrad 1994）。また、英国児童虐待防止協会（National Society for the Prevention of Cruelty to Children: NSPCC）による近年の報告によると、家庭内暴力に関して言えば、この拡大家族の中では必ずしも必要とする女性に援助の手が届かず、虐待的な婚姻環境から離れられないどころか、逆にとどまらせてしまうことを指摘している（Izzidien 2008）。しかし、家族が虐待者の行動を非難し、女性に共感する立場をとった場合には、それらは大きな助けとなる、とイズディエン（Izzidien 2008）は述べている。

　ヘンドリ（Hendry 1999）は、パキスタン系住民のあいだの拡大家族の人的つながりに、一般的に「血縁関係」と訳すことができるビラダリ（biradari）として知られる個人の集団が含まれている例を挙げている。この集団は、女性が結婚するときの中心的な人的なつながりであり、同じビラダリの構成員同士の見合い結婚、特にしばしばいとこ同士の結婚によって強

化される（第9章参照）。しかし今日では、ビラダリの人的つながりは、ブラッドフォードの若いパキスタン系男性にとっては、かつてほどの中心的役割を果たさなくなっている。支援や相互理解、そして集団への所属意識を得ることができる他の手段があるためである（Alam and Husband 2006）。

考えてみよう
1. 自分の家族構造を考えてみよう。それはどのような種類の家族だろうか。
2. 異文化出身の同僚と彼らの家族構造には、どのような種類の支援組織があるかを話し合ってみよう。
3. 女性が支援を受ける、あるいは逆に家族を支援する方法を比較しなさい。

一般的に、母性は、女性の自然の役割だと見なされている。英国では母親の地位は他のいくつかの文化や国と比較すると一般的に低い（Schott and Henley 1996）。しかし、ボウラー（Bowler 1993）は、私たちにとっての「普通の」母性というものの理解は、西洋白人中流階級の行動様式の中での理解に基づいていると指摘している。ボウラーが引用しているフェニックスとウレット（Phoenix and Woollett 1991）によると、育児における女性の役割の正否を判断するとき、この見方が、伝統的様式にあてはまらないものは「普通」ではない、と決めつけてしまうことになる。

婚姻の形式もまた社会の中の女性の役割とかかわっている。多くの男女は自分自身で相手を選択しているが、中には見合い形式を持つ文化や配偶者の選択が著しく制限されている文化もある。例えば、イスラム文化圏出身の看護学生は次のような話をした。

> 看護師になって社会の人びとの手助けをしたいという、私の希望をくんで、両親は入学を許してくれました。けれども、両親は、私がここを修了するとすぐに両親が選んだ相手と結婚することを期待しています。もし夫が支援してくれなければ私は働くことはできません。

実際この学生は課程を修了したが、結婚のために正看護師になることはできなかった。彼女はその後離婚し、ほかの医療関係の専門職の道を選んだ。

第7章　多文化社会における女性と保健医療

　このような例は、ダイソンら（Dyson et al. 2008）による南アジア出身の看護学生を対象とした研究にも見られる。婚姻の交渉は、その研究の中でもっとも重要なテーマである。学生たちは、両親、ほとんどの場合父親と交渉し、帰郷して結婚する前に、勉強したり、働くことを許可してもらう（Dyson et al. 2008）。また学生たちは家族に「恥をかかせないこと」を重要な問題であるととらえている。ある学生は次のように説明した。

　　もし私が大学で結婚相手を見つけるとしたら、その人は同じ宗教を信じ、同じカーストの出身で、申し分のない社会的地位——これはそんなに大きな問題ではありませんが——ともかく同じ宗教の出身でなければなりません。もしその相手がそうでないなら、両親は失望するでしょう。それが社会というものですが、人のうわさにのぼるでしょうし、私の両親はそんなゴシップには耐えられず世間の評判を気にするでしょう。アジアの女性としての最大の罪は、家族に恥をかかせることです。
　　　　　　　　　　　　　　　　　　　　　（学生5、Dyson et al. 2008）

　異文化間の婚姻はまた、他の社会では勧められていない。例えばジプシーと呼ばれた移動民は、ゴルジオ（よそ者、移動民でない者のこと）と結婚することを許されない。結婚は血統の純粋性にかかわるからである（Okley 1983）。同じ理由で、いとこ同士の結婚は許されない。この禁止要件は他の文化ではまったく逆になることもある。イスラム法ではいとこ同士の結婚は認められている（Henley 1982）。これは、コーランで許されている。2008年4月に英国上院議会で遺伝学的なリスクおよび保健医療の専門職や遺伝カウンセラーの役割に関する質問への回答として、いとこ間の結婚が取り上げられている。

　　デナム保健省政務次官：上院議員は重要な指摘をなさいました。政府のこの問題に対する関与を記録したいと思います。保健医療の専門職や政府の役割は、正確な情報と助言に基づく選択を国民が行うことができるよう、支援し助言することです。保健医療の専門職は、個人が自分でリスクを評価し、何をどうすればよいか自分自身で選択ができるようにすることであり、結婚するようすすめることではありません。これらを踏まえて、政府は遺伝カウンセラーを養成

するだけでなく、英国家庭医学会と共同して第1次保健医療（プライマリケア）のカリキュラムの変更を行うなど、この分野を強化してきました。今後もさらに多くの遺伝学的知識が卒後教育を通して広まるだろうと考えています。
　（Parliamentary Business, Hansard, April 21, 2008; http.//www.parliament.uk）

（イスラム教の信仰と実践に関するさらなる情報は付録4を参照）
　異なる文化の中で、女性が婚姻において果たす役割を理解することもまた重要である。ヒンズー文化の中では、女性たちの多くは誓いを立てる。その目的は、

　献身と自制を通して、特別な目的のために神の恩寵を得るため――家族や特別な構成員の介護、保護や安寧のためであったり、個人的な満足や「神の徳」のためであったり、あるいは多くの場合、家族や個人的危機の際や疾病の症状が出た際に特別な願望を達成するためだったりするのである。
（McDonald 1997: 141）

そのような儀式の1つは次のように描写されている。

　ジャヤ・プラヴァティ・ヴラット（Jaya pravati vrat）は、夫たちの健康や長寿を願い、幸運に恵まれて結婚した女性としての自分の立場を守るため、結婚後5年間、女性たちによって執り行われる儀式である。
（McDonald 1997: 141）

　毎年のこの儀式は5日間続き、断食と礼拝によって構成されている。マクドナルド（McDonald 1997）によれば、その研究の中に登場するグジャラート系［訳注：インド北西部のグジャラート地方出身の商業カーストのコミュニティ］の女性たちの多くは、自分の人生は、ある意味では夫に従属していると信じている。もし女性が夫に先立たれると、その女性は伝統的な価値観の中では不運をもたらすものと見なされるか、「邪視」の原因になると信じられている。また、そのような女性は結婚指輪などの宝石類をすべて取り外さなければならない。婚姻の象徴と見なされるため、髪の分け目に朱色の印

（バーミリオン・マーク）をつけてはならず、明るい色のサリーをまとってはならない。同じような儀式をシタラサータムと言い、7月か8月に断食と冷たい食事を摂って執り行われる（McDonald 1997）。多くの幼少期の病気が女神シタラ（Sitala）とかかわっているため、正しく礼拝されないと、その共同体に疾病をもたらすと信じられている。この儀式は、子どもの保護と良い健康を保証するためのものである。男女の神々を敬わないと病気や「女性の不妊」の原因となるとみなされている（McDonald 1997）。

> **考えてみよう**
> 1. 個人の経験から考えてみよう。家族の中で女性はどのような役割を果たしているだろうか。
> 2. 自文化の中で女性は、労働者として、母親として、また介護者としてどのような役割を担っているだろうか。
> 3. あなたが女性だとしたら、上記に関連してどのような役割葛藤を経験しただろうか。

あなたの文化では、男性と女性は家族や職場で同等の社会的地位を持っていると考えるかもしれない。しかし、他の文化においては男性と女性の役割はこれとは違い、女性は子どもの世話や家の中で多くの役割を担い、男性が働き手としての主な役割を担っている。しかし、英国では、男性の伝統的な役割は、経済的な理由で女性にとって代わられている（例えば、男性の失業など）。このような状況が妻や母親としての役割に加わり、どちらもうまく果たそうとする女性にとっては役割葛藤とストレスを増加させることになっている。

社会の中の介護者としての女性

介護を担うのは伝統的に女性の役割だと考えられてきた。しかし、コリエール（Colliere 1986）によると、それは社会にとって価値があり、必要度が高いとは見なされてこなかった。これは非常に広く浸透している考え方ではあるが、いくつかの社会において看護の専門職として看護することがどのようにとらえられているのか考えてみよう。看護職者のほとんどは女性である。デイビス（Davis 1995）によると、1988年では英国保健サービス

(NHS)で働いている男性看護職者の割合は、9パーセントであった。1998年にこれは10.5パーセントに上昇した。看護職者の総数421,749人中、男性は44,557人になった（Department of Health）。2006年から2007年では英国看護師登録前教育を受けている90パーセントは女性であった（National Nursing Research Unit 2009）。その報告書は、もし男性の採用に関する障壁が取り除かれるならば将来男性は貴重な採用源となるであろうと結論づけている。

　英国保健サービスが看護師の増員を目的として、女性の専門職としての看護のイメージを変えようと試みてきたが、大きな変化は起こっていない。看護師の地位と社会の中の女性の地位とは非常に密接に関連していることがわかっている（Davies 1995）。ミズノ－ルイスとマックアリスタ（Mizuno-Lewis and McAllister 2006）は、日本の看護師の休暇取得状況と文化がもたらす影響について調べている。この中で、日本には性による不平等があり、「男性は外で働く一方、女性は家庭にとどまり、家族や子どもの世話をしなければならないということが根深く信じられている」と指摘している（Mizuno-Lewis and McAllister 2006: 275）。この考え方には多少の変化がみられるものの、日本では依然として男性のキャリアが優先され、仕事至上主義の考えを持つ文化であるため、女性が働くときに病気などの理由で休暇を頻繁に取ることができない（33パーセントの人が1年に5日以内しか休暇を取らないと報告されている）。その研究の中では、クモ膜下出血で亡くなった若い女性看護師の死の原因が「過労死」であることを証明しようとする両親の試みが触れられている。その看護師は「月80時間の時間外労働を強いられていた」ようだというのである。結果は報告されていないが、筆者らは「日本の看護界は、女性解放や、休暇を取らない伝統的な価値観を変え、仕事に対する均衡が取れた対応の価値を学生に教えることを、看護師になる準備段階の教育で行う必要がある」と結論づけている（Mizuno-Lewis and McAllister 2006: 279）。

　ウルフ（Wolf 1986）は、神聖なものとみなされている看護の仕事と穢れとの関係を見つけている。看護師は、排泄物を扱う「汚い仕事」に従事する穢れたイメージと、「病む者を導く」といった神聖な仕事という宗教的象徴性の両方を兼ね備えているととらえられている（Wolf 1986）。これらのイ

メージは、看護師の職位や地位に世界的にも大きな影響を与えている。

例えば、日本では、汚れや疾病と関連しているため、看護師の地位は比較的に低い(Hendry and Martinez 1991)。ティアニーとティアニー(Tierney and Tierney 1994)によると、「日本の看護師は『3K』――きつい、汚い、危険――の仕事と見なされている」。インドの看護師についても同じようなことが報告されている(Nandi 1977; Somjee 1991)。ザーマン(Zaman 2009)の研究によると、バングラディッシュの看護師は患者にめったに触れない。患者の親族がすべての「『身体の世話』を行い、看護師役割を担う」。また次のようにも報告している。

バングラディッシュにおける看護に対する否定的な考えは、既存の宗教的な観念に起因している。この宗教的な考えの中では、職業としての看護の社会的地位は低い。なぜならヒンズー教にはカースト制度の観念があり、イスラム教には女性の品行方正な行いという観念があるためである。(Zaman 2009: 373)

考えて
みよう

1. 英国であなたは、看護に関する同じような考え方をどれくらい聞いたことがあるか。職業としての看護をどのようにとらえているか。またその理由を、看護師ではない友人に質問してみよう。
2. 看護師ではない友人に、女性と男性看護師のイメージを尋ねてみよう。そして看護師や他の保健医療分野の専門職による対応と、保健医療の専門職でない人たちによるそれをどのようにとらえているのか質問してみよう。
3. これらの記述と日本の看護師に関する前述の意見を比べてみよう。

英国と同じように、日本でも働く女性の数が増加している(Tierney and Tierney 1994)。しかし、そのことが伝統的な拡大家族の中で高齢者の介護を巡る問題を引き起こしている。アトキンとローリングス(Atkin and Rollings 1993)は、アフリカ系および少数民族の人びとのあいだでの、この非公式な介護役割について、いくつかの研究に言及しながら報告している。彼らが引用した1990年のマカルマン(McCalman)によるサウソール地域に

住む34人の介護者について調べた研究は、次のような結果であった。

> 介護者は皆、近親者の世話をしていた。両親、親の再婚相手や義理の親を看ているものが半分、配偶者が3分の1、8分の1強が祖父母の介護であった。そして21人は女性だった。　　　　　　　　（Atkin and Rollings 1993: 12）

アトキンとローリングス（1993）は、研究の中で、「拡大家族の人的つながりが協力的な関係だというのはほとんど神話」であり、アジア系住民の多くは核家族であると指摘している。ウォーカーの研究（Walker 1987）では、重い学習障害を持った子どもの介護をしている15組のアジア系の家族では、介護のすべての責任は母親にあると考えられていた（Atkin and Rollings 1993）。女性によるこの顕著な役割は、ポーニアとウォード（Poonia and Ward 1990）の研究でも報告されている。ブラッドフォード地域での「ママに休息を（Give Mum A Break）」サービスや、ルイシャムやサウソールの両地域における「障害者の子を持つ親の会（Contact A Family）」といった運動の意義について議論されている。重い学習障害を持った子どもを世話する女性たちは孤立やうつに陥りやすい状況にあるため、こういった事業は彼らに命綱を提供しているのである。

しかし、学習障害者基金による近年の報告によると（Towers 2009）、学習障害を持つ子どもたちの父親は子どもの世話にもっとかかわりたいと望んでいること、またそれにより深くかかわるためには、彼ら自身の健康や福祉を維持するためにより多くの支援が必要であるという。少数民族集団と学習障害者に関する詳しい情報は、この章の終わりにウェブサイトのリストを掲載している。

デイヴィスとチョウドリ（Davis and Choudhury 1988）は事例研究において、あるアジア系の家族を取り上げ、健康問題の専門家がどのようにして、このような人びとを援助しているかを分析した。専門家の介入によって女性介護者の窮状がどのように軽減されたかを示している。ただし、このアジア系女性は異文化圏の出身であり、看護専門職との言語による意思疎通が不可能であったために、二重にストレスがたまる状況であった。

> **事例研究**
>
> その家族はエレベーターが頻繁に故障するような5階建ての公営住宅に住んでいた。市内の住宅ではいつものことではあるが、こんなことも脅威だった。B氏は45歳で、12歳と16歳の2人の息子と11カ月のダウン症の娘と暮らしていた。最初の会合では、B氏は当惑し、孤独で混乱しており、直面する様々な困難に対処することができないでいた。困難とは、近年の夫の突然死、娘のダウン症、自身の病気、英語が話せないこと、アパートに住めなくなるという心配、バングラディッシュにいるほかの子どもたちから引き離された状態、家族や友人の支援体制の欠如、そして極貧の生活であった。
>
> （Davis and Choudhury 1998: 48 より）
>
> ▶留意すべき事項
> 　自分がこの女性を援助する地域のグループの登録メンバーになったと想像してみよう。彼女の状況を理解するためには、どのような文化的な要因を考慮しなければならないだろうか。

　B氏は12カ月以上にわたって支援を受け、結果的にはずっと自立し、友人もできはじめていた。主な援助資源は、特別な支援を必要とする子どもを持つ家族を援助するために設立された「親への助言（Parent Advisor）」事業だった（Davis and Choudhury 1988）。この事業では、そのような家族と同じ言語を話すカウンセラーを育成し、対話を通して支援を提供している。また保健や教育の専門家もかかわっている。このような計画的支援は信頼と効果的な意思疎通に基づいている。

　ポーニアとウォード（1990）は、家庭外でも特別の介護を必要とする子どもの多くの親たちが持つ懸念に焦点を合わせている。彼らは、子どもたちが文化的に求めていることがらが満たされない状況を特に取り上げている。彼らはラフィーク夫妻の経験に言及した。夫妻は、「宗教的絶食期間のラマダンのときに、地域の行事に出席した息子ナディーンがお祈りをできなかった」ことに不満であったという（Poonia and Ward 1990）。

　こういった話はどの文化のどの親にも当てはまる。しかし、文献から明らかになるのは、少数民族出身の家族のために提供される支援には不平等がうかがわれることである（Ellahi and Hatfield 1992; Rickford 1992）。他の研究

や類似の根拠は英国保健サービスのエビデンス——民族性と健康のウェブサイトに見られる（章末のウェブサイトリストを参照）。

> **要　点**
>
> 1. 多くの文化で介護は伝統的に女性の役割と見なされている。
> 2. 社会の中の看護師の地位は女性の地位と深くかかわっている。
> 3. 看護が多文化的に必要とされることを反映する場合、介護者と保健や社会福祉の専門職とのコミュニケーションが効果を発揮することを文献は示している。

文化的信念と女性に必要なこと

　例えば月経、妊娠や出産にまつわる個人的・文化的信念に対する理解は、多文化社会における女性の保健を理解する上で不可欠であるとみなされている。

　多くの文化では月経中の女性は、汚れている、「穢れている」と考えられている。例えばユダヤ法では、あらゆる種類の性器出血とそれが止まってから後の7日間、夫婦の接触は禁じられている（Schott and Henley 1996）。正統派ユダヤ教の夫婦間では、女性が7日間の完全に無出血期間を経てからでないと接触しない。その際には清めの儀式のために、ユダヤ教の礼拝堂であるシナゴーグに隣接された特別な浴場「ミクワー（mikvah）」へ行く。そしてカップルは再び接触できるようになる。女性は、月経期間中は不浄であるという、このような信念は、イスラム教、ヒンズー教、シーク教やジプシーと呼ばれた移動民の文化でも見られる。

　イスラム教徒の女性はまた、出産後40日間は不浄と見なされており、この期間は断食や毎日の礼拝をせずコーランにも触れない（Henley 1982）。これらの文化圏すべてにおいて月経期間中の性交渉は厳しく禁じられている。この宗教的慣習からも多くの男性が陣痛の間、妻に触れない理由がわかる（妻を案じていないのではないのである）。日本人女性は、月経期間中は入浴も洗髪もしなかった。「美容師の中には洗髪をする前に月経中でないか客に確認したこともあった」という（Ohnuki-Tierney 1984: 28）。

月経の始まり（初潮）は身体的な生殖活動が開始されたという根拠であるだけでなく、女性として成熟に達した証である。スカルタンス（Skultans 1970）の研究を取り上げたヘルマン（Helman 2007）は、南ウェールズの、ある炭鉱村においては月経や「毎月、血液流出があること」が健康という観点では肯定的価値があると信じられていることを明らかにした（例えば、悪い血液を体外に出すという意味がある）。同じく、スカルタンス（1970）を取り上げたスタンディング（Standing 1980）は、多くの女性は月経血には毒性があると信じており、そのため更年期の女性でも、肉が腐るという理由で赤身の肉に触れてはならず、生地が膨らまないという理由でパンを焼いてはならないと言われていた、と報告した。ジプシー移動民の女性は、月経や妊娠期間中は不浄、すなわち「モカディ（Mochadi）」ととらえられている（Vernon 1994）。これらは文化圏を超えた信念であり、同じような例はニューギニアのワイゲオ島でも見られる。そこでは月経中の女性は自分の小屋に隔離され、そのあいだ人や所有物に接触してはならない。そして夫が死なないように夫の食べ物にも触れてはならないとされている（La Fontaine 1985）。ネパールの思春期の女子生徒の月経の衛生管理に関する近年の研究では（WaterAid 2009）、「接触することによって穢れる」「月経用品によって汚れる可能性がある」という信念を扱っている。しかし、多くの女生徒たちはこの月経を巡る伝統的な慣習に対して反発し始めていた。ある生徒は次のような説明をしてくれた。

　　私は何をするべきか、してはいけないかを言い聞かせられて育ちました。私は自分に何が期待されているのか知っています……けれども誰も周囲にいないとき、私はすべきでないこともします。水にも台所の食べ物にも触るし、どの部屋にも入ります。果物の木にも触りますが、どの木もしおれたりしないから、それは真実ではないと思います。　　　　　　　　　　　（WaterAid 2009: 11）

　▶自分の月経に関する経験について振り返ってみよう。
1. もしあなたが男性なら、月経に関することでどのようなことを聞いたことがあるか。それを話したのは誰であったか。それはあなたの女性に対する態度にどのように影響しただろ

うか。
2. もしあなたが女性であるなら、あなたの文化では月経はどのようにとらえられているか。あなたの生活にどのような影響を及ぼしているだろうか。

　月経にまつわる異文化での慣習を理解することは、看護師にとって重要であるが、これは女性の健康に関する仕事をするものにとっては基本的なことである。例えば、月経の問題を考えてきた女性に対して助言を与えるためには、文化的信念や慣習の知識を持つことは効果的な看護師—患者関係を築くために必要とされるだろう。次のような事例研究を考えてみよう。

> **事例研究**
>
> 38歳の正統派ユダヤ教徒の女性が子宮摘出のために入院してきた。
>
> あなたは手術の影響について彼女と話し合いをしなければなりません。
>
> ▶留意すべき事項
> 1. 今後月経がないということについて女性はどのようにとらえているか。
> 2. このことは夫との関係に影響するだろうか。
> 3. 将来的に可能性のある健康問題について女性と話し合うために、ユダヤ教とその信念に関するどのような知識が求められているだろうか。
> 4. 異文化出身の女性についても同じ設定で考えてみよう。

　もし女性の健康問題を扱う病棟や部局で働いている場合、多文化看護に関する問題に特に焦点を合わせた手引き書を準備することも可能である。これは「処方箋」タイプの手法だととらえられるかもしれないが、他の手引き書からも支援が得られるような利用可能な情報を取得するうえでもっとも効果的な方法の1つと言える（Holland 2008、子宮摘出術のために入院したイスラム女性に関するほかの事例研究も参照せよ）。

第7章　多文化社会における女性と保健医療

> **要　点**
> 1. 女性の健康に関する看護を提供するには、それが文化的に非常に繊細な問題であるため、月経、妊娠や出産に関する個人的、あるいは文化的信念への理解が求められる。
> 2. 多くの文化では、月経中の女性や出産した女性は不浄であり穢れているととらえられている。
> 3. 月経、妊娠や出産にまつわる多くの文化的慣習には宗教的な重要性がある。

女性そしてプライバシーと尊厳の維持の必要性

　女性がどのように装うかは男性との関係に関連がある。例えばイスラム教徒の女性は手以外の身体を完全に覆う衣類をまとっている。この服装はイランやアラビアの一部ではチャドルと呼ばれており、黒く長いドレスかスカート、ブラウス、そしてベールからできている。また女性たちの多くは目や鼻も覆いをつける。パキスタンでは女性は、シャルワール（ズボン）、カミーズ（シャツ）と、頭、口や鼻を覆うためのチュニあるいはデュパッタと称される長いスカーフを使う。例えば女性がレントゲン撮影を受けるとき、腕や足を露出することは非常に屈辱的で困惑する事態となる。このようなときには看護師も保健医療の他の専門職も、女性の尊厳が保たれるように配慮することが重要である。次の事例研究を考えてみよう。

> **事例研究**
>
> 　40歳の既婚のイスラム教徒の女性が集中治療室（ICU）に重体で入院してきた。女性は意識がなく、人工呼吸を受けている。この施設にいるほかの4人の患者はすべて男性である。
>
> 　彼女や他の患者の親族が見舞いに訪れたとき、あなたはその女性のプライバシーと尊厳をどのように守るか。
>
> ▶留意すべき事項
>   1. 意識のない患者の権利擁護者としての看護師の役割
>   2. 近親者が求めることと保健医療チームが必要とすること

3. イスラム文化における女性の立場
4. イスラム教徒の女性の伝統的な衣装や習慣

　ゲリスら（Gerrish et al. 1996b）は、保健医療サービスの利用者が感じている、尊厳の維持が尊重されていないことに焦点を合わせている。多くの場合は、保健医療専門職側の文化についての知識の欠如に起因している。この研究の間に面接調査を受けたグジャラート系の複数の女性たちによって話された1つの例がある。

　多くの女性が、着替えや手術を受けるときには、プライバシーの保護が不十分だと感じていました。虫垂炎の疑いで入院していたある女性は、説明もなく肛門に指を挿入されました。後になって初めてそれが虫垂炎のための診察だったことが分かったのです。彼女は完璧に打ちのめされていました。しかし看護師たちはそのことに気づいていないようでした。夫が後でやってきたとき、彼女は完全に泣き崩れていました（BG6）。（Gerrish et al. 1996b: 44）

　看護師は、患者やクライアントの尊厳を尊重することの重要性を掲げた専門職規範（Nursing and Midwifery Council 2008）を守らなければならない。これを遂行していくには、看護師は看護において、すべての個人にかかわる文化に基づく潜在的な要求を知っておく必要がある。上記の例で見られたような文化的な誤解を避けるためにも、関連する病棟の看護チームは患者に、疾病に関する検査や治療を説明する情報を異なる言語で提供することもできたはずである。看護に関する患者への必要な情報項目は今では様々な言語で書かれている。しかし言葉とは別に、患者がそれを確実に読めるようにすることも重要である。患者が必要な情報を得られるように、録音テープやCD-ROMのように異なる形態で情報を提供する保健医療組織もある。

考えてみよう

1. 侵襲をともなう検査や治療を自分やほかの誰かが行う際に、その性質を患者やクライアントに現在どのように説明しているか確かめてみよう。
2. その次に、最も接触のある患者やクライアントに対して、同

様の、しかし文化的に特別な求めに焦点を合わせて、同じように確かめてみよう。
3. プライバシーや尊厳の維持に関して、文化に焦点を合わせた看護を保証するような実践計画を作成しなさい。

健康や保健医療に関する女性の役割と文化的信念の影響

　いくつかの社会では女性に与えられた「低い」地位は、女児と男児がどのように見なされているかということを反映している。世界のいくつかの地域では、「特に農村部においては、女児の嬰児殺しはいまだに続いている」（Helman 2007）。
　トレヴェリヤン（Trevelyan 1994）は、「男児選好」が非常に強い社会においては次のような傾向があることを報告している。

　　女児は男児に比べて必要量を満たすだけの食糧を与えられていない。一方男児はより栄養価の高い食事を与えられる。例えば、インドのある地域では、男児に比べ女児は4倍も低栄養下にある。

　　男児はより長く母乳を与えられる。もし生まれた子どもが女児なら、母親は男児を妊娠するために母乳を中断することもある。

　　病気の際は、男児は治療を受ける機会がより多くあり、より多額の金銭が医師への支払いや薬に費やされる。ユニセフによると、パキスタンの北西国境地域にある小児病棟では、1,233人の患者のうち女児はわずか424人だった。
　　　　　　　　　　　　　　　　　　　　　　　　　（Trevelyan 1994: 49）

　この男児選好は主に文化的経済的なものから生じることが説明できる。トレヴェリヤンは、女性であるがゆえに女性の地位が低いとされ続けることとの関連性を見出したスマイク（Smyke 1991）の研究を引用している。スマイクによれば、このような考えは多くの女性の自分自身の健康や身体に対する

態度に深い影響を与えている。女性はなにか対処できることがないかを見つけようとするよりもむしろ、不健康や痛み、苦しみを受け入れてしまうのである（Trevelyan 1994: 50）。

異国からやってきた女性たちが西洋文化の中で生活しながらも、なおそのような信念に従っているなら、なぜ彼らが利用可能な保健医療施設を利用しないのかその理由が明らかになる。

「主文化」に触れることによって、そういった女性たちが様々な文化的視点を持つことができるようになると、少数民族文化の構成員間の1世、2世そして3世の間で葛藤が起こる。うつや自殺が普通になる。シュライバーらは（Schreiber et al. 1998）、このような問題に焦点を合わせて、カナダに住むアフリカ系西インド諸島出身の女性がヨーロッパ中心的主義の社会の中でどのようにうつと闘っているかを述べている。精神疾患に強力な烙印（スティグマ）を貼り付けるために、彼らは自分の問題に関して援助を乞うことに躊躇していた。

いくつかの社会の中で女性の健康に非常に強い影響力を持つ文化的慣習の1つに、女性器切除（female genital mutilation: FGM）がある（しばしば女子割礼とも呼ばれる）。ショットとヘンリー（1996）によるとFGMには3つのタイプがある。

1. 陰核包皮の除去――これは割礼と呼ばれる唯一の正しいタイプ。
2. 陰核の切除と小陰唇の一部あるいは全部の切除（陰核切除）。
3. 女子割礼――FGMのもっとも拡大された形態。陰核と小陰唇を切除し、大陰唇は縮小縫合されて尿や月経血が通る程度の小さな穴だけ残される。女子割礼は陰核を除去せずに行われる場合もある。

（Schott and Henly 1996: 213）

女性器切除は、乳幼児から（例えば、エチオピア）思春期直前まで（例えば、西アフリカ）様々な年齢で行われる。コーランには言及されておらず、また、健康上の利点もないので、必ずしもイスラム教で要求されていることではないようだ（Trevelyan 1994; Schott and Henley 1996）。トレヴェリヤン（1994）は、短期および長期にわたるこの処置の重篤な合併症について

次のように述べている。それらは、

- 短期合併症：大量出血とショック、感染、死亡
- 長期合併症：尿路感染症の反復、慢性骨盤内感染症、性交時痛、閉経時（更年期）の問題
- 妊娠・分娩時の合併症：経腟分娩は不可能、尿カテーテルの挿入困難

次のような事例研究を考えてみよう。

> **事例研究**
>
> あなたは婦人科病棟で働いている。若いソマリア人女性が激しい右側腹部痛で入院してきた。医師は虫垂炎か子宮外妊娠かを疑ったが、その女性は医師の診察を拒んだ。地域と医療をつなぐ橋渡し担当者［訳注：コミュニティヘルスワーカーの1つ］リンク・ワーカーは彼女が未婚であること、今まで正常な月経がなかったという情報を女性の母親から得た。また彼女は子ども時代、英国に来たときから、排尿に問題を抱えていたことを知った。女性は非常に悩んでおり、また強い疼痛を感じていた。
>
> ▶留意すべき事項
> 1. この若い女性を援助する際、何を優先順位とするか。
> 2. 女性の潜在的問題を同定する上で、どのような知識が必要とされているだろうか。
> 3. もし彼女にある種の女性器切除が施されていることを発見したら、自分の信念や感情にどう影響するか考えてみよう。

英国の王立看護大学は、このような問題をより深く理解し疑問に答えられるように、すぐれた指針（Royal College of Nursing 2006）をつくりだした（章末のウェブサイトリスト参照）。世界保健機構（WHO）も、この話題に関する他の情報を提供している（章末のウェブサイトリスト参照）。

保健医療専門職者が、自分の個人的信念をどう反映させるかというのは、個人やその家族が受ける看護に重要である。ボウラー（1993）は、イングランド南部のある病院で、女性の妊娠体験についての民族誌的研究を行っている。この研究の結果は必ずしもすべての助産師や看護師を代表するもので

はないが、看護に影響する固定観念化したイメージという例をよく示している。ボウラー（1993: 160）は、アジア人女性に対する型にはまった見方として、4つの主要テーマを挙げている。すなわち「コミュニケーションが困難である」「看護に対する遵守意識の欠如（指示に従わない）とサービスの乱用」「つまらないことに騒ぎ立てる傾向」そして「正常な（普通）母性本能の欠如」である。

このような固定観念化は不適切な看護を生んでしまう。女性たちの多くが英語を話せず意思疎通が困難なことから、助産師たちは「母親と『良好な関係』を持つことは助産師としての重要な役割の1つであると言われているにもかかわらず、女性たちと『良好な関係』を築くことができない」とボウラーに語っている。このような例は、英語を話すことができない患者やクライアントにかかわる、あらゆる保健医療従事者にあてはまる。

家族計画や受胎能力に関して、助産師は、女性たちが看護に従わないと型にはまった見方をしてしまい、彼らは、女性たちの多くが大家族に所属しているという事実だけで、避妊に興味がないと信じる傾向にある。しかしボウラー（1993）は、多くの女性は避妊しているにもかかわらず、このような問題を話すことに戸惑いを感じており、言語やその訳し方に問題があるだけだと明言している。一方、パーソンズら（Parsons et al. 1993）は、少数民族の人びとの、避妊方法やその必要性に関する情報で、全国的に入手できるものはほとんどないと述べている。

考えてみよう
1. 多文化社会の中で、家族計画サービスを立案しなければならないことを想定してみよう。男性、女性の両方に助言する支援が望まれている。
2. このような援助を成功させるためには、どのような文化的配慮が必要だろうか。
3. この種のサービスを利用しようとしないのは、どのような文化グループあるいは宗教グループか考えてみよう。

ボウラー（1993）が取り上げた「つまらないことに騒ぎ立てる」のと同じものであるテーマはまた、読者になじみ深い固定観念的イメージである。異なる民族の女性が必要としていることについて、ボウラー（1993）がし

た質問への典型的な答えは、「あなたが興味を持つ、このアジア人女性たちは痛みについての閾値が非常に低い。だから彼らへの看護はとても難しいんです」というものであった。最後のテーマである「母性本能の欠如」に関して、助産師が使う文言は、「彼らは私たちと違う」というものである。これは、彼らは「子どもの数の多さと、男児に対する『不健康な』選好がある」という考えから生じている（Bowler 1993）。

最後の問題はイスラム教徒の女性にとっては非常に重要な問題である。なぜならイスラム文化の中では男児はきわめて重要な存在だからである。

トレヴェリヤン（1994）が指摘したように、この問題は女児を出産したばかりの女性は、女児が誕生してしまったという事実だけでなく、今後男児を生めるかどうかを恐れて非常に落胆している可能性がある。

「母性本能の欠如」に関しては次のような事例研究がある。これは、出産直後の母親の子との「絆」形成についての文化的理解の欠如によるものから生じている。

> **事例研究**　男児を出産したベトナム人女性は、赤ん坊を抱こうとしないにもかかわらず、授乳やおむつ交換などの最低限の世話は喜んで行っていた。赤ん坊をかわいそうに思った看護師が、その子を腕に抱きあげて頭を撫でたところ、母親とその夫も明らかに気分を害したようであった。この一見怠慢に見える態度は愛着の欠如を反映するものではなく、文化的信念と伝統を示している。ベトナムの地方の人びとの多くは霊の存在を信じている。霊は乳幼児に惹きつけられ赤ん坊を盗もうとする（それは死を意味する）と信じている。そこで両親は、生まれたての赤ん坊が霊の興味を引かないようにあらゆる努力をし、そのために、乳幼児を抱きしめたり気にかけたりしないようにする。無関心のように見えるが、逆に子どもへの深い愛情と関心を示すものであって、放置（放任）ではないのである。看護師はその子への関心を引いただけでなく、タブーとされる場所に触れてしまった。南アジアでは、頭部は秘密の私的な場所と考えられており、魂の座であるため触れてはならない場所なのである。

考えて みよう
1. 自分自身や家族の出産の経験を振り返ってみよう。異文化出身の同僚とそれぞれの経験について話し、比べてみよう。
2. どのような類似点、相違点があるか。もしあったなら、その背景にある文化的な原因は何か考えてみよう。

　出産は短期的な健康問題だけでなく、長期的な問題とも深くかかわっている。例えば、1994年にハガー(Hagger 1994)によって行われた研究では、生活様式の文化的側面の変化が健康行動規範の様式に影響を与えることが示されている。英国で妊娠と出産を経験したバングラディッシュ系の女性たちの間で、尿失禁の問題を抱える人の数が増加している。一方、バングラディッシュで出産し、伝統的な産後の看護を受けた女性たちの多くにはこのような問題が見られないという(Hagger 1994)。文化的原因が考察されるならば、次のようなことがわかる。

　（バングラディッシュにおける）伝統的な産後の看護では、親族が家庭内の用事を引き受ける間40日の休養を取り、食事も軽食で、性交渉はなく、母乳育児が普通で、圧迫包帯がよく利用される。──また、通常穴の上にまたがって排尿する。椅子に座る代わりにしゃがむことや定期的な水泳が、骨盤底筋を強化する役割を果たしているのである。　　　　　　　　　　(Hagger 1994: 72)

　しかし、英国においてはこのような伝統的な慣習はほとんど実践されていない。その結果、失禁問題を抱えるバングラディッシュ系の女性が増加しているのである。
　シュイト(Schytt 2006)は、出産後の女性の健康についての研究で、スイス人女性の間でも同じような問題や、会陰痛や性交痛などの様々な問題を見つけている。
　非都市部に住むバングラディッシュ系の女性たちが健康の優先順位をどのようにとらえているかという研究において、ロスら(Ross et al. 1998)は、女性の健康に関する文化的な要求を理解する必要性を例証している。研究の中でこういった女性たちは、自分の健康問題に適切に対処しなければ慢性疾患になることを認識しているにもかかわらず、早期治療を受けることに対し

て躊躇していた。早期に対処したとしても、伝統的な治療師と呼ばれる人たちに真っ先に相談したのである。

彼らが語った例の1つが次の事例研究である。

> **事例研究**
>
> 24歳のバングラディッシュ系の女性は持続的な膣出血があった。女性は夫が気づいていると信じていた。夫が一度、市場の薬局で薬を買ってきたからである。しかし効果はなく、二度目の妊娠の間、出血のために女性の健康は悪化していった。二番目の娘は今では4カ月である。彼女の健康状態はさらに悪くなっていた。というのも、二度目の妊娠で子宮脱（uterine prolapse）になっていたからである。このために「以前にもまして」性交が困難になった（Ross et al. 1998）。不幸にも、夫は彼女と子どものもとから去ってしまったが、この若い女性は義理の母親と暮らし続けているのであった。
>
> ▶留意すべき事項
> 1. この女性が英国人であったら（非少数民族の文化）、経験はどのように違っていただろうか。
> 2. 英国に住むバングラディッシュ系女性のための保健医療の必要性を理解する上で、この女性の経験をどのように評価できるだろうか。

結論

月経、妊娠、出産などの生物学的な機能に関して言えば、異なる社会においても女性であるという点では多くの共通点がある。しかし、成長段階で経験するこれらの段階（ライフ・イベント）における文化的信念の影響は、個人にとってだけでなく文化共同体にとっても特異なものである。多文化社会において、保健医療専門職者は、女性に対して非差別的な看護の提供と相手の理解を確実にするために「文化的な準備をした」状態でなければならないのである。

結 論

> **本章のまとめ**
> 1. 女性の健康状態は家族の健康と安寧に大きな影響を及ぼす。
> 2. 女性は、専門職としてあるいは一般的な世話、看護あるいは介護の担い手の両方で重要な貢献をしている。
> 3. 月経や妊娠、出産は女性にとって正常なライフイベントである。しかし、異文化においては、健康信念や宗教的実践に伴って、これらの1つひとつのイベントの重要性は異なっている。

▶推薦図書

Ahmed S. (2009) *Seen and not heard: voices of young British muslims.* Policy Research Centre, Islamic Foundation, Leicester.
　この報告書では、英国に住む若いアジア系男性と女性たちの生活、特にジェンダーや文化的帰属意識（アイデンティティ）に関する彼らの見解に焦点を合わせている。

Davies C. (1995) *Gender and the professional predicament in nursing.* Open University Press, Buckingham.
　本書ではジェンダーと社会における女性の地位に関する看護師の専門性を追究している。

Riska E. and Wegar K. (1993) *Gender, work and medicine.* Sage Publications, London.
　医療の中の分娩の区分に関する社会学的見解および看護・助産との関係。

Schott J. and Henley A. (1996) *Culture, religion and childbearing in a multiracial society.* Butterworth-Heinemann, Oxford.
　本書は1996年発行ではあるが、いまだに、分娩に関する主な問題と文化や宗教の影響についての明確な洞察を保健専門職に与えてくれる。

▶ウェブサイト

http://www,globalhealth,org/womens_health/
　グローバル・ヘルス会議のウェブサイト。女性の健康についての国際的な知識やその資源を提供するだけでなく、性問題や妊娠出産に関する問題など話題は多岐にわたる。

http://www.harpweb.org.uk/
　亡命希望者と難民の健康に関するサイトであり、亡命者とともに活動している保健専門職にとって主要な情報源になるサイトである。女性の健康問題に関する情報源としてもすぐれている。

http://www.intute. ac.uk
　このウェブサイトは、女性と健康に関する部分を含み、看護師や助産師がどのようにインターネットを活用すればよいか教えるプログラムなどリンクは多岐にわたる。

http://www.learningdisabilities.org.uk/
　学習障害を持つ少数民族グループのコミュニティと人びとに関する情報のためのサイト。

http://www.lgfl.net/lgfl/leas/tower.../JG%20Guidebook%202.pdf
　このウェブサイトは、保健医療スタッフやその他の専門職が、ジプシー／移動民／ロマの文化をより理解できるよう支援するためのガイドへリンクしている。

http://www.library.nhs.uk/ETHNICITY/ViewResource.aspx?resID=296479
　これは「NHSエビデンス——エスニシティと保健医療」のサイトとホストリソースで、文献や報告そして関連するサイトとつながっている。

http://www.nspcc.org.uk/Infonn/.../ICantTellFullReport_wdf57889.pdf
　南アジア系の人びとのコミュニティで家庭内虐待、つまり「自宅で起こっていることを人に話すことができない」女性や子ども、青少年の特別なニーズ（要求）がある人たちによる通報に基づいた報告にリンクしているダイレクトウェブ（Izzidien 2008）。

http://www.rcn.org.uk
　看護師が性器切除、性器割礼のテーマについて理解を深めるために王立看護大学が制作した優れた手引き。

http://www.who.int/mediacentre/factsheets/fs241/en/
　女性性器切除に関連する世界保健機構（WHO）の情報。

第8章

多文化社会における男性と保健医療

カレン・ホランド

洲崎 好香
新谷 奈苗 [訳]
有吉 浩美

はじめに

　男性対象の保健医療は、重要性において女性と同じであると認識されている（第7章参照）。これまで男性の健康問題の影響は明らかではなかったかもしれないが、今日の社会では、もはやそのようなことはない。例えば、多くの文化において、男性が育児にもっと関わるようになっているし、女性が男性に代わって大黒柱としての役割を担うことも多くなっている。また、看護は依然として主に女性が支配的な職業となっているが、この領域や他の保健医療専門職に就く男性の数も増えている。

> **本章では、多文化社会における男性の保健医療問題に重点を置いている**
> - 社会における男性の役割
> - 社会における介護者としての男性
> - 看護に従事する男性
> - 健康や保健医療に関する男性の役割と文化的信念の影響

社会における男性の役割

　住んでいる社会や国は、男性の役割に影響を与えている。また、現在の多くの社会は多文化社会であることを考慮すると、この役割に対して自民族中

心主義の見解を持たないことが重要である。伝統的に英国では、社会における男性の主な役割は、家族を支えるための主な収入を稼ぐこと、すなわち大黒柱であった。しかし、これは経済的・政治的な変化によって様変わりし、その結果、多くの男性が失業したが、男性は仕事に出かけ女性は家庭に残って子どもの世話をするという従来のシナリオは、いまだに多くの家庭に残っている。1990年代において、この考え方は「現代社会において『男性』であることがどのような意味を持つか、そして、それがどのように医療実践に影響を及ぼす可能性があるかといった点に関する多くの議論、討論、および熟考」の要因であった（Robertson and Williamson 2005）。

ロバートソンとウィリアムソン（Robertson and Williamson 2005）は、単に男性であることが「男性の健康状態や健康習慣」における違いの原因となるのではなく、「セクシャリティ、障害、民族性、社会階級などの文化的帰属意識（アイデンティティ）にかかわる他の側面」が、「より重要ではないとしても」同等に重要であると結論づけた。

多くの文化において、男性はその地位にふさわしい行動様式に応じて男らしくなるように社会化されている。ホワイト（White 2002）によれば、この「男らしさ」の問題は、現在の男性の健康状態に関する議論の中心を占めるものであり、「日々の生活の中で男らしさがいかに様々に構築されているかについて考える必要がある」。基本的に、これは特定の行動について考えられていることであるとして、彼は以下のように述べている。

> ……男性はストイックで、非感情的で、理性的で、精力的で、自立していて、性的に積極的で、肉体的に強いといわれている（男性の支配的な社会的地位および役割の現れとして）。一方、女性は本質的に脆弱で、感情的で、非理性的で、依存的で、性的に服従的で、肉体的に弱い存在のように思われている（したがって、社会における従属的な地位および役割に適している）。
>
> （White 2002: 274）

 ▶この説明と、これらの点で、このような男性および女性についての自分の見解について考えてみよう。男性と女性についてこのような固定観念が見られた状況はあるだろうか。また、それ

とは反対の状況についても考えてみよう。

　一部の文化では、このような種類の特定の行動が、他の文化よりも多いと予想されている。これは、後述するように、男性が日常生活の中で女性にどう関わるのかというのと同じように、男性の健康行動および健康習慣に関連して看護師および保健医療専門職が男性にどのように関与するかに影響する（第7章参照）。

　それでは、異なる社会において男性はどのように見られているのだろうか。男女間の区分について特定の文化をとりあげるのではなく、本章の各項全体を通じて、その相違点を適宜示していくことにする。男性が保健医療専門職を可能な雇用機会として見なすのと同様に、ほとんどの社会では、男性の役割は彼らの健康に関連する行動および習慣と密接につながっている。ほとんどの社会では、子供の世話、仕事、および家族構成の編成について男女間で労働分担がある。さらに男女とも同性間の関係において従来の役割を維持している文化もある。多くの先進国では、これが男女の健康に関する多くの点に大きな影響を及ぼしている。

　英国の戸籍法（Civil Partnership Act 2004; Her Majesty's Stationary Office 2004）において、配偶者の法的義務に関して、例えば年金受給資格について重大な変更が加えられた。それにもかかわらず、健康に関する事項は判断されないままになっている。個人が病気になった場合に、近親者として指名されることを確保することは変更がなされた領域の1つである。キングとバートレット（King and Bartlett 2006）は、現行の精神保健法での「近親者親等」という用語が英国の新しい精神保健法でも同様に使用されており、これは、個人の拘留に関する意思決定において重要であることを指摘した。キングとバーレット（2006）は、同性による婚姻には、人間関係をより安定させ、性感染症のリスクをともなう複数パートナーとの接触を少なくすることにより、健康に対して明白な利益をもたらす場合もあることを示唆している。彼らはまた、「同性婚は新しい社会形態を構築し、これにより保健医療従事者にとっての新しい課題が生じる」ため、特に意思決定におけるパートナーの権利に関連して彼らが効果的に働くことを実現するためには、訓練が必要な場合があるとも述べている。

第8章　多文化社会における男性と保健医療

考えて みよう ▶あなた自身の家族構成について考えなさい。
1. 両親は、どのような役割を引き受けていたか（または、引き受けているか）。
2. その役割は、あなたの友人と比べて違ったのか。もしそうなら、どのように違ったか。
3. 誰が主な雇用を引き受けていたのか。それは看護の役割の責任にどのように影響したか。
4. それぞれの経験や、看護の役割を引き受ける上で役立つ生活のあり方について話し合ってみよう。
5. 以下の文を読んで、提起された問題のいずれかが、自分の家族でも見られたかどうか考えてみよう。

　ヘンリー（Henley 1982）は、イスラム文化では家族が中心となっており、男性（特に息子）には「両親が高齢になると、両親の介護や支援を行う責任があると考えられて」おり、「息子が結婚するときには、彼と妻が彼の両親との同居を続け、そこで子どもを育てることが多い」と述べた。家庭内の意思決定は共有されるかもしれないが、「家庭の外のほとんどの場合において、イスラム教徒の女性は、男性、つまり父親、夫、またその女性が未亡人になった場合には、息子に常に保護され、守られるのである」（Henley 1982）。イスラム教徒の女性は、常に夫に従っていることが見られる場合があるため、特に、イスラム教徒の女性が病院に入院したり、医師の診察を受ける必要がある場合は、この役割についての看護師の理解が必要になる。グランティ（Galanti 2008）による以下の例について考えてみよう。

事例研究　19歳のサウジアラビア人女性のシーダ・ナジーは、ちょうど出産したところだった。彼女の夫のアブドルは、結婚してからの10カ月の間、ほとんど仕事で離れていたが、出産のために彼女をアメリカに連れて帰った。出産直後、彼はシーダとともに病室に入った。彼は病室のドアを閉めたままにし、看護師を含む入室する人すべてに質問した。看護師はこのようなやり方に不満があったが、従う以外に選択の余地はなかった。シーダは多少の英語を話すことができたが、彼女が看護師と直接話すのは、夫のアブドルが留守のときだけだった。それ以外の場合は、アブドルが彼女に対する

> すべての質問に答えた。また彼女がいつ食事をとり、入浴するかについても彼が決めていた。アブドルは家族の長として、自分の妻と外の世界の間の仲介者としてふるまうことが、彼の役割であると感じていたのである。

　これは、英国とは医療制度が異なるアメリカ合衆国で起こった例である。しかしこの例により、妻に対する夫の責任について、イスラム教国で認識されている男性の役割についてよく理解できる。男性は、妻が自分たちの関係や家庭生活について看護師に話すことを望まないと考えるよりは、このような男性の役割を可能性として認識することが重要である。グランティ（2008）は別のシナリオも示している。この例では、夫が明らかに妻を虐待しており、妻が話すことを許さないのは、医療関係者や看護師たちに気づかれたくないという気持ちを示している可能性があった。彼女は、「保健医療従事者は、そのエビデンス（証拠）のみに基づいて確証のない結論に飛躍するべきではない」と警告している（Galanti 2008）。

　出産と育児における男性の役割もまた家族生活において重要だが、これは、文化的な違いが目立つ領域である。ただし、伝統的に家族のための収入を稼ぐことが男性の役割と見なされている文化においても、育児を助けることについては、注目に値する変化が起こっている。ツーラン（Turan 2001）は、カトマンズでは出産前後期の健康への男性の関与の研究を行った。これによれば、新しく父親となった男性は子どもの世話について、従来よりも重要な役割を果たしていることが明らかになった。ただし、以下の体験談から分かるように、家事を引き受けるのは女性の役割のままである。

　　今では子どもがいるので、妻が家事をしやすいように、仕事から帰って来たら私が赤ん坊の世話をしている……以前よりも少しだけ2人で分担するようにしている。
　　　　　　　　　　　　　　　　　　（新参の父親、Turan et al. 2001: 116）

　母親の健康におけるネパール人の夫の関与についての研究では、妻を手伝うことに関連して、烙印（スティグマ）が存在することが確認された（Mullany 2006）。彼らの国では、妻を手伝う夫が地域の人にからかわれている。

私が水の容器を運んで妻を手ぶらで歩かせたり、妻がベッドに入ったままでいることを許すと、世間が私を非難するのは分かっている。私が野菜を運んで、妻の手伝いをすると、女のために働いていると言って地元の人がからかうのだ。
（24歳サービス業労働者、Mullany 2006: 2801）

　同研究は、出産前後期の健康における男性の役割に影響を及ぼす多くの他の問題を提起した。また、愛情関係の一環として、女性は、保健医療専門職との意思疎通において夫の助けを求めたり期待することと、女性の役割であると見なされていたために男性が分担することを逃れていたこととを区別することが重要であると結論を下した。ホガら（Hoga et al. 2001）は、文化ケアの多様性と普遍性についてのレイニンガーの理論（Leininger 1991）を用いて、「生殖に関する健康の価値と生き方についての男性の世間的視野」を看護に取り込むことを看護師に勧めている。
　レイニンガー（Leininger 1991）は、看護師による決定を導く3つの異なる種類の行動を提示している。それらは、文化ケアの維持あるいは整備、適応あるいは交渉、そして再パターン化（あるいは再構築）である。維持について、ホガら（2001）は、生殖に関する保健医療について、男性の見解および信念を考慮し、「自民族中心主義の見解を前提」としないことを看護師に推奨した。彼らはまた、女性の看護では「男性の参加拡大をねらうこと」（文化ケアの適応）を提案し、「在宅看護サービスの時間を延長して、男性の仕事の予定に対応する」例も提案した。性と生殖に関する健康実践の再パターン化については、彼らは、男性は知識を身につけた後には、「精管切除、コンドームの使用、および性感染症（STD）やHIV/AIDSの感染についての根拠のない通説」を軽減するための「セクシャリティと性教育について、他の男性を教育する」ことに参加するように促すべきだと提案した。女性全般と特に妻に関する、社会における男性の役割に関連する男性教育は、北ナミビアにおける男性の性と生殖に関する健康についての成功した計画の焦点となっていた（Mufune 2009）。この計画は、妻は「夫の単なる従者ではなく、そして彼らの文化に教えこまれたように女性が劣っているということはない」という、男性が持つ妻についての見解に大きな変化をもたらした。

要点

1. 社会における男性の役割は、従来より、大黒柱または家長として見られている。
2. 一部の国では、男性の同性婚が認められている。
3. 文化的に適切な看護を確保するためには、看護師および助産師が、異なる文化における男女間の関係について理解することが重要である。

社会の中の介護者としての男性

　男性は、（自分の）家庭内の家族または他の人びとの介護（非公式または一般人の看護者として）に従事したり、看護師や理学療法士などのように、公的に他者のための看護を行う専門職に従事できる。アーバーとギルバート（Arber and Gilbert 1989）によると、「世間で一般的に知られているよりも、男性は看護に貢献している」。これは 2001 年の国勢調査資料において裏づけられている（ボックス 8.1 を参照）。

ボックス 8.1　英国の介護者——方針説明　（2009 年 1 月）

　2001 年の国勢調査は、男性よりも女性が介護を担っていることを示している。英国全体では、女性で介護をしている数は 340 万人（全体の 58 パーセント）で、男性は 246 万人（42 パーセント）である。
　女性の場合、59 歳になるまでに介護をするようになる可能性は 50 対 50 であるが、男性の場合、女性と同じ比率での可能性は 75 歳となっている。また、女性では介護のために仕事をあきらめる可能性がより高くなる（It could be you, Carers UK 2000）。
　介護は民族集団によって異なる。英国人と比べて、バングラデシュ系とパキスタン系の男女が介護を提供する可能性は 3 倍である。
　　　（Who cares wins, statistical analysis of the Census, Carers UK 2000）

　この国勢調査では、男性よりも女性のほうが介護をすることが多いと報告されているが、それでも、相当の数の男性が介護に従事している。このような増加についてアーバーとギルバート（1989）が挙げた理由は、何らかの重度の障害を持つようになった、高齢の配偶者または両親を世話する男性が

増えているということだった。彼らは特定の民族集団に焦点をあてていなかった。アフィア財団（Afyia Trust）の全英国黒人介護職者ネットワーク（National Black Carers Workers Network）が公開した報告書（2008）では、「黒人社会および少数民族社会における介護者の数、役割、および経験について入手可能な基本データ」が著しく不足していることがとりあげられている。また、同財団は、黒人介護者とともに働く人向けの優れた手引書も提供している（National Black Carers Network 2002）。

> **考えて みよう** ▶あなた自身が看護学生である場合、地元地域での臨地実習中に何人の男性介護者に会っただろうか。彼らの介護者としての役割は何であったか。その中に子どもを介護する者はいたか（すなわち、小児介護）。

2001年の国勢調査の数値では、174,995人の18歳未満の若い人材が介護を提供し、その中の13,029人は1週間あたり50時間以上にわたって介護を提供していることが示されている（Carers UK 2009）。介護者の福利上の問題を明らかにするために、ドーランらは、このデータ分析を行った。そこで、彼らは「子どもや年金受給者自身が健康な状態ではない」ことを見つけ、これが問題であると考えた（Doran et al. 2003）。

地域社会で介護を行っている男性の数が増えている場合、看護師などの専門職者になる男性も並行して増えているのだろうか。

看護に従事する男性

ウィトックとレオナード（Whittock and Leonard 2003）は、英国での看護に従事する男性の歴史的立場があるにもかかわらず、「有資格の男性の登録看護師の数は全体の10パーセントを超えることはめったにない」と指摘している。英国議会（下院）の質問時間では、男性が職業として看護職に就くことに関する問題が提起された。保健省大臣からの回答では、2004年から2006年の間には実際に増加があったことが指摘された（表8.1を参照）。

表 8.1　有資格の看護師、助産師、および訪問看護師の性別による分類

2006年	人　　数			割　　合	
	男	女	不明	男	女
すべての有資格看護スタッフ、巡回保健員、助産と健康	38,242	304,942	31,354	11.1	88.9
コンサルタント看護師	136	654	—	17.2	82.8
保　母	204	1,767	11	10.4	89.6
マネージャー	1,303	5,707	148	18.6	81.4
登録看護師―子どもたち	531	11,710	955	4.3	95.7
登録された助産師	176	22,937	1,356	0.8	99.2
巡回保健師	176	11,507	351	1.5	98.5
地区看護師（第1レベル）	418	9,239	351	4.3	95.7
地区看護師（第2レベル）	65	1,101	96	5.6	94.4
学校看護師	9	1,100	20	0.8	99.2
その他（第1レベル）	34,283	229,596	26,690	13	87
その他（第2レベル）	921	9,279	1,375	9	91

2007年5月21日の英国国会議事録（下院日常討議）に基づく表（健康―看護師に関する書面での回答）。
出典URLのインターネットサイトのリストを参照のこと（Office of Public Sector Informationの承認により引用、2009; www.opsi.gov.uk）。

　ウィトックとレオナード（2003）は、男性が職業として看護を選ぶ理由についての主要議題の前提となる根拠が示した。それは、同じ職業に就いている家族の影響や、「たいていは家族内で、何らかの形による介護を行う状況を経験した」ことがあるということであった。しかし、彼らは、看護に関して若い男性向けの職業指導が不足していると結論した。英国保健サービス職業案内（NHS Careers）のウェブサイト（章末のウェブサイトリスト参照）には、看護における男性についての3つのライフストーリー事例がある。これは、より多くの男性が看護を職業とすることを推奨する動きを反映している。ダフィン（Duffin 2009）は、この専門職に男性が従事する利点についての最近の意見陳述論文の中で、患者協会（Patients Association）などの一部の組織ではいまだに懸念が存在することを明らかにし、同組織の役員による以下の発言を引用している。

> 高齢の女性患者の多くは、病棟にいるのが男性看護師のみである場合、特に婦人科の問題を抱えている場合に、苦手意識や不安感を持ってしまう。
>
> (Duffin 2009: 13)

　この意見は、微妙な問題を議論する必要があるときに男女両方の看護師が看護に従事することに関連する一般的な文化的な懸念も反映している。ただしダフィンによれば、より多くの男性が看護に従事することを支持して、ユナイト（Unite）という労働組合が最近、「看護と助産に関する将来性についての総理大臣諮問委員会（Prime Minister's Commission on the Future of Nursing and Midwifery）に対して、看護職での男性の数が少ないことを示すエビデンス(根拠)を提出」した。そして「同委員会には、調査結果を来年に最終的に報告する際に、看護に従事する男性のイメージを改善する必要があることを提案する」ように示唆した（Duffin 2009）。
　アントウィスル（Entwistle 2004）は、ニュージーランドでの看護に携わる男性の立場を調査した。その結論の1つは、「職業としての看護を選ぶ男性は、性別上の固定観念がある従来の役割にあえて挑戦している」と述べた。ローレイ（Loughrey 2008）はまた、アイルランドでの自身の研究において、性別上の問題についても考察した。それは看護職により多くの男性の採用を支援するデータを入手することを目的としていた。これは小規模な研究であったが、男性の間では女性指向だと見なされる傾向があることが示されていた。しかし、この研究では、将来的な方針に影響を及ぼすためには、「性別は文化による影響を強く受けると考えてみると」、介護の役割における男性について、さらに詳細な研究を始めることの重要性を示すことになった。男性が職業として看護を選ぶ理由を特定するためにイスラエルで行われた研究（Romem and Anson 2005）では、「イスラエル社会の主流派に属していない男性、つまり移民および少数民族にとって、看護はより魅力的であると思われる」ことが明らかになった。彼らは、これらの2つの集団は「教育制度や労働市場」に課題や困難があると感じているため、「専門職としての看護職により、イスラエル社会で高く評価される学位を得ることが可能になり、雇用の安定が確保される」と結論した。

トルコ文化では看護が伝統的に女性の役割であったという事実があるため、トルコ人男性の看護学生の研究（Kulakac et al. 2009）では「保証がある仕事」ということが優勢だった。

　男性看護師は同性愛者にちがいないという一部の間での認識とともに（Evans 2002; Kulakac et al. 2009）、男性看護師が女性患者を看護することへの反発は、看護に従事する男性に関する文献の中で、有力な２つの別な領域となっている。カラカックら（Kulakac et al. 2009）によると、彼らの研究において、男性の看護学生の研究協力者の中には「人びとは自分の女家族を看護しようとする男性看護師を拒絶するだろうと指摘」している人もいること、そしてこのような反対は、エヴァンス（Evans 2002）の研究にあるように、女性の患者に男性がさわることは、性的な意味があると見なされる事実に基づいていることが明らかになった。コーとグリーソン（Keogh and Gleeson 2006）は、男性看護学生および女性看護学生に関する研究の中で、成人患者および精神疾患を持つ患者の両方の看護においては、このことが大きな問題であることを明らかにした。学生の懸念について、彼らが挙げている例は以下のとおりである。

　　明らかに、私が特に意識している重要な点は患者の性別です……疑惑があることはよく分かっているので、女性患者を見つめることは避けるようにしています……女性患者と自分だけになると、とても居心地が悪いと感じてしまいます（RPN 3）。

　　いずれにしろ同じことです。どのような形でも、触れると間違って解釈される可能性がありますから。ですから、私は常に誰かと一緒にいるようにしています……それに今の時代、自分の身は自分で守らないといけないですから、この点には十分注意するつもりです（RGN 2）。
　　　　　　　　　　　　　　　　　　　　　（Keogh and Gleeson 2006: 173）

　また、井上ら（Inoue 2006）は、「女性患者に直接触れる看護を行うことは、男性看護師にとってやっかいな経験である」ことを明らかにし、「看護教員は、様々な環境で女性患者に接する場合に備えて、男性看護師が十分準

備できるよう支援するべきである」と結論した。

　主に労働力の高齢化のために、将来的な看護師数の増加が世界中で必要とされている状況の中で、男性看護師数の増加の兆候が国際的にすでに見られている。しかし、男性看護師が行う必要がある看護介入の本質への、これが持つ影響と、将来の看護カリキュラムにおいて予想される教育上の意味について考慮することが重要である。

> **考えてみよう**
> 1. 本項で提起した、看護に従事する男性に関する問題について考えてみよう。臨地実習中には、どのような経験をしただろうか。
> 2. あなたが男性看護学生である場合、どの診療分野（分科）を引き受けるか。また、それを選んだのはなぜか。自分が選んだ診療分野は、メディアや文献ではどのように描かれていると思うか。
> 3. あなたが女性看護学生である場合、同じ質問に答えなさい。次に、男性の看護学生仲間とともに、女性患者および男性患者の看護を行う男性看護師としての経験について話し合ってみよう。

要　点

1. 英国の地域社会では、看護の役割に従事する男性の数が増加している。
2. 有資格の看護師として登録することを選んでいる男性の数は、英国の看護師数全体の10パーセント程度にとどまっている。
3. 男性は今でも職業として看護を選んでいるが、世界的には、看護を男性向けの職業として奨励し続ける必要性が残っている。

健康や保健医療に関する男性の役割と文化的信念の影響

　多くの国では、男性の平均寿命が女性よりも短いことが認識されている（Sun and Liu 2007; Nuttall 2008; Men's Health Forum 2009）。その理由は様々である。ホワイトとキャッシュ（White and Cash 2003）は、「男性人口

に対する多様な健康問題の影響により」、欧州各国の間で違いが見られることを指摘した。これは重要な点であり、「男性であること」または個人の文化的信念に関する問題に直接関連する違いだけではなく、考慮すべき国および地域による違いが存在することを示している。フィンランドに住む男性の自殺の割合が、すべての男性死亡者の4パーセントであるのに対し、ギリシャでは0.6パーセントであることを考えると明確であるように、環境は、男性の健康に対して影響を及ぼす可能性がある多様な要素の1つである（White and Cash 2003）。多くの国際的な研究において、自殺と季節変化の間における関連性が報告されている。ビョルクステンら（Bjorksten et al. 2005）は、西グリーンランドでの自殺の大半は男性によるものであることを明らかにした。彼らは、夏期における毎日の日照時間の長さが気分や暴力的傾向に影響すると考え、それが、男性が自殺することに関連すると考えた。

従来、男性の健康と保健医療は平均寿命における性別の違いを反映していた。そしてそれは男性よりも女性に焦点が置かれていた。ただし、これが今では変わりつつあり、英国では「男性の健康フォーラム」（Men's Health Forum）などの組織が大きな一歩を踏み出して、すべての文化の男性による健康上の必要性について英国保健省が真剣に取り組むよう働きかけている。

男性の健康問題に関して世界の第一人者ともいえるホワイト（White 2001）は、病気に対する男性の反応について、以下の重要な点を挙げている。

1. 男性は自分の健康をうまく管理しないため、解決策を探して、健康における現在の不均衡を是正する必要がある。
2. ほとんどの男性は自分の身体に問題があるとは考えないため、何らかの不調がある際には、医師の診察を促すための説得が必要な場合がある。
3. 男性にとって、保健医療サービスは利用しづらいものであると認識されており、保健医療センターを訪問するだけでも、仕事を休むための時間交渉が必要な場合がある。
4. 男性が親しみやすく、利用しやすいようにサービスを変えることにより、男性が助言を求める可能性が高くなり、積極的に自分の健康管理を行うことができる。

（White 2001: 18）

> **考えて みよう** ▶あなた自身の経験から、現在において、これらの記述はどの程度正しいと思われるか。あなたが住んでいる地域では、特に男性向けのどのような追加の保健医療サービスがあるか、また、どのような情報が入手可能であるか考えなさい。同僚とともに気づいた点について話し合い、その内容を共有してみよう。

　上記の点に関するいくつかの最新情報を得るための優れた論文としては、英国の男性の健康フォーラム（Men's Health Forum――章末のウェブサイトリスト参照）による論文がある。これは、「男性の健康フォーラム」全国男性の健康週間（National Men's Health Week 2009）向けに用意された方針の要旨報告である。この論文には、男性の健康問題、男性によるサービスの利用、男性が助けを求めない理由、男性向けの追加サービスの計画について、数多くの事実および数値データが提供されている。男性全般に関連して、（報告書では）これらの点が簡潔に考察されている。

男性の健康問題と援助要求行動

　男女の両方が経験する健康問題は数多くあるが、男性にとっては問題の発生率が高く、結果は非常に異なる。また、男性の場合は病気に対する反応も異なる。

　スンとリュウ（Sun and Liu 2007）は、性的健康に関連して中国人男性が経験する問題について議論した。彼らは特に勃起機能障害の問題について、さらに、この問題が多く見られるにもかかわらず、その対処が不十分であるという事実について議論している。彼らは、多くの中国人にとって、特にセックスに関する問題は一般的に「下品で屈辱的であると考えられており、大多数の普通の人は自分の性的感情を表現し、性的行動について評価することができないため」、中国人男性にとって医療による助けを求めることは、「面目を失うこと」や「威厳を失うこと」になると述べている。

　彼らはまた、このような健康問題を抱える多くの男性は、それ以外の糖尿病や心疾患などに苦しんでおり、これらの問題が勃起機能障害に関連してい

るとも述べている。また、他の国ぐにと同様に、中国におけるもう1つの大きな男性の健康問題には前立腺がんがあり、前立腺がんは「世界の男性において4番目に多く見られるがんである」(Sun and Liu 2007)。

　ハルバートら（Halbert et al. 2009）は、前立腺がんがあると告げられた場合のアフリカ系アメリカ人男性および白人男性の反応について調査を行った。特に、文化的信念や文化的価値が違いをもたらすかについて調査した。彼らは、これらの問題に関する2つの集団間で有意な違いを特定できなかったが、診断にともなうストレスへの対処方法は、おおむね男性であることに関連している可能性がより高いと結論した。異なる民族出身の男性の文化的な違いは、フジルムら（Hjelm et al. 2005）による研究においても焦点になった。この研究では、彼らはスウェーデンにおける健康に関する信念と糖尿病について考察した。研究協力者は主にアラブ人、旧ユーゴスラビア人、およびスウェーデン人の男性で、すべての男性が糖尿病の診断を受けていた。健康に関する信念はそれぞれ異なることが分かり、前述のように、これらの信念は家庭における男性の役割の問題と明らかに関連していた。例は以下のとおりである。

　スウェーデン人男性は、健康的な食事（脂肪が少なく、食物繊維が多いもの）と運動について考慮した上で、健康的な生活様式の重要性について述べた。スウェーデン人以外の男性は、精神的負担を回避するための雇用の重要性について話した。つまり「仕事を持っていることが非常に重要であり、それが一般的な健康に影響し、男女間の関係にも影響する」。彼らはまた、失業のことや、大黒柱として「当然の」役割を引き受けることができないことに対する不満について説明した。そしてさらに、このような状態は家族内での衝突につながることが多く、そのために血糖値が上昇すると説明した。

(Hjelm et al. 2005: 51)

　英国において、異なる文化的背景を持つ男性が経験する健康問題については、ボックス8.2を参照してほしい。

第8章　多文化社会における男性と保健医療

> ### ボックス 8.2　男性の健康フォーラム（2009 年 9 月 28 日にアクセス）
>
> 英国の 1999 年の健康調査では、以下の点が明らかになった。
> - インド系男性、バングラデシュ系男性、およびアイルランド系男性では、虚血性心疾患（狭心症および心臓発作）の割合が高く、アフロ・カリブ系男性、バングラデシュ系男性、およびインド系男性では、脳卒中の割合が高いことが報告された（すべては一般的な母集団との比較）。
> - すべての少数民族出身の男性では、糖尿病の割合が高いことが報告された。南アジア系および中国系の男性は肥満になる可能性が低く、アイルランド系男性は肥満になる可能性がより高い。
> - 人口全般における男性と比べて、バングラデシュ系男性が脳卒中を起こす可能性は約 2 倍であり、アイルランド系男性および黒人のアフロ・カリブ系男性では、喫煙率の割合がより高い。一般的な男性と比べて、中国系男性の喫煙率は低い。
> - すべての少数民族では、アイルランド系男性を除き一般的な母集団よりもアルコール消費量が少ない。

フジルムら（Hjelm et al. 2005）は、男性の病気観についても調査報告を行い、男性の中には病気を「神の意志」（アラブ系男性）とさえ見なしていることを報告した。彼らは、性的能力について不安を抱えているすべての文化の若い男性について、性的機能に関連する問題についても考察した。

男性による糖尿病の対処を支援するためには、看護師および医療専門職者が、これらの見解を考慮に入れることが重要である。

事例研究　結婚して 3 人の子どもを持つ 45 歳のイスラム系男性が糖尿病と診断された。彼は 20 年にわたってインスリンの投与を受けている。彼は、自分の健康上の必要性について再確認するために来院した。そこで、主治医から糖尿病専門看護師への手紙には、彼がいくつかの勃起機能障害の問題について診察を受けたことがあると書かれていた。

考えてみよう　▶あなたは、2 日間の臨床実習体験を受ける予定の糖尿病診療所で初めて男性に対面するとする。長期的な看護のために彼が必要なことを最初に評価する際に、看護師が彼に尋ねると思われる

重要な質問としては、どのような内容が考えられるだろうか。

▶医療上の必要性を総合的に把握するという点では、ローパー、ローガンそしてティアニー（Roper, Logan and Tierney）の看護モデルなどの評価ツール（Holland et al. 2008）を使用すると役立つ場合がある。特に、セクシャリティ、食事、および飲酒に関連する生活行動に関する内容が考えられる。この演習の参考として、本章の情報だけではなく本書の他の章も参照すること。特に役立つウェブサイトとしては、英国の糖尿病関連サイトがある。

　　http//www.diabetes.org.uk/Guide-to-diabetes/ Living_with_diabetes/ Sex-and-diabetes/

▶この種の演習は、研究過程における幅広い計画の一部にすることができる。例えば、糖尿病を患っている、異文化出身の男性向けの教育／情報パッケージの展開など、病気に関する情報、将来的な健康行動、ラマダン中の断食期間中に行えること、勃起不全など生じる可能性がある追加の健康問題への対処方法について説明する。

要　点

1. 多くの国では男性の平均寿命が女性よりも短く、その理由は様々である。
2. 世界各国では、保健医療における課題として、男性における特定の健康において必要となる事柄の重要性が高まりつつある。
3. 女性と比べて、男性の病気に対する反応は異なる。

男性による健康上のリスクをともなう行動と保健医療サービスの利用

　ゴールダスら（Galdas et al. 2005）は、男性および健康上の支援を求める行動に関する大規模な文献調査を行った。そして、国際的なエビデンス（証拠）には多くの矛盾があること、病気になった場合に男性が支援を求めない理由について、性別の問題だけではないということを明らかにした。その他の問題としては、「職業、社会的、経済的地位、および年齢」があった。し

第8章 多文化社会における男性と保健医療

かし、彼らは、男性が助けを求めない理由に対処する上で看護師が重大な役割を果たすのであれば、看護師が看護を行う際に、「男性の健康観、価値観そして保健医療サービスへの反応に関する知識を持っていること」が重要であると考えた。

ピート（Peate 2004）によると、健康に対する男性の考え方は、看護に影響を及ぼすのは確かである。特に、看護師や他の医療専門職は、退院時や一般的な健康促進活動の一環としてアドバイスを提供できるように、男性の健康問題に関連したリスクをともなう行動について理解しなければならない。これらの行動は「従来の男性規範」と関連しており、これには以下が含まれる。

- アルコール消費量の増加
- 性的なリスク負担の増加
- 単独で問題に対処する必要性
- 保健医療サービス利用の敬遠

(Nuttall 2008: 540)

これらの中にはすべての文化集団には該当しないものもある。アルコール消費量の増加という形での薬物乱用は、信仰の厚いイスラム教徒の男性であれば考えもしないような健康上のリスクをともなう行動である。ブラッドビィ（Bradby 2007）による研究では、若いアジア系英国人（男女）の文化的帰属意識（アイデンティティ）と薬物乱用に関する実態調査がなされた。飲酒と文化的帰属意識（アイデンティティ）に関連して、彼女は以下のように述べている。

> 酒飲みであると思われる女性は軽蔑され、モラルが問われるため、まともなアジア系女性はお酒を飲まない。アルコールの摂取は、イスラム教徒である資格を放棄すること意味する。ただしイスラム教徒以外の男性の場合は大きな行動の自由があり、宗教的および民族的な文化的帰属意識（アイデンティティ）を脅かすことなくアルコールを試すことができる。シーク教徒およびヒンズー教徒の男性にとっては、多数派の民族を連想させる習慣的および持続的に飲酒を

しないことを条件として、ときどきの祝賀行事における控えめな飲酒は、世間的な男性イメージとして支持されている。絶対禁酒のシーク教徒の男性は、信仰心および主義に基づく男性的な強さを提示した。　　（Bradby 2007: 663）

興味深いことに、リスクをともなう行動としての喫煙への反応は非常に異なっていた。彼女の研究では、アジア系住民は喫煙をより容認していることが分かった。彼女は、以下のように述べている。

「喫煙は悪いことだが、少なくとも酒ではない」というのが、たばこを容認する年長者のイスラム教徒による説明である。イスラム教徒以外の人は「イスラム教徒は酒を飲めないから喫煙するのだ」と話した……成人のイスラム教徒は自分が飲酒していることを隠したが、喫煙していることを隠さなかった。「喫煙では酔わない」「喫煙しても理性に影響はなく……喫煙しても自分をコントロールできる」ため、神の法は見失わないというのである、しかし、自分の健康を守り、自分の経済を管理するという宗教的な義務は、理想的にはイスラム教徒はアルコールだけではなく、たばこも避けるべきであることを意味する。
（Bradby 2007: 664）

男性に限定して影響する他の多くの健康問題の中には、特に精巣がんがある。ただし、この種類のがんは、アフロ・カリブ系男性やアジア系男性よりも、白人男性においてより多く見られることが知られている（Cancer Information+——章末のウェブサイトリスト参照）。特に男性に影響する（すなわち、性別固有の）健康問題の性質に関係なく、他のほとんどの健康問題は性別固有ではない。しかし男性に影響する場合には、それ相応の対処が必要となる。ヨーロッパの男性のための健康フォーラム（European Men's Health Forum）による最近の報告書（Wilkins and Savoye 2009）では、11カ国における男性の健康が考察され、男性固有の行動に関連した健康問題がとりあげられ、男性の健康問題として、このような定義がなされている。

男性の健康問題とは、少年または男性に対して固有の影響をあたえる、生理的、心理的、社会的あるいは環境的要因から生じる問題である。そしてまたそ

れは個人あるいは集団レベルでの健康や福祉の向上を達成するために男性固有の対策を必要とする。（Wilkins and Savoye 2009: 9）

　これは、保健医療政策を策定する人びとだけではなく、地域サービスや看護実践を開発する際に、その意味を考慮する必要がある看護師や他の保健医療専門職にとっても、区別することは重要である。この報告書では、サービスはより幅広い「男性と女性対象」の一環ではなく、男性固有にする必要があることがほぼ確証されたと述べている。上記の定義は男性の健康は生物学的な違いだけではなく、本章で前述した様々な健康上の信念および男らしさの問題を考慮すれば、文化的、社会的な違いもまた重要な要因であるという事実が明確に示されている（Wilkins and Savoye 2009）。男性の難民または亡命者に関する、ピートとリッチェンズ（Peate and Richens 2006）の論文では、新しい文化だけではなく、自分たちが別の国にたどりついた理由の影響をとりあげている。多くの場合、これは戦争や迫害の結果であり、その結果として、彼らは家族を失っている。ほとんどの社会において、男性は家族にとっての大黒柱だと見なされており、家族構造を失うことは心に深い傷を負った可能性があり、それは孤独感や心理学的ストレスになっているかもしれない。ただし、これは女性における同じような状況を過小評価するということではなく、男性の健康問題に関する定義を使用する必要性を示しており、このような状況に置かれた男性と接する保健医療専門職にとっては、男性の自尊心や自信のためには男性固有の対策を行うことが必要不可欠であることを明らかにしているのである。

結　論

　どの社会においても、男性であることは文化的、宗教的信念のみでなく、もっとも重要な点として、一般的に男性同士の互いの関わり方や、女性との関わり方によって影響を受けている。本章では、多文化社会における男性の健康に関連する基本的な原則および通用しているエビデンス（証拠）の立証を試みているが、私たちは、この問題単独で1冊の文献を書くことも可能だったと理解している。英国およびヨーロッパにおいて男性の健康フォーラ

ム（Men's Health Forum）が取り組んだ成果により、男性の健康に関する課題が国際的に提起され始めている。ただし、男性および男性一般の健康に関連する看護や医療専門職の看護実践の文献証拠が増えても、男性の保健医療の文化的側面に対する実際の取り組み方は、それほどはっきりしているわけではない。男性の健康問題が、保健医療サービスを受ける時点で相応の重要性を確立する必要があるならば、これは、さらなる進展が必要な領域であると言えよう。

> **本章のまとめ**
> 1. どの社会においても、男性の役割は彼らの健康行動および家族の健康行動に影響する。
> 2. 男性の健康は、生物学的および生理学的な特性だけではなく、文化的背景および宗教的信念の影響も受ける。
> 3. 女性と比べて、男性は健康に関する支援を求める可能性が低く、特に難民や亡命者などの一部の集団は、危険なときに助けを求めようとしない恐れがある。

▶推薦図書

Wilkins D. and Savoye E. (2009) *Men's health around the world: a review of policy and progress in 11 countries.* European Men's Health Forum, Brussels.

Wilkins D., Payne S., Granville G. and Branney P.L. (2008) *The gender and access to health services study.* Men's Health Forum and University of Bristol, Department of Health, London:
http://wwww.dh.gov.uk/en/Publicationsandstatistics/Publications/
PublicationsPolicyAndGuidance/DH_092042（2009年10月11日にアクセス）

Harrison T. and Dignan K. (1999) *Men's health: An introduction for nurses and health professionals.* Churchill Livingstone, Edinburgh.

▶ウェブサイト

http://afiyatrust.org.uk
　これは、「急進化した民族の健康および社会的看護における不平等の低減」を目標とするアフィア財団のウェブサイト。

http://www.cancerinfoplus.scot.nhs.uk
　がんに関する情報とサイト。

http://www.carersuk.org/Home
　このウェブサイトは、幅広いリソースとともに、サポートとトレーニングの機会に関する介護者と専門家の両方に向けた情報を提供している。

http://www.emhf.org
　これは、男性の健康と福祉に関連する多くの国際的な視野の報告書およびリソースを提供するヨーロッパ男性の健康フォーラム（European Men's Health Forum）のウェブサイトである。

http://www.equalityhumanrights.com/
　これは、他の一部の組織（Equal Opportunities Commissionなど）を引き継いだ平等と人権委員会（Commission for Equality and Human Rights）のウェブサイトで、男性と看護の役割と民族性に関する役立つ情報がある。

http://www.in-practice.org/sexualhealth/index.phP
　このサイトは、性的健康の必要性における民族的および文化的な違いに関する論文を含む、看護師および医療従事者向けの性的健康問題に関する概要を提供している。

http:/lwww.menshealthforum.org.uk
　このサイトには、男性の健康のあらゆる側面に関するデータ表およびリソースがある。

http://www.nhscareers.nhs.uk/nursing.shtml#
　英国保健サービスの職業案内のウェブサイト。このサイトには看護に従事する男性の事例があり、男性が　看護を職業とすることを助長する動きを反映している。

http://www.publications.parliament.uk/pa/cm200607/cmhansrd/cm070521/text/70521w0023.htm#07052133000102
　これは、看護に従事する男性に関するハンザード（Hansard）の議論に対する議会のサイトである。

http://www.harpweb.org.uk/
　亡命申請と難民の健康に関するこのサイトは、避難民とともに働いている保健医療従事者向けの主要な情報源で、男性の健康に関連する優れたサイトである。

第9章

子どもおよび家族中心の看護:文化的視点

クリスティン・ホグ

山勢 善江 [訳]

はじめに

　私たちが生まれた日から、文化は一生を通じて私たちの生活に関わっている。イスラムの以下の儀式を考えてみよう。

　イスラム教徒（ムスリム）は赤ん坊が生まれるとすぐに生まれたての赤ん坊をウンマ［訳注：イスラム共同体］に迎え入れる。それは、祈りの呼び掛け（「アッラーフ・アクバル〈神は偉大なり〉」から始まるアザーン）を赤ん坊の右耳に、立ち上がって礼拝せよ（イカマ）という命令を左耳にささやくことによってなされる。アシの茎や管を用いることもある。このように赤ん坊が最初に耳にする言葉は「神」という言葉である。　　　　　（Maqsood 1994: 173）

　文化的習慣および文化的影響は、母親が赤ん坊を抱く前からすでに機能している。イスラムの世界では、子どもたちが最初に聞く音はイスラム教徒が発する音でなければならないと定められている。これは、彼らができるだけ早く信仰に引き合わせられるようにするためである。

> **本章は以下の問題を検討する**
> - 文化と家族
> - 文化を横断しての育児法
> - 言語とコミュニケーション
> - 病気と疾病のパターン
> - 子どもたちの世話をする時の優れた実践

第9章　子どもおよび家族中心の看護：文化的視点

　すべての社会において、誕生は文化によって影響される儀礼的習慣をともなう。英国では、ほとんどの赤ん坊は病院で生まれるが、助産師や医師はもとより配偶者も立ち会い、誕生の過程を手伝う。女性が出産のすぐ後に（どんな状況であろうと）退院して家に帰るのは普通の慣習である。彼女が正常分娩で出産したとしたら、これは数時間以内の出来事かもしれない。帝王切開をするかしないかにかかわらず難産の場合には、退院までに数日かかるかもしれない。ケンダール（Kendall 1978）は、イランのある村に関する観察および研究を行い、出産儀礼に関して以下の観察をした。

　　陣痛発作中の女性はしばしば死にそうだと叫び、アリ［アッラー］に助けを求めるよう促される。分娩中に彼女は両側の女性親族に支えられて古いぼろ切れの山の上にひざまずく。……そして、出てくる赤ん坊はひざまずく母親の背後から後方に持ち上げられて古い清潔な布にくるまれ、胎盤が娩出されるまで床の上におかれる。
　　　　　　　　　　　　　　　　　　　　　　　　　　　（Kendall 1978: 404）

　私たちが世に送り出されると、慣習および儀式に身をおくことになる。ヒンズー教徒の赤ん坊が生まれると、その家族のメンバーは赤ん坊の舌にハチミツまたはギーで「オーム（OM）」（最高の精神を表す神秘的な音）と書くかもしれない。
　文化的信条は人々の生活の基礎および土台を形成する。この前提は、ドブソン（Dobson 1991）によって強調され、ミード（Mead 1953）が引用されている。

　　文化は社会の包括的な慣行であり、食べ物を用意する方法や赤ん坊を静かにさせて眠らせる方法といった日常生活のちょっとした個人的習慣を網羅する。
　　　　　　　　　　　　　　　　　　　　　　　　　　　　（Mead 1953: 10）

　文化的慣習と風習はとらえどころのないものであり、当然のことと見なされることが多い。また私たちは、それらが私たちの文化特有のものであることに気づかないかもしれない。ミードが強調するように、それらはちょっとした個人的習慣によく表れている。赤ん坊をなだめて眠らせるような、とて

も単純ではあるが普遍的な仕事は、多くの様々な方法で取り組まれるかもしれない。

　私たちは赤ん坊と子どものときに文化的信条および態度を身につける。したがって子どもたちは絶えず文化を学習し吸収している。彼らが遊ぶゲーム、彼らが食べる食べ物、病気のときに彼らが受ける看護と説明は、すべて文化的に決定されている。どこに住もうと、文化的な規範と価値観は子どもの生活の中心的部分である。そのため、子どもが病院に入院するとき、彼らが別の文化に遭遇するのは初めてのことかもしれない。したがって、彼らはひるんで途方に暮れてしまうような経験をするかもしれない。

　子どもたちは健康と病気についての信念を最初に家族から学び、後に仲間から学ぶ。そのため、保健医療に対する認識はいつも家族集団の枠の中で検討されるべきである。しかしながら、家族は外的影響および情報源から孤立して暮らしているのではない。子どもの成長と健康に大きな役割を果たすかもしれない、社会的および経済的要因のような他の重要な影響があるので、子どもの健康全体を検討する際にこれらに留意しておくことは不可欠である。

文化と家族

　子どもの健康を考えるとき、家族は中心課題である。そして、その子どもが、多数派集団のとは異なる文化に属している場合はなおさらそうである。私たち1人ひとりが、家族生活および家族規範について異なる考えおよび信念を持っている。例えば、家族のあるべき大きさ、他の家族の構成員に対する振る舞い方、そして実際に家族を本当に構成するのは何かなどのことである。21世紀の英国において、「標準的家族」という通念は、「情緒的きずなで結ばれ、子育てに熱心な、高度な家庭内プライバシーを享受している」人びとの集団である(Giddens 1997)。

　このシナリオはテレビの広告にしばしば反映される。実際には、私たちの社会では家族は多くの異なった形態をとるかもしれない。とりわけ、一人親、黒人、ゲイまたはレズビアン、拡大家族などである（Schott and Henley 1996)。

　誰が決定を下し、ある特定の役割（例えば子育て）を誰が引き受けるかな

ど、家族内の権利および責任は、階級差および文化の違いによって異なるだろう (Swanwick 1996)。メイアズら (Mares et al. 1994) は、西洋の核家族が組織化されるあり方は多くの可能なあり方の1つにすぎないと強調する。「典型的な英国の家族」などというものはなく、すべての家族は異なっている。しかしながら、英国の家族生活に共通な特徴がいくつかある。これらはまた核家族の特徴でもある。

核家族では、両親は子どもたちに対する責任を共有する。一般的に、夫婦は頻繁に自分たちの親に連絡をとり、自分たちの拡大家族に近いところで生活するかもしれないが、自分たちの親から財政的かつ精神的に独立している。核家族では、家庭は独立の基礎および場所と見なされる。これは個人の価値に関する西洋的な概念を反映する。例えば、西洋文化における子育てのやり方は独立を奨励する。子どもたちは「自分で考える」ことを教えられる。個人の自律および独立は高く評価される。これらの価値観はまた、私たちの健康の信念体系に浸透する。例えば、私たちは健康教育を推進し、人びとが自分自身の健康に責任を持つよう奨励する。

考えてみよう
1. あなたの家族の構成員を述べなさい。
2. あなたの家族およびその関係について述べなさい。
3. 家族とどのくらいの頻度で連絡をとるか。
4. あなたの家族の中で決定を下すのは誰か。それはなぜか。

1984年のラウ (Lau) による研究は、家族の概念を「東洋」と「西洋」の家族の間で調査した。彼女の調査結果は、英国に先住する白人集団は個人をもっとも重要な単位として評価すること、それが自給自足、個人の自主性、独立を高く評価することを示している。ストープス - ルーとコックレイン (Stopes-Roe and Cochrane 1989) による研究は、家族の価値観についてのアジア系住民の考え方を、英国の先住の白人たちのそれと比較した。その研究は、アジア系住民の親たちが英国の白人回答者よりも同調性を高く評価し、自己主導性を低く評価することを明らかにした。同調する人の特質には、服従およびジェンダーにふさわしい行動が含まれる。

いくつかの少数民族系住民 (例えば、南アジア系および伝統的な中国系)

は、独立の追求が礼を欠くものであり、かつ衝撃的であると考えている。それは家族に好ましくないもの、利己的、あるいは冷たさの表れとして誤解されるかもしれないし、伝統的な価値観と信念に対する脅威であるかもしれない。カカール（Kakar 1982）は、分割できないものを意味し、人間の純一の存在に関連する、西洋の「個」の概念と、対人関係および環境との調和を通して独自の人間性に由来する、東洋の「分割可能な」概念との間の区別を説明している。

しかしながら、英国生まれの保健医療従事者たちは、「西洋化」するように見える人びとを奨励し称賛したい気持ちになるかもしれない。私たちは「おお、彼女は大丈夫。自由になること、自分自身のために立ち上がることを学んだ。彼女はむしろ私たちのようだ」というコメントについて注目してきた。しかしながら、文化は動的である。文化は変化するが、人びとは適応しながら文化変容を受ける（Helman 2007）。それでも、人びとが自由かつ独立した思想をもつ者になると予期することは、年長者の間のみならず仲間および兄弟姉妹たちの間に大きな苦悩を引き起こすかもしれない。「西洋の」独立の探求は、非人道的なものとして、また家族の構成員および彼らの価値観に対する拒絶として解釈されるかもしれない。

若い女性たちは特に、こうした葛藤がストレスを高めていると思うかもしれない。彼女らは家庭と学校の2つの文化にとらわれているように感じて、担うことを期待される役割と行動の間で板ばさみになっているかもしれない。しかしながら、世代間の葛藤はすべての文化において生じる。10代の若者が反抗して彼ら自身の文化的帰属意識（アイデンティティ）を確立すること、時折彼らの親たちに悪者や抑圧者の役割を振り当てることは普通のことである（この問題は第6章でくわしく論じられている）。

しかしながら、一部の文化では、人びとは他の人びとよりも家族の牽引力（pull）と絆を強く感じる。強い家族の絆は、パリーら（Parry et al. 2004）による研究のロマ（ジプシー）および移動家族において明白である。ある女性は「私たちは大家族共同体の出身です……全員がとても親密です」と述べた。この研究の参加者は親密な家族生活に大きな価値を置き、子どもたちがいかに歓迎されるかを論じた。ある回答者はこう述べた。「子どもたちは移動民にとってすべてです。だからこそ、彼らは結婚し……子どもを持ち、育

てるのです」。

　人びとは自分自身を個人としてではなく家族の構成要素として考えるかもしれない。その結果として、意思決定は自動的に家族の別の構成員に付託されるかもしれない。また、その家族の中の高齢者は定期的に相談されるかもしれない。イスラム教徒の男性は以下のように述べた。

　　私の両親はパキスタンに戻っているけれども、私たちが大きな一歩を踏み出そうとしている場合や子どもたちについて、いつも彼らに尋ね、それについて話し合うのです。私たちがこの家を買ったときのように、あるいは分かり切ったことですがもちろん、娘の学校についてもそうです。（Mares et al. 1985: 83）

　核家族とは対照的に、一部の人びとは大家族のネットワーク、つまり拡大家族に所属するかもしれない。そこでは、家族の中の1人の幸福は一族およびその家族全員の幸福に左右されていると見なされる。家族は大規模な多世代の家か、あるいはお互いに近いところで生活するかもしれない。子どもたちは女性親族、叔母、祖母およびいとこなど複数の人によって育てられるかもしれない。男性および女性の役割は明確に定義され、彼らは別居生活を送るかもしれない。しかし何にもまして、家族の支援および家族中心がもっとも重要である。人びとはまた、家族の名声および名誉を保つために果たす役割に気が付くかもしれない。結婚は2つの家族間の結びつきとしてしばしば祝福される。夫婦は、結婚生活のすべてを通じて精神的にも肉体的にも大家族単位の一部であり続ける。家族の中の個人の役割は保健医療に関わりを持つ。例えば、入院している子どもの世話は母親単独で行われるかもしれないが、重大な決定は父親によってなされるかもしれない。彼は他の男性の家族の構成員（例えば兄弟や父親）に相談するかもしれないが、子どもおよび母親は相談されないかもしれない。そのことを一部の保健医療専門職は受け入れ難いと感じるかもしれない。男性および女性によって果たされる役割もまた異なっているかもしれない。彼らが異なった責任および権限の領域を持つかもしれないからである。一部の地域社会では、例えば、女性は1人で子どもの世話をし、1人または他の女性の親族と一緒に育てるかもしれない。男性および女性の世界はもっと棲み分けされ、切り離されているかもしれない。

英国の児童法（Department of Health 2004）は、家族のために提供される援助が人種、文化、宗教および言語に適用されるべきであり、子どもおよび家族が所属する様々な人種集団に敬意および注意が払われるべきであると強調する。

　法令は、子どもたちを扱う仕事をする人びとが子どもたちの世話に関してなされる決定において、すべての子どもの願望を十分に考慮すべきであると要求する。しかしながら、これは親たちや家族の認識と対照的であるかもしれない。彼らは自分たちの子どもが脆弱で、自分の意見を声に出したり、彼らの世話に関する決定をしたりする能力がないと見なすかもしれない。それでも、子どもたちの自分の健康に関する意見は家族および仲間に影響される。健康に対する子どもたちの視点はそれぞれの家族集団という枠の中で検討される必要がある（Fatchett 1995）。

> **要　点**
> 1. 家族の概念は文化的に束縛される。
> 2. 「西洋」の家族生活は個人の価値に重点を置くかもしれない。
> 3. 「東洋」の家族生活は個人を犠牲にして家族を社会の中心に置くかもしれない。
> 4. 一部の文化では男性と女性が別居生活を送るかもしれない。

子育て方法と幼児や子どもの日常の世話

　ここでは、幼児と子どもの日常的世話について、また文化および健康に関する信念が子育ての習慣に影響を与えている方法について検討する。ウェラー（Weller 1993）は以下のように述べる。

　　子育てに関する信念は通常は、生活そのものに関する信念と深く結び付いている。これらの信念は文化的に伝えられ、文化的に学習される。さらにそれらは疑問を抱くことなく保持される。　　　　　　　（Weller 1993: 40）

　子育ては普遍的な仕事である。しかしながら、その方法は、親たちの価値

観および彼らが生活する状況に左右される傾向にある。メイアズら（1985）は、英国の少数民族の母親は、自分たちの子育て方法を一部の保健医療従事者たちが認めず、反対しているということに気がついていることが多いと強調する。当然ながら、これは親としての彼女らの自信および自尊心に影響を与えるだろう。さらにそれは、子どもにも有害な影響を与えるかもしれない。ある女性は以下のように言った。

> おかしいでしょう。何しろ彼らはいつもあなたを見ているわけだから。彼らはあなたが子どもを世話しているやり方を本当は信用していない。実際にはあなた自身が心配し始める。あなたは考え始める。まあ、彼らが心配するのは正しいかもしれない。私たちの子育て方法は間違っているかもしれない。私は良い母親ではないかもしれない。そのことがあなたとどんな関係があるのか。そのように考えること自体、おかしい。　　　　　　　　　　（Mares et al. 1985: 91）

　子どもを育てるのはきわめて個人的で個別の問題である。したがって看護師の役割は、家族が子どもを育てたいと願う方向で彼らを支援し助けることである。子育てに関する価値観および信念は、非難されたり批判されたりするのではなく、尊重され、評価される必要がある。とりわけ、価値観および信念は変えられたり「西洋化」されたりする必要はない。

子どもたちと赤ん坊を運ぶことと落ち着かせること

　ミードが指摘するように、日常生活のちょっとした個人的習慣こそが、私たちの文化的知識の源泉である。1つの例は、人びとが赤ん坊と子どもたちを運ぶ方法である。英国、ヨーロッパおよび北アメリカでは、乳母車に乗せられて押されたり、だっこ紐（スリング）で運ばれたりする赤ん坊や小さな子どもたちを見ることは普通である。南アメリカでは、母親は子どもをだっこひもまたはパプース［訳注：揺りかごのように新生児を抱え、頭部および脊柱を固定する］で1日中背負って運びまわるかもしれない。キューラーの研究（Currer 1991）は、パターン人の女性の子育てに関する視点および彼女らの信念を調査した。彼女は、インド亜大陸の人びとが、西洋文化が子どもたち

の価値をおとしめ、無視すると信じていると論じる。パキスタンからの高齢の男性は、英国訪問中に女性が犬を抱えて赤ん坊を乳母車に乗せて押しているのを見てぞっとしたと語った。彼は彼女に、パキスタンの赤ん坊がおもちゃと一緒にコット（簡易ベッド）の中に放置されることはめったにないことであり、その代わりに彼らは刺激を受け、抱かれ、手から手へと渡されると強調した。この習慣は、ケンダール（Kendall 1978）によってもイランの村に関する彼女の研究の中で述べられた。

　　最初の10日が過ぎると、母親は1人で赤ん坊の世話をする。赤ん坊は母親の隣のキルトの上で眠り、起きている時間のほとんどを母親の腕の中で過ごす。もし彼女が用事や訪問のために外出するなら、肩に当ててチャドルの下で真っすぐな姿勢でしっかりとくるまれた赤ん坊を運ぶ……赤ん坊をくるむのは、保温のため、清潔にしておくため、そして腕と脚が丈夫にまっすぐに成長するのを助けるという理由からである。　　　　　　　　　　（Kendall 1978: 405）

母親は、赤ん坊のそばについており、日常生活で母親が抱いて歩く習慣は、一部の文化の規範である。アンドリュース（Andrews 1995）は、ベトナムの母親は誕生の瞬間から絶えず幼児と一緒にいると強調する。

　　母親は子どもを片腕に抱いて運ぶ。昼寝の間でさえ子どもの脚は母親の腰にまたがっている。もし母親が子どもを抱いていないで、その子どもが泣き始めたら、母親はすぐに子どもを抱き上げる……。「悪い母親」とは赤ん坊が泣くのにすぐさま関心を向けないような人のことである。　　（Andrews 1995: 137）

しかしながら、西洋文化では、このやり方は「子どもを甘やかすこと、あるいは依存を助長すること」として解釈されるかもしれない。

コーディルとフロスト（Caudhill and Frost 1973）による研究では、日本の母親とアメリカの母親の子どもを落ち着かせる習慣を比較した。日本の母親は、幼児をなだめたりあやしたりして長い時間を過ごすことが指摘された。それとは対照的に、アメリカの母親は積極的におしゃべりをして幼児を刺激して時間を過ごした。日本の母親は、満足しているおとなしい赤ん坊を望ま

しい典型的な姿と見なしたのに対して、アメリカの母親は、素直で、表情豊かで、自己主張が強く自己指向性のある子どもが望ましいと考えた。

　これらの育児法は社会および経済状況の反映であるかもしれない。私の最初の子どもが生まれたとき、数カ月のうちに仕事に戻ることになると思っていた。そのため、赤ん坊が、世話をしてくれる人と一緒にいる準備ができるよう意識的な努力をした。この訓練は保健師によって強化された。彼女はかつて私を「赤ん坊を過剰に抱いている」と叱責した。

　寝床の手配に関して赤ん坊と子どもたちを検討することも興味深い。一部の東洋およびアフリカの文化では、添い寝は普通のことかもしれない。親たちは、寝ている間に子どもの世話をする必要がある、あるいは子どもが1人で寝るには幼すぎると感じるかもしれないからである。しかしながら、西洋文化では、添い寝は依存を助長すると見なされ、乳幼児突然死症候群に関係しているかもしれないため、難色を示されることもある。アンドリューとボイル（Andrews and Boyle 2008）は、一部の文化では、家族が同じベッドで寝ることが普通であり、要求に応じて母乳を飲ませることができるように、赤ん坊は特に母親の近くに寝かされていると指摘した。

衛生習慣

　良い衛生習慣は健康および快適さのために不可欠であるが、それは文化によって影響され、しばしば健康信念に結びついている。したがって習慣は様々である。基準として解釈されるべきではなく、そのように判断されるべきではない。

　習慣は、異なった集団間で、また時代によって異なる。例えば、私の祖母は週1回、石炭ストーブの前においてタライで彼女の子どもたちを入浴させていた。入浴は通常は日曜日に教会へ行く前の土曜日の夜であった。しかしながら、多くの文化では、「自分自身の汚れの中に浸かっている」と見なされるため、入浴は不衛生な習慣であると考えられている。スカンジナビアの人々はサウナに入るのを好むかもしれない。老人ホームではサウナを見ることは普通である。多くの文化は、汚れを水流で流すことができるように、体を洗うのにシャワーを浴びるか流水を用いるのを好む。

　さらにトイレの習慣も異なるかもしれない。ヒンズー教徒およびイスラム

教徒は、排泄するときはしゃがみ、トイレを使った後にトイレットペーパーを使う代わりに流水の中で洗うことを好むかもしれない。この目的のために使われるのは左手だけである。右手は食べ物その他のきれいな物を扱うために清潔に保たれる。

赤ん坊と子どもたちに食事を与えることおよび栄養を与えること

　食べ物は私たちの文化のきわめて重要な部分であり、成人と同じくらいに子どもにとって重要である。食べ物の入手および準備は普遍的な仕事であるが、この場合もやはりこれらは文化的に決定され、影響される。私たちは子どものときに食べ物について習う。私たちの食べ物の選択および嗜好は子ども時代に形成されるかもしれない。食べ物は宗教的祝祭および儀式において大きな比重を占めているが、さらに風潮および流行によって影響される。例えば、赤ん坊および子どもに食べ物を与えることは、この100年で大幅に変化した。20世紀初頭に、母乳を飲ませることは労働者階級の習慣であった。安価であったことが主な理由である。アンダーソン（Andersen 1997）は、1歳未満の子どもには固形物が禁止されていたこと、子どもが3歳になるまで肉および魚が許されなかったことを示す記録を指摘する。早い段階から、すなわち、およそ4カ月からの固形物が推奨されるようになったのは比較的最近からで、1960年代および1970年代であった。しかしながら、多くの発展途上国では、赤ん坊は英国の現行の習慣よりも離乳させられるのが遅いかもしれない。メイアズ（1985）は、これは栄養失調が頻繁である国では普通の習慣であると強調する。それが一般に幼児の生存率を高めるからである。ロマ（ジプシー）および移動家族において食べ物は非常に重要な問題であり、パリーら（2004）によって指摘されている。ある回答者は「移動民は太った子どもたちが好きです」と述べた。別の人は、子どもたちに強壮剤を与えて旺盛な食欲を刺激することの重要性を挙げた。食べ物と良い親になることは、密接に関連していた。

　イスラム教徒が絶食に近い食事制限をする聖なる月ラマダン（またはラムザン）の間、幼い子どもたちは断食を免除されている。子どもたちは通常、7歳から数日間断食するよう奨励される。彼らは金曜日と週末に両親と一緒に断食するかもしれない。12歳から14歳までの間に、彼らは1カ月間まる

ごと絶食するのを始める (Schott and Henley 1996)。病気の人びとは断食を免除される。しかしながら、これは個人の判断であり、多くの人びとは精神的な理由で断食を好む。

ユダヤ教では、もっとも信心深いユダヤ人は、ユダヤ人のカシュルートつまり食事規定を忠実に守る。イスラム教のように、修行の規則の一環である。ユダヤ人は豚肉、豚肉製品あるいはこれらを含む、またはこれらで作られたいかなるものも食べないかもしれない。甲殻類・貝およびヒレを持たない魚も禁止される。ユダヤ人は他の動物の肉を食べるかもしれないが、動物はある方法、すなわちコーシャー(ユダヤ教の戒律にそった方法で処理されること)で殺されなければならない。ミルクと肉は調理で一緒に用いられないかもしれない。

ヒンズー教徒は牛肉および牛肉製品を食べることを許されない。牛は神聖な動物であるとみなされるからである。ヒンズー教徒は神の創造物すべてが尊敬と慈悲に値すると信じる。そのためヒンズー教徒は菜食主義者であるよう奨励される。アルコールは一般に禁じられている。断食はよく実践されている。

シーク教徒の食事制限はヒンズー教徒の食事制限と同様である。牛肉またはハラル食品を食べるシーク教徒はほとんどいない。アルコールは禁じられている。豚肉は一般にヒンズー教徒にもシーク教徒にも敬遠される。豚がごみあさりをする汚い動物と見なされるからである。

南アジアの文化では、食べ物はナイフ、フォークそれにスプーン類を使うのではなく、手を使って食べられるかもしれない。右手は穢れていないと考えられ、食べる目的のために使われる。左手は生殖器部の清浄および洗浄などの不浄の用に使われる。

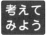

1. 前回、あなたが病気だったときのことを思い出しなさい。何を食べたか。家族や友人から何を食べるよう勧められたか。
2. あなたは病気の違いにより異なった食べ物を食べるか。あなたは例えば「風邪には大食、熱には小食」と言うだろうか。
3. あなたが子どもの頃、病気のとき何を食べたか。
4. もしあなたが親なら、あなたの子どもたちが病気のとき何を与えるか。それはなぜか。

チェヴァンネス（Chevannes 1995）による研究は、健康および病気に関する子どもたちの意見を調査した。白人の子どもたちは病気の間にマッシュポテト、アイスクリーム、トースト、卵とスープのような食べ物をとることを好むことが研究から明らかになった。しかしながら、アフロ・カリブ系の子どもたちもまたこれらの食べ物を喜んで食べるが、彼らの民族集団に特有のものを少数加えた。彼らは料理用バナナ、カボチャスープ、チキンスープ、ヤムイモ入りスープを喜んだ。アジア系の子どもたちはスープ、バーミセリ、ダール、レンズ豆のカレー、チャパティおよびハジモラ錠剤（非処方箋生薬）を挙げた。彼らはさらに、病気のときに与えられる様々な飲み物について述べた。白人およびアジア系の子どもたちがルコゼードおよびライビーナを喜んで飲むと報告したのに対し、アフロ・カリブ系の子どもたちは「アンドリュース」（制酸薬）を飲むと言った。しかし、彼らは全員、病気のときお茶を飲む。

　この調査から、食べ物の嗜好が文化的に決定されること、食べ物が病気を治し助けるという特性を持つことは明らかである。食べ物と栄養は私たち全員にきわめて重要であるが、病気のときはおそらくもっと重要である。もし私たちが、子どもたちが快適で、受け入れられているように感じるのを助けるなら、食べ物および食習慣を理解し尊重することが重要である。さらに適切かつ十分な世話（ケア）を計画することも不可欠である。

赤ん坊と子どもたちに服を着せること

　私たちが着る服および私たちが自己表現をする方法はすべて、私たちの文化的志向を表す記号である。私たちの服装のスタイルはしばしば気候条件と関連するが、衣類はまた慎み深さを示したり、保ったりする。

1. あなたが今日着ている服を記述してみよう。
2. どの衣料品店から買うか。それはなぜだろうか。
3. これらの服を着ることを選んだのはなぜか。
4. 服はあなたについてどのようなメッセージを送るだろうか。
5. もしあなたが親であるなら、あなたの服の選択はあなたの子どもが着るものにどのように影響するだろうか。

第9章　子どもおよび家族中心の看護：文化的視点

　多くの文化では、女性の慎み深さに厳格な注意が払われる（例えば手足と髪を覆う）。さらにこれは小さな子どもたちにも当てはまるかもしれない。南アジアの文化では慎み深さはきわめて重要な問題である。例えば、イスラム教徒の少女たちはいつも慎み深さを保つよう奨励されるかもしれない。したがって、親たちは子どもの体が露出されるのを見ることを好まない。そうする代わりに、体の一部分だけが露出される方がましかもしれない。緊急を要さない診察では、イスラム教徒の少女たちは女性によって診察されることが望ましいかもしれない。裸はふしだらと見なされるかもしれない。

　慎み深さとプライバシーの必要性はパリーらによる研究（2004）でも指摘された。この研究では、移動民（ロマ）および移動家族が、身体の個人的な看護を受けたり綿密な診察を受ける必要があったりするときのプライバシーの必要性および彼らの恥ずかしさについて話し合った。一部の人々は、これはしつけに関係していると指摘した。「それは私たちの内気さと恥じらいのようなものです」。これは特に若者にとって難しい問題であることを示しているかもしれない。彼らは性の保健健康問題に関する授業を敬遠するかもしれない。病院の看護では、一部の子どもたちや若者が保健医療に関連する個人的な問題を話し合うのを躊躇し、恥ずかしがり、あるいは嫌がるかもしれない。一部の若い女性は、生理期間については「月経」のような普通の日常の言葉を使うのを避けることを好むかもしれない。また、「マンスリーズ（monthlies）」や「カース（curse）」のような婉曲表現を使うという手段に訴えるかもしれない。

　さらに一部の子どもたちが装飾品や宗教的な象徴を身につけることも習慣的である。キリスト教徒の子どもたちは、十字架または聖人の絵のついたメダルを身につけることによって、彼らの宗教を明らかにするかもしれない。イスラム教徒の子どもたちは、首または手首の周りに鎖または紐をつけ、コーランの詩句が刻まれたペンダントを下げるかもしれない。シーク教徒の子どもたちは、カラ（鋼のブレスレット）を身につけ、少年および少女はどちらも小さなハンカチを使って髪を頭の上にまとめるかもしれない。シーク教徒の少年の髪は切ってはならない。シーク教徒はまたカッチャ（特別なショートパンツまたはアンダーパンツ）を身につける。

　私たちが外の世界に自己表現をする方法は、私たちの文化的帰属意識（ア

イデンティティ) に関するメッセージを与える。上記は、象徴が対外的に身につけられている例である。それらは子どもたちの幸運、健康、または保護を意味するために使われるかもしれない。象徴（シンボル）が評価され、尊重されて、また取り外したり棄てられたりしないことが重要である。例えば、手術前そして手術後の看護では、患者が身につけているいかなる信仰の対象も認められ尊重されるよう配慮されなければならない。

名前をつけること

看護において私たちは、人びとに正しく対処し、彼らが適切な世話を受けられるようにする職務的かつ法的な義務を有する。ショットとヘンリー（Schott and Henley 1996: 109）は、「名前は重要である。名前を故意に間違えたり、またはうっかり間違えたりすると、相手を疎んじ、侮辱することになるので、反発を招き十分な思いやりのある関係を進展させることができなくなるかもしれない」と述べる。

また名前は、私たちの社会および文化的な帰属意識（アイデンティティ）と伝統において主要な役割を果たす。子どもたちは、異なった文化において様々な方法で名前をつけられる。例えば、アフリカ文化では、個人名が「私の夢の子ども」「贈り物」「喜び」のような意味を持つかもしれない。それは性別による差を示さない。一部の名前は曜日に関連づけられる。ガーナでは、コフィ（Kofi）という名前は男性の金曜日を意味する。一方、アマ（Ama）は女性の土曜日を意味する。

ヒンズー教徒の名前は3つの部分を持つかもしれない。すなわち個人名と補完名（これらはしばしば一緒に用いられる）、その後にファミリーネーム（名字）が続く。もっとも一般的な女性の補完名はベーン（Behn）、クマリ（Kumari）およびラニ（Rani）である。もっとも一般的な男性の補完名は、カント（Kant）、クマール（Kumar）およびチャンド（Chand）である。ほとんどの女性は結婚すると夫のファミリーネームをつける。

南アジアのイスラム教徒の命名法では、男性は2つの名前を持つかもしれない。すなわち宗教上の名前（例えば、モハメド〔Mohammed〕、アラーとウラー〔AllahとUllah〕）と個人名である。それらは一緒に用いられなければならない。女性は個人名の後に称号が続く。ビビ(Bibi)、ベグン（Begum）、バ

ノ（Bano）またはカヌム（Khanum）などである。女性は伝統的に夫の名前をつけない。家族は一般名を共有しないかもしれない。赤ん坊が誕生後しばらくの間名前を与えられないこともある。その家族のメンバーが名前を選ぶ名誉を与えられるかもしれないからである。女の赤ん坊は通常はしばらくの間称号を与えられず、最初は1つの名前だけを持つ。

　ヒンズー教では、両親は10日目に司祭から子どもの名前を与えられる。シーク教の命名法は宗教上の規則に基づく。これは人々に、家族姓名を使わないで、個人名（ファーストネーム）のみを男性または女性の称号と一緒に使うよう要求する。これらはカウル（Kaur: 女性では「プリンセス」を意味する）と、シン（Singh: 男性では「ライオン」を意味する）である。

　人びとが英国に「溶け込む」ために、名前を変更することがあることに留意することは重要である。一部の人びとが自分の生年月日や年齢を知らないことがあることもまた注目に値する。一部の発展途上国では、出生が登録されない場合があるからである。

> **考えてみよう**
> 1. 誰かにあなたの名前を言い、いかにしてあなたがこれらの名前を持つようになったか彼らに説明してみよう。
> 2. あなたの名前の意味を説明してみよう。
> 3. あなたの名前についてどう思うか。例えば、彼らはあなたについて何と言うだろうか。
> 4. あなたの名前を変えたことがあるか。あるいは、ニックネームで呼ばれるか。もしそうなら、このことについてどう思うか。
> 5. あなたの名前について変えようということはあるか。もしそうなら、なぜか。
>
> ▶私たちのほとんどは自分の名前にまつわる物語を持っている。これらの物語はしばしばきわめて重要である。例えば、子どもたちは彼らの名前に関して侮辱されるかもしれない。また私たちの多くは、与えられた名前を間違って発音されたりつづりを間違われたりするのはいやだと思うものである。

遊ぶことと成長すること

　子どもたちが成長し彼らの住む世界を理解するのを助けるために、遊びは不可欠である。西洋文化では、良質の（しばしば高価な）おもちゃは子どもの成長に不可欠であると宣伝される。一方、一部の文化では、おもちゃは最小限に抑えられるかもしれない。キューラー（Currer 1991）によるパターン人の家族生活の観察は、きわめて異なった遊びの概念を明らかにしている。パターン人の家族の間では、個々の世界の概念はどうでもいいことであり、とりわけ子ども時代は非常に違った遊びの概念を持つ。一部の家庭では、子どもたちの世界は家族の世界に不可欠である。したがって子どもたちは母親、祖母または兄弟姉妹たちと一緒により多くの時間を過ごすかもしれない。そのため、彼らは個々の遊びの資源に乏しいように見えるかもしれない。しかしその代わりに、彼らは毎日の仕事の中でより多くの時間を世話をしてくれる人とかかわり合って過ごす。

　　私が訪問した家では、幼い子どもたちが人形で遊ばないで年少の兄弟姉妹たちの世話をしていた。そして彼らは家事ができるようになるとすぐに家事を手伝った。
　　　　　　　　　　　　　　　　　　　　　　　　　　　（Currer 1991: 44）

　キューラー（1991）は、子どもたちの社会技能が非常によく発達していると指摘した。彼女は、これらの子どもたちが独立した設備を持たないから、彼らが「十分な刺激を受けていない」と判断することは間違っていると論じる。したがって個人主義の概念に基づいた子どもの成長の概念は、アジアの家族生活の概念およびそれを下から支える地域社会の価値観と一致しないかもしれない。一部の地域社会では、親たちは自分の子どもたちを私設の保育園や託児所に預けることに気が進まず、「学校」に行くには彼らがあまりにも幼いことを恐れて、家に引き留めることを好むかもしれない。

　アフロ・カリブ系女性による以下の引用で示されるように、人びとは、地方の地域社会では普通であるように自分の子どもたちを戸外で走り回らせる機会を大切にするかもしれない。

　　私がここになくて不自由に思う唯一のものは空間です。つい先日、私は子ど

もたちにこう言いました。「あなたたちは私たちの家をバラバラにするつもりですか？」。彼らには遊び回るのに十分な部屋がありません。子どもたちは自分たちのほとんどの時間の大部分を外で過ごしたものでした。

(Mares et al. 1985: 90)

　親たちはまた、人種差別的な攻撃、コンクリートで固めた地域で転倒する危険性、交通の危険、ごみなどへの懸念を理由に、自分の子どもたちを外で遊ばせることに不安を感じているかもしれない。多くの親たちは子どもたちの安全を心配する。したがって非常に保護意識が強く、子どもたちが1人で外出することに気が進まないかもしれない。1992年に行われた研究は、アジア系の子どもたちの学校外の遊びの計画における問題に焦点を合わせた。

　彼らが遊びの企画で往復する道程は、特に暗い冬の晩は多くの子どもたちにとって困難をともなう。一部のアジア系の子どもたちは、遊びの企画での往復に身体的な嫌がらせを受けた。そして少女たちも同様に性的な嫌がらせを受けることがあった。

(Kapasi 1992: 163)

人種差別的な社会における育児

　黒人および少数民族の子どもたちはしばしば、幼い頃に否定的な態度を意識する。2歳か3歳の年齢からでさえ、子どもたちは異なった人種を見分けることができる。黒人および少数民族出身の子どもたちは、早い時期に、白人が生まれつき彼らよりも優れている、または清潔であるという考えを抱くかもしれない。子どもたちが支配的な文化的集団に対する支持あるいは好みを早期に示し始めることが実証されている。自分たちの黒い皮膚と帰属意識（アイデンティティ）を拒絶したいと願うことから、皮膚をこすって洗うか漂白しようとしている子どもたちに関して記録された事例がある（Milner 1975）。

　一部の子どもたちは、学校で人種差別的な攻撃や発言または敵対的な態度にさらされる。パリーら（2004）は、ロマ（ジプシー）および移動民の生活社会にとって、学校での子どもたちの教育は、家族が場所を移動するという理由で、放置されていると感じるかもしれないと指摘した。一部の人びと

は、自分の子どもたちを信仰にそった学校に入れることの難しさを述べ、多くの親たちは、学校で差別されたり、またはいじめられていると述べた。ウィリアムソンらの研究（Williamson et al. 2009）では、さらに直接的な偏見も女性移動民によって指摘された。

　私の弟が病気のとき、彼はたった3歳でした。私たちは違う場所にいましたが、医師は、彼がロマ（ジプシー）であるという理由で、診察を拒否しました。それで私たちはそれから違う町へ行かなければなりませんでした。違う町までは20マイルか30マイルです［訳注：32〜48キロメートル］。当時は夜間休日診療所がなかったからです。
　　　　　　　　　　　　　　　　　　　（Williamson et al. 2009: 39）

多くの子どもたちが高い誇りと自尊心を強く持っているけれども、中には自己拒否および自己嫌悪の期間を経験する人もいる。彼らは絶えず「違っていること」を自覚しているかもしれない。そしてこれらの否定的なメッセージは保健医療従事者によって強化されるかもしれない。子どもたちが支配的な白人文化を支持し、自分たちの文化を拒絶するとき、一部の親たちは、当惑し、傷つくのである。これは、食べ物を拒絶するか、あるいは両親の言語、服装のスタイルなどを恥ずかしく思うという形となって表れる。

言語とコミュニケーション

　言語とコミュニケーションは子どもたちや家族の世話に関する中心的課題である。私たちの話し方、使う単語、方言およびアクセントは、すべて私たち自身に関するメッセージおよび印象を伝える。言語は、幼児から児童になるにかけて習得されるので、私たちの両親の影響は早い時期に最重要である。子どもたちが成長するにつれて、教育体系または仲間に影響される可能性が高くなる。
　言語能力と表現の容易さは、安全性および人間の基本的欲求を満たすためだけでなく、社会的達成感のためにも不可欠である。

　11歳のソマリア出身の少女ファティマは、面接したとき1人で1週間以上入院していた。彼女は母親、16歳の兄、祖母と一緒に生活していた。彼女の父親

は彼らがこの国に到着する前に殺されていた。夕方に家族のメンバーが見舞いにきていたが、だれも彼女に付き添わなかった。「私のママとおばあさん、あの人たちは英語を話さないから」。彼女は隔離室で治療を受けていた。忙しく時間に追われる担当者たちは、投薬または食事をするときに、あるいは彼女の求めがあったときだけ部屋に入ってきた。病院にはかなり大きな通訳サービスがあり、通訳者がいたが、それまで、その少女は限られた英語の知識、彼女の年齢および不慣れな環境にもかかわらず、彼女を助けるために呼ばれたことがなかった。通訳者が呼ばれたとき、彼女の国出身の人に彼女自身の言語で話すときの彼女の喜びはこの上なかった。 (Slater 1993: 9)

　言語とコミュニケーションの問題に、子どもたちは特に敏感である。自分自身を表現できないことは、おびえを引き起こすことがある。親たちは子どもたちのために解釈者の役割を果たすことができるかもしれないが、英語を話せない場合、他の方法を見つける必要があろう。これらには、通訳、おもちゃ、本と携帯黒板（ピクチャーボード）が含まれるかもしれない。緊急時を除いて、解釈のために兄弟姉妹たちを使うことは受け入れられない。

　苦悩および痛みを伝える方法もまた、文化によって異なるかもしれない。禁欲主義と不屈の精神を高く評価する文化では、痛いときに黙ったままで苦しむことは、適切で成熟した行動と見なされるかもしれない。これは特にアングロ・サクソンの文化において適切であり、「弱みをみせない」と言われる。一方、一部の文化（例えばユダヤおよびイタリア）では、「他者にわかるように」、すなわち言葉で痛みや苦しみを表現することによって苦痛を示すことが適切かもしれない（Helman 2007）。

　人びとが英語を少し話せるときでさえ、保健医療サービスを利用する際に問題を経験するかもしれない。例えば、一部の親たちは英語を上手に話すが、病院内で用いられる専門用語／通用語または方言を理解しない。彼らは、他の人たちを理解しないか、あるいは自分自身を理解してもらえない公共の場所で屈辱を経験するかもしれない。彼らはまた、たとえ他の言語に熟練していたとしても、愚かで無学と感じさせられるかもしれない。

　インドおよびパキスタン系のアジアの家族、しかし特にベンガル語を話す家

族は、保健医療を利用するときの最大の困難の原因として言語を強調する。
(Slater 1993: 9)

(難民および亡命者の家族の子どもたちは、これが特に重要であることに気づくかもしれない。この問題は、第11章で取り上げる)。同じ研究でベンガルの女性が英語を話せない人びとについてコメントした。

私は担当者たちが私たちの民族を尊重するとは思いません。あるとき、私の隣りに英語を話せない女性がいました。看護師は黙っていることをからかい、何かを説明できないことで彼女を笑いました。　　(Slater 1993: 10)

これは、親たちがなおざりにされたと感じることにつながり得る。そして彼らは侮辱を受けたり非難されたりすることを恐れて、入院するのを嫌がるかもしれない。これは彼らの子どもたちに対する無頓着または無関心な態度と解釈されることもある。家族は、子どもたちとその家族の両方が求めることに敏感な良い通訳および翻訳サービスを利用する必要がある。

要　点

1. 子どもの世話の習慣は文化特有であって、時間とともに変化するかもしれない。
2. 親たちは自分たちの子どもを彼らが適切であると思う方法で育てる権利を持つ。
3. 子どもたちとその家族は彼らの生活様式についての批判に特に敏感かつ傷つきやすいかもしれない。だから文化の違いを理解して認識するよう配慮されなければならない。

病気および疾病のパターン

英国の異なった民族集団の間には病気のパターンに重要な相違がある。特定の少数民族集団に影響を与えるいくつかの条件をここで述べる。

鎌状赤血球貧血症

鎌状赤血球貧血症は赤血球中のヘモグロビンの遺伝性疾患である。英国で 12,500 人以上の人びとが鎌状赤血球貧血症を患っている。彼らの大多数はアフリカ系またはカリブ系である。しかし、それはアジア、中東および地中海東岸系の人びとにも影響を及ぼす。

このタイプの貧血は、赤血球中のヘモグロビン分子の構造の異常によって引き起こされる。最初の症状は通常、生後 3 カ月から 6 カ月以降に出現し、手足の腫れ、関節、腹部および胸部の痛み、貧血があるかもしれない。幼児は細菌感染を受けやすいかもしれない。鎌状赤血球の急性期は著しく痛みが強い。鎌状赤血球貧血症の治療は不可能である。治療の目的は、合併症を軽減し、痛みを緩和することである。子どもでは、感染症にかかりやすいことから、本疾患は致命的になり得る（Ferguson 1991; 章末のウェブサイトリスト参照）。

サラセミア

サラセミアは赤血球中のヘモグロビン構造の不可欠な部分である α および β グロビン鎖の産生に影響を及ぼす遺伝性疾患である。サラセミアには 2 つの主な形態がある。つまり α サラセミアメジャーおよび β サラセミアメジャーである。どちらの疾患も命取りになる可能性がある。

英国では、サラセミアを受け継ぐリスクのある主なグループは、地中海系の人々、キプロス、イタリア、スペインおよびポルトガル出身の人びとと、ならびにインド亜大陸および極東出身の人びとである。サラセミアは通常、生後 6 カ月から 12 カ月の間の子どもにおいて明らかになる。もし子どもが重症の貧血になれば、心臓障害または感染症で死ぬかもしれない。彼らは毎月の輸血または毎日皮下注射を必要とするかもしれない（Anionwu 1993; 章末のウェブサイトリスト参照）。

くる病

少数民族出身の子どもたちにはくる病の発生率が一般より高い。くる病はビタミンDの欠乏によって引き起こされるが、これは通常は食事から、また日光を浴びることによって得られる。この症状のある子どもたちは衰弱し、

怒りっぽくなるかもしれない。また骨の異常があるかもしれない。日光を浴びることには、賛否がある。都心部に住む親たちは、自分の子どもたちを屋内に引き留めておきたいと願うかもしれない。そして悪天候のみならず、人種的嫌がらせからも、子どもたちを守ることを望むかもしれない（Mares et al. 1985; Ahmad 1993; Smaje 1995）。

赤ん坊と子どもたちの世話をするときの優れた実践

　黒人の子どもたちとその家族ならびに少数民族の人びとは、保健医療サービスを受けようとする際に多くの問題に直面する。チェヴァンネス（1997）は、看護師は家族と協力関係を築いて、家族のメンバーが継続的に看護することを認める必要があると論じる。
例えば、

　　看護師は、疾患時そして観察時に介入する。これは、患者が求める必要な事柄に基づいた看護の計画を達成するため、看護を受ける対象となる人びとのために質を保証するため、彼らが家族の家に入ることについて取り決めなければならないことを意味する。　　　　　　　　　（Chevannes 1997: 162）

　チェヴァンネス（1997）は、連携して取り組むときに必要な相互作用に3つの段階があると指摘する。

- 家族の構成員は、彼らが彼らを見るように看護する必要性を述べることを奨励されるべきである。
- 患者および世話をする人は、看護師とともに、必要としている事柄との関連で望まれる看護のタイプおよびパターンを識別すべきである。
- 患者、世話をする人および看護師は、看護計画を考案し、合意することに参加するべきである。

　彼女は以下のように考える。

第9章　子どもおよび家族中心の看護：文化的視点

　看護師は、インド系またはアフロ・カリブ系、成人女性または男児といった、様々な家族および家族の構成員の意見に耳を傾け、理解し、行動する必要がある。また、準備されて後に合意される看護計画にそれぞれの多様な意見を考慮に入れる必要がある。
（Chevannes 1997: 163）

　したがって、病気の子どもたちの世話における優れた実践は、親たちと保健医療従事者の間で共有された看護に重点を置く。医療従事者と同じ文化の出身でない親たちは、入院することに気が進まないと感じるかもしれない。彼らは、自分たちが歓迎されていない、あるいは病院が彼らの文化または宗教的な要求と関係のある十分な設備（例えば、祈るための場所）を持たないと感じているかもしれないからである。一部の親たちは、病院で子どもたちに付き添わないままでいると思いやりのない親という目で見られる。しかしながら、親たちが他の子どもたちや家族の構成員と急を要する約束をしているかもしれないことを忘れないことが重要である。

　したがって、親および子どもたちが、子どもの看護に関する情報とともに、利用可能なサービスに関する十分な情報を与えられることは不可欠である。これには、子どもの診断、治療および予後に関するのみならず、それに関係する日常的な検査や家族のための設備についての情報も含まれるべきである。

　情報提示は言語能力や読み書き能力のような問題を考慮に入れることを必要とする。自分自身の言語で読むことができない家族には、ビデオとポスターが有用であるかもしれない。さらに子どもたちは、視覚情報をより多く受け入れる力があり、これは子どもたちの看護に関する情報を与えるときに考慮されるべきである。

　病院内の遊戯施設は子どもたちの文化および人種の多様性を反映する必要がある。また、多文化のおもちゃが利用できるようにすべきである。これらには、2つの言語の標識と本、ジグソーパズル、黒人の人形、黒人および少数民族の子どもたちが食べる食べ物を代表するおもちゃの果物と野菜が含まれる可能性がある。家庭の道具や調理器具のように、文化の伝統にふさわしいおもちゃを提供することもまた有用かもしれない。

　看護師はまた、ラマダンやディーワーリーのような宗教行事など関連する

風習および地域社会の祝祭に慣れ親しむ必要がある（付録参照）。例えば、子どもたちと一緒にお祝いを計画することは有用かもしれない。また親たちや兄弟姉妹たちは、祈りと礼拝のための施設を歓迎するかもしれない。

　看護師は、子どもたちとその家族が適切な洗浄およびトイレの設備（例えばシャワー、流水）を持てるようにすべきである。例えば、イスラム教徒は祈る前に体を洗うことを好むかもしれない。もし患者を物理的に動かすことが不可能なら、患者は便器を自分のところへ持ってきてもらい、ベッドカーテンが引かれることをありがたく思うかもしれない。

　黒人および少数民族の家族出身の多くの子どもたちは、英国の食べ物または家族の食べ物と英国の食べ物を混ぜたものを食べる。しかしながら、一部の家族では、宗教または文化的な規則を忠実に守ると同時に、英国の食べ物を食べることが習慣的である。人びとは英国式の食べ物が好きになるかもしれないが、宗教上の規則に従って調理されることを主張するかもしれない（例えば、動物性脂肪がないこと）。その場合でも、食べ物を処理して子どもたちとその家族に提示する方法に細やかな配慮を示すことが重要である。例えば、食べ物を取り扱うときに食べ物の調理器具を区別すること、禁止された食べ物が混ざらないようにすることは重要である。子どもたちの親がいないときには、一部の子どもたちが禁止された食べ物を要求するかもしれないことに注意することも重要である。これはその子どもの好奇心、他の子どもたちのようでありたいという欲求、あるいは反抗心ゆえかもしれない。しかし看護師は、子どもが十分な栄養を摂るようにすることに加えて、常に親たちの不安を意識し、彼らの願いを尊重すべきである。

　見舞いは病院関係者の緊張を引き起こすかもしれない。保健医療の世話に対する文化的な期待は家族間で異なるかもしれないということを常に心に留めておくべきである。例えば、親密な拡大家族が居合わせること（特に女性の家族の構成員）、決定が男性の家族のだれかによって下されることは、慣例となっているかもしれない。入院している女児たちは、彼らの両親に非常に多くの心配をさせるかもしれない。家族は少女が他人、特に男性の保健医療従事者の前で服を脱ぐことに反対するかもしれない。ここでは思いやり、および気配りがもっとも重要である。例えば、診察する必要のある体の部位だけを露出することが実用的である。一部の家族は彼らの娘が女性の医師ま

たは看護師によって世話をされることを好むかもしれない。これらの願望は、可能な限り尊重されるべきである。以下の事例研究を検討されたい。

> **事例研究**
>
> レイチェルは鼓膜切開術とグロメット［訳注：T（ティー）チューブ、中耳腔換気用チューブ］の挿入のために入院した7歳の少女である。彼女は中耳炎を患っている。レイチェルは正統派ユダヤ教の家族に属し、病棟には彼女の父親が同伴している。彼女の母親は生後6カ月の赤ん坊と一緒に家にいる。彼女は金曜日の午後に入院し、土曜日の朝に手術室に入る予定である。レイチェルの父親は付き添うことになっている。
>
> **どのようにしたら、レイチェルの文化的・宗教的要求が満たされるようになるだろうか。**
>
> 以下の情報は、あなたがレイチェルの世話をするときに十分な情報を得た上で意思決定をするのに役立つだろう（Schott and Henley 1996）。
>
> - ガイガーとダビヒザー（Giger and Davidhizar 1991）は、ユダヤ教の親たちが、他の多くの人たちのように、彼らの子どもたちをよく守ろうとして、自分たちの感情や不安についてうるさく言うかもしれないことを強調する。これを看護従事者は、その父親と子どもが攻撃的で、「気難しい」または「問題のある患者」であると誤解するべきではない。
> - レイチェルはコーシャー［訳注：ユダヤ教の戒律にそって加工された肉］の食事を必要とするだろう。そして食べ物が個別に包まれて、食べる準備ができるまで包みを開けられないように、注意が払われなければならない。家族が食事の包みを開けなければならない。さらにミルクと肉製品が混ざらないように、注意が払われなければならない（例えば、肉料理と一緒に飲むミルクを提供しない）。
> - レイチェルの父親は、彼女に彼女自身のプラスチックカップを使わせようとするかもしれない。
> - 投薬は問題になりうる。家族は、適切に処理されていないかぎり、レイチェルがある特定の鎮痛剤およびその他の薬を飲むことを望まない

かもしれない。これにはディスプロール [訳注：殺菌作用のあるのど薬] やカルポール [訳注：アセトアミノフェンを含む風邪薬] の懸濁液が含まれる。これに関して薬剤部に相談することが必要かもしれない。

- レイチェルの父親は、一部の子どもたちの活動（例えば、ビデオを見ること）を娘に適さないと検討するかもしれない。
- ユダヤ教の安息日（シャバート）は、金曜日の日没に始まって、土曜日の日没に終わる。それは主要な祝祭および一日の休息である。安息日に正統派ユダヤ教徒は働かない。また、公的文書に署名するような活動も避ける。この要因は、同意書に署名する際に留意される必要がある。しかしながら、この留意事項は、生命または健康が危険にさらされる場合には、免除されるかもしれない。
- ユダヤの文化では、慎み深さは特に女性にとって非常に重要である。家族は自分たちの娘を守ろうとして、不必要に人目にさらすことを避けたいと願うかもしれない。これはレイチェルを診察する際に考慮されるべきであり、女性担当者を用意することが必要かもしれない。
- レイチェルの父親は、彼が病院に滞在しているときに祈ることを望むかもしれない。可能であれば、病棟に適当な部屋または静かな区域が提供されるべきである。あるいは、部屋の中にカーテンが引かれるかもしれない。
- 一部の正統派ユダヤ教の男性たちは、親族でない女性たちとのあらゆる接触を避ける。したがって、握手やアイコンタクトをしないかもしれない。

結　論

　文化は子どもの身体および心理社会的な成長と発達のすべての側面に影響を与える。一部の子どもたちにとって、病院への入院は、特に、彼らが5歳未満である場合は、新しい文化に遭遇する最初のときかもしれない。病院は私たち全員にとって恐ろしい、ストレスの多い場所でありうるが、これらの恐怖は、言語または病院の風習およびしきたりを理解しないかもしれない子どもたちにおいて増大する。しかも、子どもたちおよび家族は、彼らが保健医療サービスを利用しようとするとき、たくさんの問題に直面するかもしれ

ない。そして彼らは、提供されるサービスが彼らのニーズを配慮していない、あるいは彼らが家族の構成員にどういうことが起きているのかを理解していないことに気づくかもしれない。スレイター(Slater 1993)による調査は、黒人および少数民族出身の一部の家族が、保健医療従事者が彼らを快く思わなかったと感じた、あるいは、彼らが尊重されていると感じなかった、また場合によっては侮辱を受けたことを明らかに示した。ある場合には、子どもの両親の知識が、「私たち(子どもの両親)が何も知らない、彼らのように頭が良くない、あるいは愚かである」と考える担当者たちによって無視された(Slater 1993)。したがって、子どもたちのためのサービスは、子どもの個々の要求および子どもの状況のみならず、家族が求めることおよび状況、そしてこれがしばしば拡大家族を含む必要があることを、考慮に入れる必要がある。異文化出身の子どもたちの世話は、育児に関する先入観や私たちが育ってきた規範と価値観を退けることを、私たちに要求することがあるのである。

> **本章のまとめ**
>
> 1. 子どもたちは、彼らの家族および彼らの環境という枠の中で理解される必要がある。
> 2. 子どもたちの看護および育児法に関する信念は、すべての文化において評価され、保護される。
> 3. 子どもたちおよび彼らの家族は、彼らが保健医療を受けているときに特に脆弱な立場になり、コミュニケーションおよび情報提供などの問題に関して特別な配慮と注意が必要かもしれない。

▶ 推薦図書

Croot E.J., Grant G., Cooper C.L., Mathers N. (2008) Perceptions ofthe causes of childhood disability among Pakistani families living in the UK. *Health and Social Care in the Community* 16(6), 606-13.

> この質的研究は、パキスタン系の親が、どのようにして子どもが持つ障害を理解し納得するかを研究している。宗教との関係、とくにイスラム教と障害の関係を探っている点が興味深い。

Quintana S. M., Chao R.K., Cross W.E., Hughes D., Nelson-Ie Gall S., Aboud F.E. Conteras-Grau J., Hudley C., Liben L.S., Vietze D.L. (2006) Race, ethnicity, and culture in child development:contemporary research and future directions. *Child Development* 77(50), 1129-41.
  これは小児の保健医療と発達における複雑な事柄を包括的に研究している。
Shah R. (1994) Practice with attitude. Questions on cultural awareness training. *Child Health* 6, 245-9.
  本論文には、障害を持つアジア系小児が求める事柄を調べための興味深い問題設定と役に立つ情報がある。
Syal M. (1997) *Anita and me.* Harper Collins, London.
  1960年代の英国のミッドランド地方で、パンジャブ系家族で育った女の子どもを描くエンターテインメント小説である。、
Wilson P. (2005) Jehovah's Witness children: when religion and the law collide. *Pediatric Nursing* 17(3), 34-7.
  宗教法が民法と齟齬を起こした際の意思決定に関わる法的倫理的問題を調べた論文。
Purnell L. (2009) *Guide to culturally competent health care*, 2nd edn. F A Davis & Co, Philadelphia.
  本書掲載の論文の各章は、生命の視点から家族、妊娠、子育てについての文化的実践を取り上げている。

▶ ウェブサイト

http://www.forceclmigration.org/
  このウェブサイトは、人間の強制退去に関するオンライン情報である。戦争や災害の後の強制退去を含んだ、子どもたちとその体験に関する多くの情報源がある。子どもの問題についてのユニセフのサイトなど他のサイトへリンクも可能。
http://www.sicklecellsociety.org/
  鎌状赤血球貧血症（Sickle-Cell Anaemia）。このウェブサイトは、鎌状赤血球貧血症に関する幅広い情報源および情報を持っている。
http://www.ukts.org/
  セラセミア。英国サラセミア協会。このウェブサイトはサラセミアの子どもと成人の病院での看護の基準を含め、あらゆる情報を持つ。

第10章
黒人および少数民族出身の高齢者ケア

クリスティン・ホグ

エレーラ ルルデス
李 錦純 [訳]

はじめに

　私たちは年齢を操作できない——老化に選択の余地はない。しかしながら、私たちがどのように年をとり、年齢と高齢者をどう価値づけるかは、階級やジェンダー、社会的地位などの多くの要因と、私たちを取り巻くそれらの認識に影響される。年をとることは誰にとっても辛いことである。退職は、社会的地位の低下、役割の喪失、収入の減少などの複雑な問題をもたらす。場合によっては人びとは孤独、社会的孤立そして身体機能の低下にも直面する。これらの問題に加えて、黒人や少数民族の高齢者は、敵意や人種差別にも直面するかもしれない。

> **本章では黒人と少数民族出身の高齢者に関する以下の問題点を分析し議論する**
> - 移住パターン
> - 三重の危機説
> - 高齢者に対する社会が作り出した通説や固定概念
> - 健康への信念と高齢者
> - 健康と病気パターン
> - 高齢者へのサービスの提供

移住パターン

　もし私が初めてこの国に来てからの5年間にまとまった金を手に入れていたら、帰国して母国の発展に貢献していただろう。こんな年になって、年金暮らしなのだ。どうやって帰国できると思う？　なぜ帰国するの？
　私たちは英国のために尽くした。英国人が何と言おうが、私たちは新しい時代をもたらした。彼らはより裕福になり、私たちはさらに裕福にしてやった。私たちはすべてのエネルギーとすべての力、手に入れられたすべての富を捧げた。この国のためにである。私たちは彼らがこれまで知らなかった新しい文化や背景をもたらした。
　　　　　　　　　　　　　　　　　　　　　　　　　(Schweitzer 1984: 35)

　年をとるという経験は、様々な影響や異なる生活環境にさらされることである。ホームズとホームズ (Holmes and Holmes 1995) は、数多くの文化において年をとるという経験について分析し、地中海に位置するパロス島での生活様式を検討した。パロス島にはほとんど犯罪がなくて、島民は漁業や農業、観光サービス事業を営んでいる。力仕事と精神的活動が高く評価されている。日常の食事には大量の新鮮な果物と野菜、魚、卵、チーズなどが含まれる。ホームズらの研究報告書にはバービャー (Beaubier 1976) の研究も引用されている。バービャーは、パロス島民2,703人のうち100歳以上の人は少なくとも5人はいると主張した。ホームズら (1995) はその証拠にまだ自分の農地で仕事をする活発な105歳の男性の写真を掲載している。人が暮らす環境は人びとの健康の質に影響を与えるともいえるが、この重要な課題は本章で十分に議論される。
　「先進国」と言われる西洋文化は、若者によって次第に導かれ、かじとりされてきた。若づくりをすることは社会的に容認され、美容整形により「若さの源」を手に入れようとする人が増えている。今日の西洋社会において、高齢者は少数派の立場であり、しばしば若者世代の優位の中で隅に追いやられ、取り残されている。産業社会が登場する以前は、高齢者は経験と知恵において高く評価され、地域社会における頼りになる資源となり得た。しかし産業社会においては、加齢は身体的強さの喪失であり、労働力として貢献す

る能力が低下していると見なされている(実際には体力よりも精神力が求められる仕事に就いている人が多いのであるが)。しかし、まだ文化圏によっては、年をとることは崇拝し尊敬され、場合によって、報われることさえある(Holmes and Holmes 1995)。

英国保健サービス(NHS)が、高齢者の要求と同様に、今まで黒人や少数民族への対応が不十分であったことは一般的に知られている。提供をしてきたサービスは「シンデレラ」サービスという言葉で表現されている。その点に関して、ヘンリーとショット(Henley and Schott 1999)は以下のように述べている。

　保健医療サービス文化は社会的偏見を反映する。高齢者看護に携わる医療専門職の地位は低くて、あまり評価されていない。医学訓練は急性疾患に焦点をあわせて、高齢者によくある障害や高齢者に関連する病気などにはあまり注意を払わない。　　　　　　　　　　　　　(Henley and Schott 1999: 33)

いわゆる「ハイテク」サービスと比べれば高齢者向けサービスの魅力は少ない。黒人や少数民族出身の高齢者の場合、この問題はいっそう悪化する。

人口動態

英国人口における黒人や少数民族の高齢者の数は、白人高齢者に比べるとまだ少ないが、増加している。2001年の国勢調査(Office for National Statistics 2009)では一般的に少数民族の人口構成は若い世代に傾斜している。唯一の例外はアイルランド系白人住民で、彼らは英国内でもっとも高齢化した構造を示している。現時点において、この人口は比較的に少ないが、1960～1970年代に英国に移住した人びとは年老いていくので、将来的に高齢者の著しい増加が予測される。例えば、1970年代に英国に移住した若い世代のインドやパキスタン系の出身者は、数年後に退職する年齢になる。

国勢調査はもう1つの事実を明らかにした。それはある少数民族集団は他集団より長期疾患で難儀にさらされやすいことである。他集団と比べ、バングラデシュ、パキスタン、インド系出身者およびアフロ・カリブ系集団の内では、糖尿病、冠状動脈疾患、関節炎、脳梗塞、呼吸器疾患のような病気を

発症しやすい。

移住

1950〜60年代に英国へ移住した当時は成人（20〜30代）であった人たちの大半は、今では高齢者になっている。彼らは、この国に永住するつもりはなかった。ある文化から別の文化への移住は、それまでにない過度のストレスをもたらす。そしてそのストレスは、個人の人生を崩壊させてしまうこともある（Furnham and Bochner 1986; Eisenbruch 1988; Raleigh and Bajarajan 1992）。そして、ある人たちにとっては、士気をくじき、疎外を感じるような経験であった。

新しい国に移住してしばらくの間、移住者は孤立感や不安感を経験し、困惑や無力、不安を経験するだろう。彼らは家族や友人、慣れ親しんだことやそれまでの日常生活や安定などを残してきたのだろう。移民に関する諸法によって、本国にいる家族を呼び寄せるには、ある期間待つという別のストレスをも経験することもあるだろう。さらに言葉の問題に直面する。言葉がわからないことは、居住や就職の機会などに影響する。受け入れ側の住民は敵意を持ったり、恐怖心を持ったり、まったく無関心だったりする。

> **考えてみよう** ▶周囲の状況が変化したので（例えば人材余剰のため）、あなたは海外で仕事を見つけなければならなくなったときのことを考えてみよう。
> 1. あなたはどこの国へ行くか。それはなぜか。
> 2. あなたはどのような準備をするか。例えば、その国の言語や伝統的な文化に関する情報をどのようにして手に入れるか。
> 3. あなたは誰を連れて行くか。なぜその人なのか。
> 4. あなたは行き先の国に何を持っていくか。あなたの所有物の中から何を選ぶか。また、それはなぜか。
> 5. あなたは、新しい生活様式にどのように対処すると思うか。

例えば、移住先の国の大使館に、一時的な就労許可の申請について問い合わせすることを考えたとしてみよう。また、子どもがいる場合には、子どもの学校や大学についての情報を探ることになるだろう。

アイゼンブルヒ（Eisenbruch 1988）の「文化的喪失感」という用語は、馴れ親しんだ土地や文化について、永遠で忘れられない喪失感を負った人びとの集団に対して考慮したものである。移住者が難民や国外追放者である場合、また紛争や迫害により突然母国を離れなければならなくなった場合は、このような喪失感やストレスが悪化するだろう。

　私が1939年にポーランドを去ったのは、あまりにも急なことだった。周囲はパニック状態だったためスーツケース2つしか持ち出せなかった。ドイツ人から、そして爆弾から逃げ、必死で何も考えていなかった。幼い娘を連れてルーマニアに行き、その後、姉が住んでいるユーゴスラビアに行った。夫はドイツ人に囚われ、戦争が終わるまで捕虜収容所にいた。スーツケース2つを持った娘と私はサウサンプトンに到着して、レオミンスターの近くの陸軍キャンプに送られた……戦争が起きなければ、私は他国の負担にならないで、ずっと自分の国に居たはずだ。　　　　　　　　　　（Schweitzer 1984: 61）

　多くの移民者が直面しているストレスや苦悩は、メンタルヘルスの問題のより高い発生率につながるだろう。移住による影響は生涯続くかも知れず、そしてその影響要因については、特に高齢者へケアを提供する際に心に留めておくべきである。例えば、彼らは受け入れてくれる地元の地域社会において常に「部外者」だと感じるかもしれないし、生涯を通して移住したという心の傷と負の経験となるかもしれない。移住者の精神疾患の高い罹患率は、いくつかの先行研究により明らかにされている。この問題については第6章で論じている。

　英国への移住は500年以上前にはすでに存在していた。ただし、大規模な人口移動は第2次世界大戦後に始まった。人口移動は、「押し出し（push）」要因と「引き寄せ（pull）」要因により生じる。第2次世界大戦後、英国政府は復興支援のために、英連邦諸国から積極的に移民労働者を募集した。これは主な「引き寄せ」要因であり、母国を離れた多くの人びとは、十分な金が貯まったら帰国して、快適な生活ができると信じていた。「押し出し」要因とは、政治的不安定、貧困、そして圧政などである。

アジア系移民のパターン

1950～1960年代における主な移民は、非都市部出身の独身男性であった。彼らは、単純労働力の不足で産業の衰退が見られる地域を支えるために雇われた。または、強制退去により、母国を離れざるを得なかった人もいた。例えば、1960年代初頭、マングラ・ダム建設の結果として、ミルプル出身の多数のパキスタン人が英国に移住した。移民の一部にとっては、より良い職業に就く機会であったし、母国の社会における家族の地位向上につながることであったかもしれない。

戦後の英国社会は、耐乏生活社会であり、多くの移住者にとっては辛い体験であった。当時の英国社会にはまだ植民地主義に基づく考え方や信念が残っていたため、外国人に対して不信感や優越意識が向けられていた。多くの移住者は人種差別に遭遇し、英国人からは冷淡な態度をとられ、距離を置いた関係しか持てなかった。1962年にパンジャブ［訳注：インドとパキスタンにまたがる地域］から移住してきた男性は、彼の経験を次のように述べている。

> 私は高等教育（工学修士学位取得）を受けたにもかかわらず、私の友人は機械工の仕事を私のために得ようとして、先輩にウイスキーボトルを賄賂として贈らねばならなかった……私は4つの機械を担当したが、私の給料は2つの機械しか担当しない機械工の半分だった。　　　　　（Schweitzer 1984: 42）

ロビンソン（Robinson 1986）は、これらの労働移民者の定住過程を記述した。最初の集団は、多くの労働力が必要とされていた区域に住み着いた。例えば、バーミンガム市やロンドン市、または繊維産業が盛んであるランカシャーやヨークシャーであった。彼らは血縁関係になくても、後から来た移民者の定住の世話をし、橋渡し役を果たした。最初の移民者は下宿屋で共同生活をしたり、言葉や、役所で問題が発生した場合は、互いに助け合ったりしていた。しかし、東南アジアでは英国に対する通説が依然として流れていた。英国に対するイメージは、差別的で不道徳な国であり、それゆえ女性にとって危険な場所だということであった。一方で、1960年代から1970年代の間に移民男性の妻や子ども、ときには父母も英国に渡って家族で滞在し始

めた。それらの家族は、市中心部の荒れ果てた地域、家賃の安い所を居住地に選んだ。1980年代から1990年代にかけて、家族の合流は、英国で生まれたアジア系の人びとがここで自分たちの家庭を築いて、自分たちの文化的帰属意識（アイデンティティ）を創り上げることを意味した。

アフロ・カリブ系の移民

アフロ・カリブ系移民は、第2次世界大戦後に徐々に拡大した。英国鉄道、ロンドン交通のような大企業が、バルバドスやジャマイカから積極的に人材を採用した。1960年代には、英国保健サービス（NHS）が看護師や助産師の募集を始めた。英国市民として、彼らには英国に移住し就職をする無制限の権利があった。彼らは、他の移民と同様に20代後半から30代後半に移住してきたので、年金を満額受給するために必要な国民保険金の支払いができなかった。彼らはまた昇進できる可能性が少ないだけでなく、解雇される可能性は高かった。英国は母国であると認識され、多くの場合、男性同様若い独身女性も雇用された。多くの移民と同様に、アフロ・カリブ系移民は地元の人びとがやりたがらない仕事に就いて、その上敵意や偏見に直面していた。ジャマイカから来た女性は以下のように述べている。

> 戦後私たちはこの国の政府に招かれた。戦後処理のために西インド諸島人移民対策を作った1人はイノック・パウエル氏だった。つまり、当時私はただ家にいただけで、無職だったため、英国へ移住することを決意した。まともな仕事と同等の権利を期待していた……もらった仕事って？　マイル病院へ行って仕事をすることになった。手にバケツ、ブラシと膝つけ用のマットを持たされて、廊下に配置された。そのような仕事は人生初めてのことだった。一晩中そして一日中泣いた。この国に来たことが私にとっては何よりももっともつらい出来事だった。
> 　　　　　　　　　　　　　　　　　　　　（Schewitzer 1984: 31）

連鎖的移住［訳注：鎖のようにつながっている移住］もこの時代の特徴だった。最初に移住した人びとは、後から続く移民の家探しや就職先の世話をした。彼らの大半にとっては一時的な滞在であり、最終的に帰国すると信じていた。しかしながら、帰国したのはわずかの人たちだった。母国を再訪した

彼らが目にしたのは、想像からかけ離れた現実であり、あるいは彼ら自身が「より英国的」に変化したことを認めざるを得なかった。

ガイアナ出身女性に面接で、この問題点について語ってもらった。

> 今のガイアナは違う。私は11年前にガイアナに帰国した。私が知っていたブリティッシュガイアナじゃなかった。美しさが完全に消えていた。数年前に、私は定年後に帰国する計画を立てた。家族にいつも電話をかけるが、彼らはこういう。「そちらにいた方が良い、ガイアナの状況はひどいよ」。
>
> （Schewitzer 1984:31）

要　点

1. 1950年代から1960年代に英国に移住した人びとは現在英国高齢者の一部になった。
2. 移住はときに辛くて、人を遠ざけるような経験でもあるために多くの高齢者は移住したときの心の傷を引きずっている。
3. 移住と定住のパターンは、社会的、政治的そして経済的な力を反映している。

三重の危険性

1980年代に研究者たちは、黒人や少数民族の高齢者がしばしば直面する「三重の危険性」という見解を強く主張し始めた（Norman 1985）。社会の中で高齢者は、健康障害と役割喪失によって危険にさらされている。これらの不利な問題点は、人種差別問題が加わることによって悪化し、その結果彼らを貧しい生活水準、低収入にとどめ、そして自分はここに所属しているとは感じさせないことになる。最終的に、高齢者は医療保健サービスや社会福祉サービス、住宅供給サービスの利用が難しいとか、その気にならないと思わせてしまう。なぜならそれは白人の多数派のためのサービスだと思い込んでおり、自分達はそのサービスを受けるに値しないと思っているからである。ジョンズ（Jones 1996）は以下の点を指摘する。

人種差別主義が現れるときはいつでも、どんなレベルでも、高齢者の場合はその影響がより強まる。他人への影響が強く現れた場合、つまり、人種が要因となるとき、高齢化にともなう生物学的―社会的―経済的喪失による偏見と無力化は、一層強化される。　　　　　　　　　　　　　　　（Jones 1996: 109）

　あるいはまた、「年齢は平等要因」という議論もある。これは、年齢とともに、高齢者と他の年齢層の違いは減少するからである。例えば、年をとることによって、人種や社会階級を超える多くの共通点がある。有給の仕事の喪失や衰えていく健康や余暇として過ごせる時間の増加はその共通点の例である。言い換えれば、年齢は差を縮める傾向を持つ。
　バットとオニール（Butt and O'Neil 2004）が、少数民族の高齢者を対象とした相談事業の結果によると、様々なサービスにおける言葉の壁は問題発生の原因となっていた。対象者は病気の自覚症状を説明するのが難しくて、常に困っていた、症状をうまく伝えられない結果として、誤診や手遅れの診断があった。多くの高齢者は、サービスそのものが地域社会ごとの違いを尊重するよりもむしろ、それを「やっかい事」だと見なしていると感じていた。主流のサービスを信用しなくなった後には、彼ら自身の地域にあるボランティアグループの方を選んだ対象者もいた。

黒人と少数民族出身の高齢者に対する通説と固定観念

　少数民族集団についての世間一般の固定観念の1つは、「彼らは自分で自分の面倒を見る」ということである。これは危険をともなう誤った固定観念であるが、残念ながら保健医療と社会的介護（ケア）体系全体に普及している。黒人やアジア系の高齢者は拡大家族の一員として暮らし、年老いた人に必要な介護（ケア）と支援は、たいていその家族または地域社会の中で満たされていると思われている。この考えはフェンネルら（Fennell et al. 1988）によって論破された。彼らは、大半の少数民族の高齢者は複数世代の家族の一員として生活していても、十分な適合した介護（ケア）を受けていないだろうと指摘した。家庭生活における現代の苦難や強い願望は、期待されてい

る支援の水準を提供する能力に影響を及ぼしているかもしれない。例えば、女性は、伝統的に、高齢者の介護（ケア）提供を無償で行ってきたが、第2、第3世代の女性は経済的に外に出て働くことを選択せざるを得ない。この現状によって、高齢者の孤独感は増すだろう。ウイリス（Willis 2008）は研究結果の速報の中で、少数民族集団の構成員は、必ず老いた家族の世話をするという通説への異議を申し立てた。そして、アフロ・カリブ系の高齢者は、実際には白人高齢者より支援を受けていないことがわかった。バットとオニールも、少数民族集団の構成員は「自身で世話をする」という固定観念に反論している。彼らの研究協力者は、次のことを指摘した。家族はたいてい同居しない、あるいは、高齢者が世代間や文化的ギャップのためひとり暮らしをせざるを得ず、彼らは孤独感を感じている。

　今までこの固定観念は、高齢者対応のサービスの不十分さを正当化してきた。社会福祉検査局が1998年に行った調査では、多くのサービスセンターは適切な介護（ケア）を提供する努力をしていることが明らかになった。しかし、この事業の従事者の多くのは、依然として「彼らは自分で面倒をみる」という見解を示している。従事者の1人は次のように語った。

　　アジア系コミュニティの人びとは、私たちに関わってほしくないのだと思う。彼らは自立心が強く、老いた家族の世話は自分たちでしている。彼らは普通、誰か家族がいて、家族以外のサービスを受け入れることに、気が進まないだろう。　　　　　　　　　　　　　　　（Social Services Inspectorate 1998: 41）

　この研究は黒人やアジア系高齢者への権限付与（エンパワーメント）の欠如や、期待値が低いことを明らかにした。何人かの高齢者は、サービス提供者の眼に「自分の姿が映っていない」と感じていると報告されている。また、黒人や少数民族は類似した文化的信念や言語を持つ単一民族だという通説がまかり通っている。しかし、ロビンソン（Robinson 1986）は、ブラックバーン地区に定住しているアジア系住民の間で17種の異なる方言の使用を確認した。つまり、アジア系という用語は、ヨーロッパ系という一般化された意味に当たるのである。私たちがグラスゴーの老人ホームに住んでいる高齢者の要求（言語、健康信念、習慣、信仰など）について考える場合、ポルトガ

ルの僻地の村に住む高齢女性が求める事柄と同様とは考えないだろう。共通点があっても（例えば、健康の衰え、低収入、孤立）、おそらく人生における経験や雇用のパターン、家族の構成、言語、慣習などは異なるだろう。彼らはヨーロッパの異なる地域に住み、互いに完全に異なることを認めている。一方はスコットランド国教会の信者で、もう一方は熱心なカトリック信者でもよい。彼らは似たもの同士とみなされる（共に高齢者、キリスト教徒、ヨーロッパ人）にもかかわらず、話す言語は異なり、信仰の仕方も異なる。おそらく、互いの国を訪ねたこともないだろう。

　フェンネルら（Fennell et al. 1988）によると、保健医療サービスは依然として少数民族集団を「社会的問題」としてとらえている。例えば、少数派に属する高齢者は、その成人期のほとんどを英国で過ごしたにもかかわらず、彼らは「移住者」だと受け取られている。彼らの人数が増え続けているにもかかわらず、英国の社会的ケアや保健医療政策にはほとんど抱摂されていない。差別、否定的な考え方、固定観念は、医療制度に浸透しているように思われ、ある看護学生は以下のように語った。

　　私は高齢者病棟にいたとき、2人の高齢女性が同じ部屋で隣同士のベッドにいた。1人は戦後に難民として英国に入国したポーランド出身の女性であった。彼女は英語が話せなくて、私たちに向かってうなずいたり、微笑んだりしていた。隣のベッドはインド出身の高齢女性であった。26年前に英国に来たが、彼女は英語があまり話せなかった。しかし、看護師の態度は信じ難いものだった。ポーランド人の女性は皆に可愛がられていた――看護師らは彼女に時間をかけて一生懸命に世話をした。看護師同士では「可哀相なお婆さん、大変な人生を送ってきたのね」。一方、インド人の女性は英語能力がないため、よく責められていた。「信じられない！　この国に何年間住んでいるの？」。また別の看護師はそのインド人の女性のお見舞いに来る人の人数について文句を言っていた。「うるさいことをしているのが、自分たちにはわからないのかしら？」。これはとても不公平なことであり、私はショックを受けた。当時私は学生だったため、何も言えなかった。なぜ人間はそのような偏見を持つのだろう。

健康信念と高齢者

文化と健康信念は密接に関連しており、高齢者はしばしば、伝統的な医療や健康管理の仕方に、よりいっそう信頼をおいている(健康信念は第2章、第3章で論じられている)。

病気になったとき、年老いた人は、他の年齢層の人と違う特別の要求を必要とすることがある。高齢者の病気は、単独ではなく複数の病気が合併することが多いだろう。薬物療法への反応も異なることがあり、健康問題の回復により時間がかかるだろう。身体的疾患は精神的苦痛または感情的な苦痛(例えば、うつ病)、また社会的に不利な状況(例えば、貧困、住宅貧困、孤立)にもつながる可能性がある。

どの文化においても、高齢者は現代医学について相反する態度を表す。しばしば現代の治療法は急性期疾患に対処するのに適していると考えられ、全般的な「健康状態」を強化しない。高齢者は現代医療になじみがなく、現代の技術を疑っている。彼らは自分が育った時代の慣れ親しんでいる薬や習慣に固執するかもしれない。

> **考えてみよう**
> 1. 自分自身の文化に対する高齢者の健康信念について考察してみよう(例えば、あなたの祖父母)。
> 2. 彼らはどんな健康信念を持っているか。
> 3. あなたの健康信念と異なる点があるか。
> 4. あなたの健康信念とあなたの両親の健康信念は異なるか。

文化背景の異なる高齢者は、補完的あるいは伝統的治療法をよく知っており、好んでいる。例えば、多くの人びとが西洋医学に取って代わるような、いくつかの治療法がある地域社会で育ってきているかもしれない。インド亜大陸の人びとは、治療を受けたいときに、ヴェーダやハキンに相談に行く。中国人やベトナム人はそれぞれの地域社会の鍼灸師や薬草専門家と相談する。その上、非都市部の地域社会では、現代医療や西洋医療を利用するのにもっとも近い町や市まで長い道のりを行かなければならないことがよく見られる。現代医療は拒否されないが、様々な医療従事者に相談することはより適切だと思われる。彼らは様々な治療方法があると信じ、これらの治療法は互いに

補い合うだろうと考える。そして昔ながらの治療師が患者に一般的な治療やより現代的な治療を受けられるように進言するだろう。

　伝統的治療師が高齢者にとって魅力的である理由は、伝統的治療師が患者と過ごす時間がより長いことや患者と同じ言語を話せること、出身国または出身地が同じことである。患者は、そのような診察からは相当の心理的な利点を得られるだろう。さらに別の魅力は、患者はかなりの程度自分の健康の自己管理ができると感じることであろう。

　薬は、異文化の背景を持つ高齢者にとって、特に問題を起こしやすいかもしれない。馴染みのなさ、言葉の困難さは、薬をきちんと服用しない服薬不履行（ノンコンプライアンス）につながるだろう。クレシ（Qureshi 1989）は、直腸内診や直腸投薬（座薬、浣腸）は東洋文化ではタブーであり、強い抵抗や苦痛を引き起こす可能性を強調している。これは伝統的な文化にとって直腸内診は罰や侮辱ととらえられるためである。

　西洋の保健医療においては、患者が個人的に必要とすることや認識や権利が非常に重要視される。英国では、例えば、患者のプライバシーや機密性を保つことに力を注ぐ。それゆえに英国の保健医療専門職は患者中心のサービスを提供する。しかしながら、東洋文化では、患者は家族の一員としてとらえられ、世話（ケア）は家族と分かち合うようである。高齢者は病院や診療所に行くとき、家族に付き添われる。そして付き添いの家族は、診察や検査の内容について、すべての情報をもらうことを期待している。東洋文化においては、病気は家族全体の危機ととらえられ、その世話（ケア）の結果は家族全員に影響を与える。西洋文化では、保健医療へのこの考え方は干渉的または過保護と解釈される。ブレークモアとボーンハムは（Blakemore and Boneham 1994）、非都市部にある伝統色が強い地域社会や途上国における医療施設での保健医療の提供は貧弱で、親族は患者の世話をすることが期待されると指摘している。例えば、南アジアの文化圏の人びとは、病院での患者の看護の一部（例えば、衛生介助、食事介助）は家族に求められると思っている。実際に、入院患者である家族を1人にすることは、怠慢もしくは虐待ととらえる人びともいる。しかしながら、大勢の家族集団での見舞いは、保健医療従事者、特に看護師を困らせる。このような行動を防ぐために、私たちの経験では成人病棟ではしばしば面会規則の制限と厳守を定めるように

なる。他のヨーロッパの国ぐにでは、病院は家族にとってより開放的な施設であり、面会制限がない。

　私は不運にもイタリアで自動車事故に遭い、5カ月も入院した。入院中、ほとんど動けなかった。食事介助は家族の役目だと知った。私の親切な親友が個人の予定を調整して、私の食事介助のために順番に来てくれなかったら、私は文字通り飢え死にしただろう。（イギリス人女性、Henley and Schott 1999: 168）

興味深いことに、英国の保健医療の他の領域では、特に老人ホームや小児病棟は、面会時間の制限を設けず、その上小児病棟では、家族のだれかが子どもと一緒に宿泊するよう勧められる。

要　点

1. 黒人と少数民族出身の高齢者は、人種差別や不十分なサービス提供などの不利な要因により、保健医療において複合的な損害にさらされている。
2. これらの集団の高齢者に関する通説や固定観念もまた、保健医療の利用を妨げている。
3. 高齢者の健康問題は、個人的な問題ではなく家族の問題だと考えられる。

高齢者の健康と病気のパターン

　黒人と少数民族の高齢者における健康は、歴史的・社会的な要因と本質的に深いつながりがある。そして社会における経済的・社会的地位にも影響を与えている。不健康と貧困との関連性はすでに認められており（Townsend and Davidson 1982）、年老いた少数民族の人びとは健康において非常に不利な境遇におかれている。貧困、生活様式、劣悪な住居などが、高い罹患率の原因である。

　1950〜1960年代の間に英国に入国した移民の一部は、公職で働いていたにもかかわらず、ジョーセフ・ラウントリー財団による調査報告書（Joseph Rowntree Foundation 2004）によれば、年金について適切なアドバイスを受けられずに貧しい晩年を送ることになっている。また同じ調査に

おいて、受給資格に関する情報について、必ずしも適切な言語を用いていたわけではなく、理解が乏しかったことも明らかになっている。

しかしながら、健康問題というのは予想もしない形で現れてくる。疫学研究は注目に値する多くの風潮を示している。例えば、骨軟化症はアジア系の女性に非常に多く、カルダーら（Calder et al. 1994）はそれをビタミンD不足からくるものと示唆している。またそれは、栄養不足と太陽光に当たらなかったためかもしれない。高血圧の罹患率は、アジア系とアフロ・カリブ系人口ともに高く、アフロ・カリブ系女性において死亡率が非常に高い（Smaje 1995; Blakemore and Boneham 1994; Ebrahim 1996）。虚血性疾患はアジア系の人びとに共通して多く、高齢のアジア系住民だと、全国値と比較して心臓発作を引き起こすリスクが非常に高い（Smaje 1995）。アジア系およびアフロ・カリブ系の人びとは、人口の大半と比較して、糖尿病の有病率が高い。エブラヒム（Ebrahim 1996）は、珍しいもしくは「風変わりな」疾病に遭遇することはまれであるが、意思疎通上の問題のため、心不全、喘息、結核の診断が難しくなることがあると論じている。エブラヒムら（1991）の早期の研究結果では、ロンドン北部に住むグジャラート系［訳注：南アジアにある地域名］住民の高齢者は、白人集団より糖尿病、喘息、消化管出血、脳梗塞、心疾患に罹る傾向があった。しかし、この研究では、アジア系高齢者と英国人高齢者の間に高齢者によく見られる健康問題（例えば、視覚障害、聴覚障害、転倒、尿失禁）に関する有意差は見出せなかった。両集団の対象者のおよそ50パーセントは、何らかの視覚障害をもち、英国人集団からは実に多くの尿失禁が認められた。大変興味深いのは、アジア系住民は英国生まれの人びとより人生への満足度が高いという報告である。これは南アジアの高齢者の人生には、より精神的な要素があるからだと思われる。この研究の協力者の1人は、高齢期とは自分自身と神とが響き合うようになる時期であると語っている。しかしながら、南アジア系の高齢者の人びとは、それまでの生活体験から、人生についてあまり期待しなくなっている可能性もあるとも論じている。エブラヒムらの研究からは、アジア系住民は、英国人集団より服薬使用率が高いことが明らかになった。他の研究では（例えば、Donaldson 1986）、少数民族出身の人びとによる家庭医への相談件数が多いことが指摘されている。実際、ゴッシュ（Ghosh 1998）が指摘するように、

少数民族出身の多くの人びとが、白人の同世代より自分たちの方が病気だと思い込んでいる。少数民族出身の高齢者が医師の診察を頻繁に受け、より多くの薬を処方してもらうことは、確かに理解しがたいことである。単純に説明するとすれば、彼らは英国人よりも罹患率（疾病率）が高いことである。おそらく黒人およびアジア系の人びとは、それぞれの要求が満たされていない、または心配事が適切に対応されていないと感じ、繰り返し診察を受けて、より良い助言を求めようとしているのだろう。

黒人および少数民族出身の高齢者の健康に必要な事柄について考える場合、海外渡航により感染した珍しい病状を診断する傾向がある。しかし、このことは患者が英国で暮らしたことによる影響から生じた疾病構造の問題を見えなくしてしまう。

黒人および少数民族出身の高齢者のためのサービス開発

黒人および少数民族出身の高齢者への介護（ケア）の提供は、看護専門職にとって、もっとも能力が試される課題である。以下に述べる原理と方針は、優れた実践のために、文献から収集し解説したものである。

ヒルトン（Hilton 1996）は、奇妙に思われる事例を取り上げている。そして彼は代替的な解説も提供している（ボックス10.1）。

ボックス10.1　実践例と別の方法の解説

「彼は中々決断できない……」（おそらく自分の地域社会で権威ある人に相談したい）

「彼女は食事を食べようとしない……」（おそらく彼女は食事前にいつも手を洗う。おそらく今日は断食日）

「彼女は認知症でトイレの上に上ろうとしている……」（おそらく彼女はトイレを使用するのに母国のトイレを思い出して、しゃがもうとしている）

「彼女が身体検査を非常に怖がる……」（おそらく拷問された経験がある）

「その家族はいつも大人数で面会に来る、患者1人当たりに2人までと告示しているのに……」（おそらくこれは彼らの患者支援の慣習であり、彼らが居ないと患者が苦悩する）

何よりも大事なのは、高齢者をめずらしい特殊な人間として扱わないことである。ブレークモアとボーンハム（1994）は次のように指摘している。

> 治療を求めて、医師の診察室や病院を訪ねるジャマイカ人の未亡人やシーク教徒の男性高齢者の経験を振り返ってみると、黒人高齢者のやっかいな期待や文化的な態度の問題ではないということだ。それよりも、病院や医療従事者の文化の方がずっと風変わりでやっかいに見えることは間違いない。それは、おそらく社会行動の日常的規範と異なり、文化的に定められた病院規則を守るよう患者に要求するからである。保健医療従事者と患者の関係はなんらかの交渉を含むものであるからだ。　　　　　（Blakemore and Boneham 1994: 105）

次の事例研究を考えてみよう。これは上記に述べた課題に関連している。

事例研究

Kさんは78歳、ポーランド人女性である。最近物忘れが激しくなってきている。現在、不安定性糖尿病と呼吸器感染症のためこの病棟に入院した。病棟長（彼女もポーランド出身である）によると、Kさんは1人でいることをとても好み、友だちが少ない。数人の地域の保健師によると、Kさんのアパートが大変散らかっている。その上、「また」いろんなものを貯め込んでいるという苦情があった。Kさんは本日入院した。彼女は英語をあまり話せない。母国語で話していると、涙ぐむ。そしてハンドバックを強く抱きしめている。そのハンドバッグの中に処方された薬を全部入れている。

これらの限られた情報を基に、看護職はどのような行動をとるべきか

以下の看護行為が実施された。

- Kさん担当の看護師が、彼女の行動の原因は恐怖から生じており、Kさんは脅え、当惑や困惑をしていると考えた。看護師は対人関係の技術（コミュニケーション・スキル）を使って患者が落ち着けるように努めた。看護師は、Kさんには静かに毅然とした姿勢で、ゆっくり、穏やかに話しかけた。様々な非言語的コミュニケーションも駆使した。それらは、思いやりの身体接触（タッチ）と優しい視線（アイコンタ

クト）である。看護師は、意識して、敵意のない姿勢を見せた。看護師はＫさんからハンドバッグを取りあげなかった。かわりにＫさんの隣に座って茶とティッシュペーパーを準備して、自由に泣かせた。

- 看護師は、自分の名前とナースコールの使い方をＫさんに覚えてもらうように確認した。彼女は、これを自己紹介によって行った。それは、Ｋさんが尊重され、自分が病棟で受け入れられていると感じてもらうためである。そして、これはＫさんが病棟で喪失感と孤立を、ひとりだと感じないこと、を意味している。
- その次に看護師は、病院のポーランド語通訳サービスに連絡をした。しかし、担当者は休暇中だった。看護師は情報を収集し、ポーランド語を母国語とする看護師を見つけた。病棟や風呂の使用などについてＫさんに指導をするために、ポーランド語を話せる看護師が呼ばれた。
- 担当看護師はＫさんと話をするときに役立つキーワードについて、ポーランド語が話せる看護師の同意を得て書いてもらった（例えば、痛み、糖分、尿、風呂、トイレ、空腹、体調不良、看護師、医師）。そして携帯黒板と一緒に、Ｋさんとコミュニケーションを取るときに使用した。Ｋさんに理解されるようになると、看護師は、Ｋさんの機嫌が明らかに違っていることに気づき始めた。
- その後、担当看護師が処置を実施するときに、いくつかのポーランド語の単語を使ってからゆっくりとていねいに英語で話した。それは、看護師はＫさんが英語で答えられなくても、英語で話しかけられるとき、理解できると気づいたからである。看護師は、Ｋさんがすべての説明を理解できなくても、看護をする際には説明をした方が良いと考えた。説明しないままだと、もしかすると脅迫のようにとらえられてしまうことを防ぐためでもあった。
- 担当看護師はアパートの管理人に連絡をした。Ｋさんは若いときにポーランド難民として、1946年に英国に入国したことがわかった。Ｋさんの家族は戦争中に殺害されて、彼女はしばらくの間、強制収容所で過ごした。この時期のつらさやそのトラウマは、彼女を引きこもらせ、不安にさせた。成人期を通して、彼女は貯蔵する傾向があり、財産を大切にしていた。この行動は、強制収容所にいたときに自分の財産を全部奪われたからだと思われる。また、多くの難民や強制収容所経験者のように、Ｋさんは貧困と極貧を繰り返すことを恐れていた

と管理人は言っていた。Kさんはまた、強制収容所の病院にいたときに、看護職員に身体的暴行を受けたため、今日でもまだ悪夢を見て、病院に対する強い不信感を持っていた。最近Kさんは、よりいっそう引きこもりの生活を送るようになり、薬を服用することも忘れていた。Kさんは同国人と一緒にいるために、イギリス北部の小さなポーランド人の地区がある町に住み着いた。Kさんはしばらく清掃作業員として働き、現在は管理人が常駐している公営住宅で暮らしている。

- 担当看護師は、Kさんの身の回り品を病院に届けるように管理人に頼んだ。次の日にある隣人がKさんのパジャマや祈りの本、聖水、十字架などいくつかの身の回り品を病院に持ち込んだ。ポーランドの新聞も持ってきて、Kさんはそれらのものを見ると心が和んだ。

看護師はこれらの要因に配慮しながらKさんのための看護計画を立てた。Kさんにとって宗教は大事であるため、病院のチャプレン（宗教事項担当者）を通して、ポーランド語が話せる神父に連絡をして、Kさんへの面会を依頼した。

申し送りの際、看護師は担当者の皆にKさんの個人的事情について情報を共有し、彼女が必要としている看護と気配りについて話した。また、他の看護師が言語の手助けについて認識するように促した。次の日、看護師は病棟の資金でポーランド・英語の辞書を買ってきた。この辞書は、将来の参考文献として、病棟に保管され続けるだろう。

徐々にKさんの不安感が和らぎ、糖尿病や全身的な健康状態が改善した。彼女は看護職員と良好な関係性が構築され、看護師たちはKさんの生活体験の中で彼女を理解することができた。ときにはコミュニケーションが難しかったけれども、Kさんは担当者に受け入れられていると感じ、より自信を持って自分を知ってもらおうとしていた。Kさんは1週間後に退院した。彼女は、入院時の緊張して脅えている人間から、1週間後には別人になって帰っていったと、その看護チームが話題にしていた。

結論

ブレークモアとボーンハム（1993: 139）は「世界の熱帯雨林の樹木は強く、成熟して多様性がある。しかし、やせた土壌で育つと、開拓や破壊によりき

わめて傷つきやすい」と述べている。上記のイメージは、今日の英国社会における黒人と少数民族出身の高齢者の地位を描いている、と彼らは確信している。多くの人びとはきわめて才覚があり強固で、ときには人生における極度の逆境に立ち向かって来た。しかしながら、彼らは傷つきやすく、この脆弱さはおそらく保健医療サービスを利用する際に増大する。彼らの健康問題は、英国人の健康問題と変わらない（例えば、心臓血管疾患、糖尿病等）。しかし、黒人および少数民族出身の高齢者は、保健医療サービス計画の上でしばしば見過ごされている。残念ながら、拡大家族はどんな健康問題や障害にも対応できるという考えは、高齢者に対して差別し続けることになる。

少数民族出身の人びとの多様な特性（例えば、いわゆる「アジア系」）は、サービスの計画と提供の際に認識し考慮される必要がある。特に看護師は、診断や看護計画立案の際に、患者の人生経験（生活史）を考慮しなければならない。

本章のまとめ

- 黒人および少数民族出身の高齢者の個人的な生活史と社会的状況をよく考える必要がある。
- この人口集団についてのいくつかの通説と固定概念が不十分なサービス提供の原因となることがある。
- 黒人および少数民族出身の高齢者は、他の高齢者の人びとと同じような健康問題を経験している。時には人種差別は健康問題を悪化させることがある（例えば、貧困、貧しい住まい）。

▶ 推薦図書

Blakemore K. (1997) From minorities to majorities: perspectives on culture, ethnicity and ageing in British gerontology. In: Jamieson A., Harper S. and Victor C. (eds), *Critical Approaches to ageing and Later Life.* Open University Press, Milton Keynes, 27-38.

　本書は老年学における文化的問題を含む重要性を考えるのに刺激的で興味深い。論文ではいくつかの複雑な問題が含まれており、包括的な文献リストが用意されている。

Mold F., Fitzpatrick J.M., Roberts J. (2005) Caring for minority ethnic older people in nursing care homes. *British Journal of Nursing* 14, 601-6.

本論は介護施設での高齢者介護に関わる問題を論じており、有用な枠組みやいくつかの重要な方策を提案している。
Ndoro R. and Marimirofa M. (2004) West African older people in the UK with dementia. *Mental Health Practice* 7, 30-2.
　　　少数民族出身者の高齢者のメンタルヘルスは無視されがちである。この論文の著者たちは西アフリカ系家族における認知症の問題を考察し、いくつかの実践的視点を提供している。
Standing Nursing and Midwifery Advisory Committee (SNMAC) (2001) *Caring for Older people : a nursing priority − intergrating knowledge, practice and values*. Department of Health, London.
　　　これはすべての文化を含めた高齢者ケアについての報告書である。この報告書は、高齢者のための将来のケアの在り方を進言し、看護職者への教育の必要性を含むと同時に文化的に微妙な実践を提言している。
Wambu O. (ed.) (1998) *Empire Windrush − fifty years of writing about Black Britain*, Victor Gollancz, London.
　　　アフロ・カリブ系とアジア系の物語のアンソロジーは、英国への移民の第1波の経験を取り上げている。人種差別主義と文化的帰属意識（アイデンティティ）の問題に取り組む随想、詩そして小説が含まれている。

▶ ウェブサイト

http://www.advisorybodies.doh.gov.uklsnmac/caringforolderpeople.pdf
　　　このサイトは、保健省の報告「高齢者の介護：看護優先事項」(Caring for older people: a nursing priority) にリンクしている。急性病治療で入院している高齢者対象の看護基準に焦点を合わせている。
http://www.ageconcern.org.uklAgeConcernlblack_minority_ethnic_links.asp
　　　黒人や少数民族出身者のための「高齢者関連事項 (the Age Concern)」につながっている。
http://www.jrf.org.uk/publications　black-and-minority-ethnic-older-peoples-viewsresearch-findings
　　　このサイトは、黒人や少数民族出身者の生活関連の研究成果や、その影響についての当事者の見解に関する報告書につながっている。
http://www.scie.org.uk/publications/guides/guide 03/minority/index.asp
　　　Social Care Institute for Excellence (SCIE): 黒人や少数民族の共同体の精神保健医療の必要性に関わる報告につながっている。

第11章

移住者・難民そして亡命申請者のための保健医療

クリスティン・ホグ

伊藤 てる子 [訳]

はじめに

　移住者、難民および亡命申請者は、新しい最近の現象というわけではない。21世紀には、戦争、迫害、政治不安、飢饉、紛争、不況、そして社会の激変が起こり、人口統計上の重大な変化と集団の人口移動を引き起こした。しかし、保健医療専門職は、亡命申請者と難民の保健医療や社会の複合的な要求に対応するには、きちんと準備ができていないように感じている。難民と亡命申請者はしばしば1つの同質の集団のように見なされがちだが、この2つの集団は、それぞれに必要とする事柄やリスク要因が異なっている。彼らは世界の様々な地域の出身であり、それぞれに異なった経験と背景があるので、集団内部に大きな多様性も存在している。

本章でとりあげる事項

- 移住者と健康
- 難民と亡命申請者の普遍的な法的定義
- 難民と亡命申請者の保健医療で必要なこと。その焦点は、精神保健医療（メンタルヘルス）、子どもたちと若年者の健康、拷問の影響と女性の健康である。

移住者と健康

移　住

　英国は移住者、難民や亡命申請者の受け入れの長い歴史を有する。例えば、戦後英国では経済を立て直すために、インド亜大陸やカリブ海の諸島から人びとを受け入れた。

　移住はしばしば2つの要因によって発生すると説明されている、すなわち、「押し出し(Push)」要因（圧政、暴力、内戦等によって、彼らを無理に母国から去らせる状態）、または「引き寄せ（Pull）」要因（母国以外の国で将来への可能性や雇用を得る等の見込み）である。近年の西ヨーロッパの「引き寄せ」要因——労働の需要、良い経済状況と機会——は、他の地域のヨーロッパ、特に以前の東側ヨーロッパ諸国から移住者を引き出している。同様に英国国民は、有望な経済状況とよりよい賃金と条件を見込んで「引き出され」て、オーストラリア、ニュージーランド、北アメリカなどに移住している。2008年には英国から427,000人が移住したと推定されている（Office for National Statistics 2009）。しかし、「引き出し」要因が好条件で外見上は有利に見えても、移住にはストレスがともない、移住者が新しい国に適応するにはある一定の期間が必要である。その国の新しい文化に慣れるための適応期間である。これは、新しい言語、新しい習慣と社会的規範を学ぶこと、そして新しい食べ物や新しい法律に直面することを意味する。これは「文化変容」として知られており、適応の過程であり、それは個人によって異なるが、時間を要する。

　移住者によっては母国への文化的帰属意識（アイデンティティ）を失い、代わりに受け入れ国の文化的な規範や価値をそのまま受け入れることを選択する。この過程は「同化」として知られている。同化は新しい言語や話す能力、社会的・経済的な満足度、そしてジェンダーなどの要因に、大きく左右されるだろう。例えば、年配の女性は若い男性より雇用の機会を得ることがはるかに難しいだろう。しかし一方、他者からは距離をおいて、出身国の文化の慣習や価値を維持することを選択する人びともいる。大多数の人びとは中間の道を見つけ出す。新しい文化に対する適応と生活を経験する過程は、人それぞれである。しかし、人びとが新しい生活様式や新しい地域社会に適

応するとき、移住はストレスが多い挑戦的な時間でもある。移住者は母国に家族や友人を残してくることがよくあり、その別離に対する悲嘆と孤立感が移住者を不意に襲い、「よそ者」として存在しているように感じる。ある者は強い郷愁の念と孤立の期間を経験し、彼らが期待していた新しい生活への一歩が踏み出せないかもしれない。

> **考えて**
> **みよう**
> ▶自分がどこかの場所で、異邦人となっていると考えてみよう。よく知らない町または国で、あなたは休日を過ごす、または働いているとする。
> 1. それはどのようなものか。あなたの気持ちを説明してみよう。
> 2. 異邦人として過ごした結果、あなたの行動はどのように変化したか。

難民と亡命申請者

　私は、あっという間に夫、子どもたち、友人たちを失った、私の頭の上に屋根はなく、過去も失った。ルワンダを離れるとき想像してもいなかったが、私は、突然、ずたずたに引き裂かれたように感じていた。特に、夫と子どもたちの遺体が共同墓地に横たえられたとき、この国は決して私たちを必要としていなかったことに気が付いた。ルワンダの同胞によって、私の家族は無数の拷問、侮辱、不合理な苦難を与えられた。あの国にはそれらがすべて呑み込まれているが、そこには私のすることが何も残っていないと考えている。私は、私自身の国に嫌悪を抱いている。（'The Road to Refuge', BBC）

　1945年以降、いくつかの国で起きた内戦、社会不安、人権侵害のために、大多数の人びとは他国に避難したり、同じ国内の他所に強制的に退去させられる人びとの数が増えた。難民は、戦争、政治的圧政、暴力または性的・身体的虐待から逃れるかもしれない。
　1951年の難民条約は、ホロコースト[訳注：ナチスによるユダヤ人の大量殺戮]のような残虐な行為が二度と起きないことを保障するために、第2次世界大戦後に制定された。英国は142カ国の1つとして、この条約に調印した。国連難民高等弁務官（UNHCR）は、エウリピデス（紀元前431年）の言葉を

用いて、難民の置かれている苦境を「この世で自分の生まれた国を失うほど、深い悲しみはない」と述べている。1951年の国連条約で、安全な避難場所が基本的人権として承認された。この条約の下では、諸国は難民の地位を請求する人間の申請を尊重し、根拠に基づいて避難を許可することが義務づけられた。

1951年の国連条約では、難民とは次のような人を指す。

>……人種、宗教、国籍若しくは特定の社会的集団の構成員であること又は政治的意見を理由に迫害を受けるおそれがあるという十分に理由のある恐怖を有するために、国籍国の外にいる者であって、その国籍国の保護を受けることができない者又はそのような恐怖を有するためにその国籍国の保護を受けることを望まない者。
>
>（Convention Relating to the Status of Refugees, United Nations 1951）

それゆえ、難民とは難民保護申請に成功した人のことである。亡命申請者とはジュネーブ条約下の保護申請を提出し、英国内務省からの決定を待っている人間である。亡命申請者は自分自身を難民と説明するだろうが、彼らは難民保護申請の判定を待っている間は、亡命申請者として分類される。

世界中の難民人口の算定は難しいが、およそ940万人と推定されている（United Nations High Commissioner for Refugees 2006）。この人びとは大半が開発途上国に留まっている。2008年の英国での難民保護申請数は、25,930件であった。この数字は、もっとも高かった2002年（84,130件）から明らかに減少している（The Home Office）。これは制限が厳しくなったからである。申請者が多いのは、アフガニスタン人、イラン人、中国人、イラク人、そしてエリトリア人である。一般的に信じられていたり、誤解されているのと異なって、英国は欧州連合（EU）諸国より申請者の数が低い。例えば、スウェーデンは全申請数の16パーセントの申請を受けとっている。クィックフォール（Quickfall 2004）は、スコットランドでは人口が減少してきているので、グラスゴー市議会は亡命申請者を積極的に歓迎していると述べている。

亡命申請者の数は少なく、一般的に一定の都市に集中している。2007年

には難民の80パーセントが35歳以下で、50歳以上はわずか4パーセントであったし、亡命申請者の70パーセントは男性であった（The Home Office）。保健医療の観点からは、若い人口層は健康的であると肯定的に受け止められる。しかし、世界中の難民の大多数は女性であり、そして、英国にいる多くの難民の子どもは親がいない。

亡命申請者と難民の姿

亡命申請者と難民という言葉は、しばしば、否定的な認識や「にせもの」などの軽蔑的言葉と結び付けて、例えば「にせものの亡命申請者」や「居候」等というように用いられる。難民評議会では、メディアの報道はしばしば事実と異なって偏向していると言及している。「英国は世界中の難民首都」（*The Express* 2005年3月23日）などの見出しは、世界中の難民920万人の3パーセントしか英国が受け入れていない事実と違っている。英国は、難民と亡命申請者にとって、友人たちや家族がいて、英語は世界中で広範囲に話されているので望ましい目的地である。実際には、英国の人口1人当たりの亡命申請者の数は、工業先進国の中で16番目であった。対照的に、パキスタンでは、タリバン政権から逃げ出した240万人の難民がいる。統計では3分の2の難民が開発途上国に住んでおり、その多くは難民キャンプにいることを示している（http://www.unhcr.org）。亡命申請者は、ときには国を「潰している」と評されたり、猜疑心や「組織を騙している」などという目で見られたりする。反対に難民という言葉は、憐れみを呼び起こしがちである。

英国では、難民と亡命申請者は、おそらくほとんどの場合猜疑心を持って見られている。第2次世界大戦前に、ナチス体制のドイツの人種的迫害から逃げだしたユダヤ人難民は、英国で疑惑と偏見に直面した。

> ドイツからの無国籍のユダヤ人がこの国のあらゆる港から流れ込んでいる有り様は、激怒を引き起こしている。すなわち、裏戸を通ってこの国に入り込んでいる、よそ者の数だ——『デイリー・メイル』紙［訳注：英国の大衆新聞］が繰り返して指摘している問題……。　　　　　　　　　　（Karp 2002）

第11章　移住者・難民そして亡命申請者のための保健医療

> **ボックス 11.1　亡命申請者と難民の現実**
>
> - 2006年に多くの難民が発生した世界第10位までの国は、すべて基本的人権の尊重が確保されず、そこでは戦争や紛争が継続している。
> - 国際法下では「不法」または偽の亡命申請者というようなことはない。英国では誰もが難民として申請をする権利を有し、彼らの主張を当局が判定するまでそこに留まることができる。
> - 「居候」や「にせもの」などの呼び名にもかかわらず、英国に亡命申請者は引き付けられているが、彼らは利益を手に入れようとしているのではない。多くの難民は、到着前には英国内の移住者や福利制度について知っていないという事実がある。
> - 大半の亡命申請者は貧困の中で暮らし、不健康と飢餓を経験している。彼らは地域の住宅に優先入居できないし、住む場所を選ぶこともできない。事実、彼らに割り当てられる居住施設は、ほとんどすべてが「借り手が見つけにくい」物件である。
> - 女性の難民と亡命申請者の約83パーセントが、強姦や嫌がらせが怖いので夜間は外に出かけられないと言っている（章末のウェブサイトリストの難民評議会のサイト参照）。
> - 難民のほとんどは、法律を守る市民であり、普通の人が悪事を犯そうとしないのと同様に悪事を犯さない。
> - 多くの難民が学術的な、または教育できる資格を持っている。イングランドには、難民の中に約1,500人以上の教員がいると推定される。
> - 亡命申請者の子どもは、国中で熱心に就学しており、貢献している。
>
> （The Refugee Council: www.refugeecouncil.org.uk）

ある地方自治体の住宅供給部門で働いている同僚によって語られた、誤解が拡大された話。

　ある日、上級保健医療専門職から連絡があった。彼は担当している多くの患者から、次のような不満を訴えられていた。その地域に住んでいるイスラム教徒の亡命申請者の家では、前窓にウサマ・ビン＝ラディンの写真を飾っており、それは故意に皆の感情を煽り立てていた。多くの通行人がそれを見て腹を立て、その地域に民族間の緊張を生み出していた。住宅供給担当者の調査によると、

その家には地域の缶詰工場に雇われているポルトガル人移民の集団が住んでおり、その写真は実際にはイエス・キリストだった。彼らはこのとき、窓に写真を飾っていたのだが、カーテンをかける余裕がなかったのだ。

> **要　点**
> 1. 亡命の申請は、人間の権利である。
> 2. 英国では、近年亡命申請者の数は減少している。
> 3. 難民と亡命申請者の平均年齢は、受け入れ地の住民より低い。

難民と亡命申請者の保健医療

　移住者の保健医療の状態は通常受け入れ地の住民より悪い。しかし、難民の場合、以前の経験と結びついているためであろう。難民と定義づけられた人たちは、母国での強制的要因であったとしても、「押し出された」のである。彼らは、政治的な迫害、拷問、暴力、社会的な不正行為や経済的な困難を経験しているかもしれない。彼らは脅迫、暴力や強姦（レイプ）を経験または目撃しており、この経験によって彼らは感情的にも身体的にも傷を受けている。

　彼らが国を去る決断は突然のことで、他に知られないように隠すため、仕事を整理し、別れの挨拶をかわす時間はない。彼らはまた難民キャンプで生活していただろう。そこは敵意に満ちた耐え難いような場所である。この移動は長時間かかり、危険で、とても不快なものであろう。受け入れ国に到着したときは、彼らは安全な避難場所に来たと安心を感じるだろうが、すぐに官僚的な対応や言葉の問題、不確かな申請決定までの手続き等の困難に直面する。彼らは母国より寒いこともある、なじみのない国で金銭も不足して暮らすことになる。

考えてみよう ▶次のシナリオを検討してみよう。真夜中に、あなたは、突然に起こされ、命の危険があるので、家族とともに直ちに逃げなければならないと告げられた。あなたには荷物を詰める時間が10分間だけある。

1. 何を持っていくか。
2. 何故あなたはその決定をしたか。
3. あなたはどう感じると思うか。

保健医療受診の法的資格

英国では正式に亡命申請している人は、(上訴も含めて)審査されている期間、英国保健サービス (NHS) の診療を無料で受給できる資格が得られる。彼らは家庭医に登録する資格を得て、自分たちは「普通の居住者」だとされる。しかし、保健医療サービスを利用するとき、困惑し混乱することであろう。難民の地域社会から来た若い女性は次のように述べている。

> ささいな物事はゆっくりとしか進まないこのような場所では、もし予約をしていなければ……医師はいつも忙しく、いつでも多くの患者がいる……あなたは座る場所を見つけることができない……外科では……多くの患者がただ座って長い時間待っている……あなたが予約をしていないとこのようになる……。
> (Williamson et al. 2009: 37)

難民と亡命申請者の保健医療問題

難民と亡命申請者は確かに質的には異なる集団であるが、これまでの研究からは、一般的に移住の過程で彼らの健康状態は低下することが明らかにされている (Carbello 2007)。彼らは主に貧困や粗末な住環境などの有害な影響の結果、居住先の国で不健康な状態に陥っている。これらのパターンは、少数民族の一般的な健康や安寧の状態とよく似ている。

これら双方の集団が直面している健康問題について調査した以下の事例研究について、検討してみよう。

> マリカとバーナードは結婚して15年になる。彼らは1年前にマラウィの難民キャンプから子どもたちと一緒に英国にやってきた。この夫婦には13歳、7歳そして14カ月の3人の子どもがいる。彼らは英国での生活に慣れるのに困難を感じるようになってきている。彼らは地方自治体が供給してくれた住宅に住み、所得援助と児童手当を受けている。マリカは冬の季節

> 事例研究
>
> に対応することに困難を感じている——子どもたちは朝起きるのに苦労し、彼らには冬に備えた新しい服を買う余裕がない。バーナードは英語を話せないので他の人と意思疎通をとる難しさに直面し、さらに、子どもの宿題を手伝ってやることもできない。子どもの1人は学校で攻撃的な行動を示すようになり、学校からは彼が他の子どもをいじめていると告げられた。マリカは四六時中疲れており、ひどい頭痛を訴えるようになった。そして彼女を助けようとする人びとに反感や怒りを覚えるようであった。
>
> マラウィでは戦争から逃げ出したときに家族がバラバラになり、様々な種類のトラウマを経験した。キャンプで再び巡り合ったとき、マリカとバーナードは彼らの7歳になる息子が少年兵として軍隊に入れられていたことを知った。
>
> この家族は過去の問題について語ることを避けており、英国で彼らは幸せだと言っている。しかし、訪問保健師はマリカが自分自身のことをおろそかにしており、バーナードは家から去ったようだと気が付いた。彼女はマリカに家庭医の診察を受けるように勧めたが、マリカは「大丈夫」と言って拒否している。

　次に続く情報を通して、この家族の健康と安寧に影響を与えている複雑な問題について、読者はさらによく理解できるであろう。

　難民はそれぞれが多様な背景を持っており、しばしば彼らは生き残るための能力として素晴らしい回復力を示す。彼らの経験は異なっており、彼らの健康状態はこれまでの経験や母国での保健医療対策のような様々な要因により、影響を受けている。例えば、難民や亡命申請者の中には母国における予防接種計画が十分でなかったかもしれず、英国では伝染病に罹りやすい人びととがいるかもしれない。一般的な感染症として、結核（TB）、A、BおよびC型肝炎、HIV/AIDS、寄生虫伝染病がある（British Medical Association 2002）。ある難民は、家庭医の役割を理解できないこともある。または保健医療対策について、異なった経験を持っている、例えば、病院に紹介してもらうことを期待することや医師の助言を受け入れることには慣れていくだろうが、医

師以外の保健医療関係者で、看護師のような保健医療専門職から援助や助言を受け入れることに慣れることはないかもしれない。

難民によっては長期間のキャンプ生活がもたらす悪影響を被るかもしれない。例えば、結核は非常に窮屈で不潔な生活環境の難民キャンプではあっという間に蔓延する。特に女性は、難民キャンプでは性的な暴力や虐待の標的とされている（Kelly and Stevenson 2006）。

バーネットとピール（Burnett and Peel 2001）は、亡命申請者と難民の約20パーセントは、深刻な健康問題を抱えていると推定している。彼らは劣悪な条件の仮設宿泊所や不適切で粗末な住居に居て、呼吸器障害や皮膚疾患、感染症等の有害な影響をこうむっている。貧困は身体的、精神的な健康に悪い影響を及ぼす、それゆえ良い住環境は良い健康を維持するためにもっとも重要である。

拷問

亡命申請者の5～30パーセントは、拷問を受けたことがあると推定されている（British Medical Association 2001）。拷問は「身体的なものであるか精神的なものであるかを問わず、抑留されている者又は支配下にある者に著しい苦痛を故意に与えること」と定義されている（国際刑事裁判所ローマ規程第7条2（e）からの抜粋；Burnett 2002より）。拷問の方法として一般的に行われるのが、殴打、平手打ち、蹴りつけ、火傷、電気ショックである。女性や一部の男性は、レイプや他の形態の性的暴力の標的にされている。拷問を行う人間は、軍人、警察官、政府の役人、さらには保健医療従事者もいるだろう。

戦争と拷問の影響を含めた身体的な影響には以下を含む。

- 骨折や潰された骨
- 感染傾向のある傷や火傷
- ケロイドの跡
- 頭部外傷、診察の結果けいれんや記憶障害、集中力低下をともなう
- 聴力障害――尋問の間中、耳の周囲を叩き続けるのは一般的であり、診察の結果中程度の中耳炎をともなう

- 暗い部屋での監禁による視力障害
- 地雷による負傷
- 視野障害
- 拷問が原因の歯の障害

(British Medical Association 2002; Burnett 2002)

ショットとヘンリー（Schott and Henley 1996）は、ある国では医師が拷問遂行に関与させられ、普段は有益なものとして考えられている医療器具（例えば、注射器や酸素マスク）を拷問の道具として用い、恐怖を引き起こしていると述べている。拷問を受けた人間は、彼らの経験を明らかにしたり話したりすることを望まないだろう。彼らは自分の経験を恥ずかしいとして恐れ、彼らの経験は忘れるべきことで、忘れることができるものと信じている。しかし、身体的な検査の間、彼らは極端に神経質になり、他人に触れられることに恐怖を覚え、医療や看護処置に対応できない。彼らは保健医療従事者を信用していないし、その結果援助されることを避けるようになる。

パテル（Patel 2009）は、拷問に対する治療的アプローチは次のようにすべきと述べている。

……目指すのは症状を「治す」のではない。残虐な行為の証人と関係を築くのに重要なことは、人間味や思いやり、正直な意思疎通を提供することである……無力、絶望そして人間として価値がないように感じた経験がある人には、その人そのものが認められることと診察を受けることが必要である。

(Patel 2009: 131)

要　点

1. 難民と亡命申請者はおそらく有害な経験をしており、それは彼らの健康に悪い影響を及ぼしている。
2. 彼らは、英国保健サービス（NHS）の治療と看護を受ける資格を与えられている。
3. 彼らは貧困や粗末な住環境に関連した健康障害にかかりやすい。

メンタルヘルス問題

　ブーグラとジョンズ（Bhugra and Jones 2001）は、一集団としての移住者はメンタルヘルス障害によりかかりやすいと論じている。トンプソン（Thompson 2001）は、難民のメンタルヘルス障害は一般の住民の5倍に当たる事実を明らかにしている。難民と亡命申請者は一般にメンタルヘルス上の障害を経験しており、それらはほとんどは過去の経験に関連している。ある者は彼らの以前のトラウマ、例えば、強姦（レイプ）、拷問、迫害などの経験から、不安、抑うつ症状、罪悪感や羞恥の兆候を示すことがある。

　難民と亡命申請者が、彼らの以前の経験、または最近の経験（例えば、粗末な家に住む、新しい環境への適応の努力をしなければならないことや人種的偏見の犠牲者であること）によって、心理的な健康障害におちいりやすいというのは疑いのないことである。ケアリ・ウッドら（Carey Wood et al. 1995）は、回答者の3分の2は不安や抑うつ症状を経験したと答えたと述べている。バーネットとピール（2001）は、難民と亡命申請者は第1次保健医療（プライマリケア）の段階では、パニック発作、広場恐怖症、睡眠パターンの障害、記憶力低下、集中力低下の兆候がしばしば見られたと述べている。難民保護申請について不確かさから生じる抑圧（ストレス）は、心疾患の原因になっており、感染症やがん、胃腸障害を増加させている（British Medical Association 2002）。ウィリアムソンら（Williamson et al. 2009）の調査によると、若者は、金がないこと、経済的保障がないことが親たちのストレスの原因だとして挙げている。

　　金がないと、ほとんどの親は憂鬱になりストレスを感じる。それは一緒に住んでいる他の家族に影響を与える。なぜなら、親は金がないと子どもたちにそのストレスを向けていく……。　　　　　　　　（Williamson et al. 2009: 27）

　他の人びとも、悲嘆、孤立、ホームシックなどのような家庭崩壊の悪い影響を経験している。家族は、市民戦や国内動乱の際には分離を経験している。大人が配偶者や子どもと一緒に逃げられなくて、後で合流できると思っているのはめずらしいことではない。

マッコルら（McColl et al. 2008）は、英国における亡命申請者の心理的健康は、次の7つのDが影響すると述べている［訳注：原語はすべてDの頭文字で始まるので、7Dsと称されている］。

1. **差別**（Discrimination）：受け入れ国によって汚名を着せられる。これはメディアや政治上の扱いによるものである。
2. **抑留**（Detention）：短期収容所に入れられた人びとの健康は、そこでの保健医療が不十分であるために、人びとの健康を損ねているという事実がある（Fazel and Silvoe 2006）。
3. **離散**（Dispersal）：亡命申請者は普通どこへ送られるか選べないし、何度も移動するだろう。彼らは社会的なネットワークの関係から断ち切られている。
4. **貧窮**（Destitution）：亡命申請者が受け取る給付金は、総額で低所得支援の70パーセントを満たす程度である。
5. **診療拒否**（Denial of health care）：亡命申請者と難民は、英国において無料の第1次診療保健医療（プライマリケア）を受けられる資格を与えられている。しかし、申請が受理されないと命が危険だとみなされる事例以外は、第2次保健医療（セカンダリケア）サービスを無料で受ける資格はない。
6. **審査遅延**（Delayed decision）：亡命申請者にとって審査期間が長くなるほど健康に悪い影響を受ける事実がある（Steel et al. 2006）。
7. **労働権否定**（Denial of the right to work）：亡命申請者は、就職することが禁止されている。仕事に就けないために社会に溶け込みにくく、経済的な困難が深刻化する。

大多数の亡命申請者と難民は精神的な疾患はまったくなく、不利な状況を耐え抜くために、彼ら自身の巧みな戦略と資源を使うことができる。しかし、難民と亡命申請者は、一般の住民より抑うつ状態、不安、外傷後ストレス障害（PTSD）に陥りやすいという事実がある（Burnet and Peel 2001; Fazel et al. 2005）。

第11章　移住者・難民そして亡命申請者のための保健医療

　難民や亡命申請者が経験したようなショッキングな体験によって、人びとは、西洋の枠組みの中でPTSDと説明されている行動をとるかもしれない。PTSDの症状は次のようである。

- 不安
- 刺激過敏性
- フラッシュバックや悪夢による追体験
- 事実を思い出すものからの逃避／神経系の興奮の亢進（例えば、過剰な警戒心、跳び上がり、過度の怒り、睡眠障害）
- 気分の落ち込み
- 絶え間ない泣き叫び
- 頭痛、動悸と発汗

　PTSDという言葉を用いることには、おそらく議論の余地がある。この言葉は「西洋」の概念であり、保健医療従事者は人びとを診断する前に慎重に訓練すべきである。しかし、この訪問保健師が説明しているように、トラウマの影響は隠されているのであろう。

　　私はある（国）から来た1家族の難民を受け持っていた。子どもは小児虐待の被害者として登録されていた……彼女（その母親）は、とても落ち込んでいるように見えた。私たちはその奥底にあるものが何もわかっていなかった。そして彼女はいつも大丈夫、大丈夫と言っていた。学校では何かが起きていた。そしてそれらは実際には関連していた。私は再び自宅でこれらと対面した……段々にすべてが明らかになってきた。彼女の国では騒乱が起き、クーデターとなり、国内は無政府状態となった。そのとき、彼女は目の前で父親が殺された。彼女は精神的に大きな衝撃を受けていた。彼女の夫は子どもを連れて彼女の元から去ってしまった。彼女には周囲に親戚も子どもたちもいない……彼女は過去のトラウマによるストレスに苦しめられていた。繰り返すが、私たちは長い時間を経てはじめて、彼女の父親が彼女の目の前で処刑されていたということを実際に知った。
　　　　　　　　　　　　　　　　　　　　（Drennan and Joseph 2005: 160）

それゆえ彼らが経験した羞恥や怖れ、孤立の感情は複合しているので、人びとを精神障害だと診断するのは慎重でなければならない。さらに、メンタルヘルス障害があると診断されることはタブー、あるいは人びとに汚名を着せることになる。そのため、これまで以上に他の人びとを遠ざけさせてしまうことになるだろう。しかし、人が精神的な障害の兆候を表す、あるいは示し続けている場合は、メンタルヘルス領域の援助は必要とされているだろう。

バーネット（2002）は、次のような兆候は、専門家の援助も含めて求められていると述べている。

- 基本的な任務遂行での毎回の失敗
- 継続して口にする自殺企図
- 社会的な引きこもりと自己軽視
- 個人の考え方や習慣による異常な行動や話
- 攻撃

マッコルら（2008）は、保健医療従事者は障害者として PTSD に焦点を合わせていると、不幸を引き起こしている現在の逆境を見過ごすかもしれないと論じている。移住後のストレスは、個人の感情的な幸福感に影響されるという指標がある（Iverson and Morken 2004）。

PTSD の治療として、認識行動療法や眼球運動による脱感作および再処理法（EMDR）が推奨されている（National Institute for Clinical Excellence 2005）。サマーフィールド（Summerfield 2001）は、人によっては、感情に焦点を合わせた精神的な療法よりも、治療プログラムに焦点を合わせることを選んでいることを指摘している。

情緒的な苦悩を持っている人びとを担当すること

メンタルヘルス障害を持つ人びとを理解し援助することは、やりがいのあることであり、今日的である。その過程を進行させる明確なエビデンス（証拠）はほとんどない。しかし、いくつかの一般的な原則がある。

保健医療従事者が援助する人の現在の困難に共感することや亡命申請者と難民の挑戦と経験を理解することには、その人物の出身国の地政学的状況の

理解に役に立つことも含まれる。また、言語、文化的な規範、保健医療提供の可能性、その人物の背景に関連している法医学的問題を考慮することも有益である。保健医療提供に関しての情報は世界保健機構（WHO）から入手できるし、英国放送（BBC）のウェブサイトは国家の地政学的事情に関する不可欠な情報を更新して提供している。他の機関として、亡命援助（Asylum Aid）、亡命申請者と難民の健康にかかわるホームページ（HARP）や難民評議会は最新の情報を提供して、援助や手引きを行っている（章末のウェブサイトリスト参照）。

　亡命申請者と難民は、同質ではないことを覚えておかなければならない。彼らと一緒に働く方法やアプローチは1つではない。保健医療従事者は文化的な敏感さと基本的な知識を持って、人びとに接することが必要である。クライアントをパートナーとして考え、看護と周囲の状況をともにつくるという考え方は、クライアントと専門家の間で考えや情報、問題を分担し理解と交流を深める。

メンタルヘルス問題を経験したと思われる人びとを担当すること

　精神保健に関わる問題を経験したと思われる難民と亡命申請者を担当するとき、一般的な指針がある。

　診断を始める前に、保健医療従事者はその人物がどの言語を得意としているのかを把握し、それにしたがい通訳を手配すべきである。うまくいかなかった過去の経験例からすると、この診断を遅らせる可能性があるので、面談を調整するときには配慮と繊細さが必要である。例えば、性的暴力を経験したことのある女性に対しては、女性職員が担当し、通訳も女性にすると、この女性には安心感を与えるだろう。ある人びとは身体的な症状を通して自分たちの苦境を説明するが、それは問題が精神的なものではなく身体的なものであると表現するかもしれないことに留意することも重要である。ある文化において、メンタルヘルスの問題はタブーであったし、烙印を押されてしまうことであり、人びとは自らの苦境を説明する場合、頭痛、病弱または疼痛のような身体的症状を通して、説明することを選ぶのだろう。

　ある人びとは、話を聞いてもらうことが治療的効果をもたらすことに気がついている。話を語るままにさせることが、助けになり、支援にもなる。

バーネットは傾聴することを勧めているが、1回の面接であまりに多くのことを期待しないようにとも言っている。バーネットとファシル（Burnett and Fassil 2003）はグラスゴーの家庭医が述べていることを引用している。

　十分な時間をかけて忍耐強く話に耳を傾けてもらうことによるカタルシスは健康をほぼ正常な状態に回復させるのに必要なことである。
　　　　　　　　　　　　　　　　　　　　　（Burnett and Fassil 2003: 36）

しかし、回復するために人びとが話すことを期待すべきではない。事実、問題について語ることは、適切で助けになると考えられない場合もある。ある者は自分の個人的な情報を暴かれることによって難民の地位を失うことにつながると信じているために、話をすることに極端な猜疑心を持ち怖れている。トライブ（Tribe 2002）は、初対面の精神科医と話すという考えは彼らには不慣れかもしれないし、特に彼あるいは彼女は「狂気」と結びつけるかもしれないからである、という。

　苦痛な出来事を話しているということは示されているかもしれない。このような場合には、人びとが安心できると感じられるような場所と時間を保障すべきである。拷問や暴力の経験について直截的な質問をするより、バーネットとファシルは以下のような優しく間接的な切り出し方を勧めている。

　私はあなたのおかれた状況下で、拷問や暴力を経験した人たちを知っています。私がお手伝いできることがあると思います。このようなことが、あなたの身に起こりましたか？　　　　　　　　　　（Burnett and Fassil 2003 : 38）

ウィーヴァとバーンズ（Weaver and Burns 2001）は、苦痛な出来事を話し合うときは安心できる環境の下でなされるべきであり、トラウマについての情報を明らかにするために難民に探りを入れたり、無理強いしたりするべきではないと示唆している。さらに、保健医療従事者は、対象者がトラウマについて話しているとき、それが治療になっているのか、再び打撃を受けているのかどうかについて、対象者から手がかりを得るように助言している。保健医療従事者はその話し合いが害を及ぼしているようであれば、それを止

めることを念頭に置いておくべきである。

　人によってカウンセリングはなじみのない概念である。人びとは彼ら自身について話すことや、近親者以外の人たちと個人的な問題について話し合う習慣がない。モザンビークの難民は、困難に対するいつもの対応方法を「忘却」と表現する。そしてエチオピア人はこれを「積極的な忘却」と呼ぶ（Summerfild 1996）。バーネットとファシル（2003: 38）は、人びとが力を蓄え、そしてその力を抑制することを推奨している。例えば、人びとが自分で物事を決定することを支援することで、人びとの無力感を減少させることができるかもしれない。さらに彼らは、ロンドンの心理学者の姿勢を引用して「証人になること」や「病的でなく、政治的な怒り」が重要であると述べている。

　メンタルヘルスの必要性と情緒的な苦痛は、語り療法で対応できないかもしれない。しかしその代わりに、人によっては彼らの社会的な孤立を減少させる活動や援助に応じるかもしれない。ゴーストゥンワースとゴールドバーグ（Gorstunsworth and Goldberg 1998）は、84人のイラク人難民を調査して、過去の拷問の経験より社会的な支援の低さの方が、彼らの抑うつ症状に密接に関連していたことを見出した。この集団の抑うつ症状の比率は、PTSDよりも高くなっている（44パーセント）ことがわかった。抑うつ症状は社会的支援の低さ、子どもとの別離、追放による政治的組織からの脱落、相談相手や社会的活動の場がほとんどないことと関連していた。精神的な健康は、改善された住環境、地域社会からの受け入れ、受け入れ国や彼ら自身と同じ文化圏からの人びととの友人関係のきずなどの他者とのつきあいによって恩恵を受ける。実用的な援助として雇用や教育の機会を見つけることは、人びとを認めるのと同じくらい、彼らの自尊心を向上させるのに役立つ。

　亡命申請者と難民を担当するとき、トラウマや虐待の話を聞くことは保健医療従事者にとって苦痛と困難をともなうかもしれないが、援助と監督には一定の基本となるものを求めるべきである。

> **要　点**
> 1. トラウマを経験した人びとを担当するとき、精神的な病気があると診断する場合は慎重でなければならない。それは人びとに烙印を押すことになるかもしれないし、人びとの苦痛をよりひどくするかもしれない。
> 2. 社会的状況や周囲環境を、うまく管理できていると感じるように援助することは、彼らの精神的な健康を高める。
> 3. トラウマを経験した人びとを担当することは、保健医療専門職にとって耐えがたく苦痛に満ちているかもしれないので、指導や支援が勧められる。

女性の健康

　世界の難民の大多数は女性であるが、それにもかかわらず、工業化した国にたどり着き、亡命できる数は低い。集団として女性の難民はとても脆弱で、健康被害を受けやすい。英語を習得し、読み書きができるようになることも少ない。子どもがいる女性は自分自身のことはないがしろにしがちだが、子どもたちを健康診断には連れてくる（Burnet 2002）。

性的な健康問題
HIV/AIDS
　亡命申請者と難民の中には、HIV/AIDSが蔓延している国から来ている場合がある。HIVの罹患率が高い軍人によって性犯罪が起きている国の女性は、HIV/AIDSの感染リスクが高い。ある女性は生き延びるために売春を無理強いされ、感染予防をしないセックスを強いられ、さらにまたHIVのリスクに遭遇している。HIV/AIDSは傷痕をもたらし、多くの人びとは過去の暴露が恥をもたらすと怖れている。あるいは、これらの経験は、その事実を忘れてしまいたいと願っている人びとに、強く否定的な感情を呼び起こすであろう。ある人びとは、HIVテストで陽性になると英国からの国外追放に繋がると怖れている。

強　姦
　強姦（レイプ）は、歴史を通して、戦争時の攻撃としては、相手国の地位

を下げ、威信をおとしめるための武器として用いられてきた。女性は性的なあるいは身体的な暴力の標的で、多くが語ることのできない体験をしている。ほとんどの国では、性的暴力は恥辱でタブーな事柄であり、多くの女性は罪悪感を持ったままの状態に置かれている。中には他の人びとから拒否されることを怖れ、残虐行為の記憶がやがて薄れていくことを願って、沈黙や孤立に耐えることを選ぶ女性もいる。そのような女性は、地域社会や家族から避けられる。女性たちにとって、精密検査や子宮頸部のスクリーニングのような内診が難しいことに気がつく。女性たちは身体的な症状から生じる苦痛を述べる。例えば、頻発する頭痛、パニック発作、健忘症などについて訴える。別の例としては、性的暴力や強姦（レイプ）によって、望んでいない妊娠が起きるかもしれない。その場合、人工中絶は傷痕となり、受け入れがたいものであるが、女性にとっては1つの選択である。このような状況にある女性は、女性の援助者が必要であり、可能なかぎり多くの直接的に関連する情報を入手する必要がある。

妊娠と出産

女性は、妊娠から出産の期間は健康問題に無防備である。母国の妊娠中の保健医療支援はとても乏しかったかもしれないし、自宅や難民キャンプの貧困や粗末な住環境での健康状態と同様に、逃走中など現在の状況での栄養失調に耐え忍ばなければならない。

子どもと若年者の健康

あなたが難民でいる間は、あなたの人生は決して完全ではない。あなたの人生にいつも欠けている部分がある。それは故郷である。

（Burnett and Fassil 2003: 10）

難民保護申請をしている子どもと若年者は、とりわけ脆弱性のある集団である。以下の例について考えてみよう。

子どもと若年者の健康

　ここにある家族がいる、彼らは「少数民族」で、「国」に住んでいる。私が、この家族の息子に会ったとき、生後約8カ月であった。彼は主に摂食行動に関する問題のために、頻繁に地域の病院と家庭医の診療所に連れてこられた……。この家族には問題があった。彼らは移り住んでくる前の母国で拷問の犠牲者だった。その上、父親はこちらでもまた人種差別主義者に殴りつけられるという経験をした……。私はこの摂食行動に問題がある家族を、精神科医に診せるように取り計らった……そしてこの男の子は、今ではまるで違う子となっている。
（Drennan and Joseph 2005：161）

　難民の子どもは病気の危険にさらされている。彼らが住んでいたのが保健医療の資源の乏しい国である場合、英国に入国する以前から、彼らは身体的、社会的な欠乏に関連した身体的な問題を患っていることになるであろう。彼らは避難している間、困難とトラウマ的な経験を耐え抜かねばならないのであろう。子どもや若年者にとって、避難の経験は困惑と恐ろしさに満ちている。

　子どもの健康的な発達や安寧の要となるのは、子どもの要求に応じる親、養育者、保護者の能力である。場合によっては、亡命申請者や難民自身は、厳しい逆境の経験に耐え抜き、どうにか折り合いをつけることに苦労するかもしれない。そのために子どもの面倒をみる能力が弱まるかもしれない。一般的に、子どもが保健医療上必要なことに対応するとき、家族生活の背景や構成に配慮することが必要であるが、このことは難民と亡命申請者の家族の場合はさらに重要になる。

ボックス11.2　子どもが保健医療上必要なことに対応するとき、考慮するべき事項

この家族に所属しているのは誰だろうか。
家族はどのように編成されているか。
家族からいなくなったのは誰だろうか。
この家族に影響を与えた最近の出来事は何か。
彼らの母国で家族の地位はどうであったか。
家族間の関係はどうだろうか（親と子ども、子どもと祖父母、兄弟姉妹）。
その家族は近くに近親者がいるだろうか。家族だけだろうか。

> 家庭を超えた関係や繋がりはどうだろうか。
> 家族の状態はどうだろうか（例えば、完全、普通、不完全、分裂）。
> 家族の強みは何だろうか。
> 　彼らは逆境にどのように対応しているだろうか。
> 　家族の中での立場はどうだろうか（例えば、誰が中心か、家長は誰か）。

難民および亡命申請者の子どもの身体的健康

　母親が住んでいた国では出生前には十分な世話を受けることができず、栄養失調であったなら、子どもの健康は子宮内で影響を受け、弱められているかもしれない。妊娠中の女性は出産前の保健医療対策への期待も低く、また、公共の保健医療制度はひどく信用できないものであるかもしれない。子どもたちは長引く戦争、紛争、飢饉の中で生まれ、そのために健康能力が弱められていることがあり、さらに検診機能とワクチン接種計画は貧弱なものとなっているかもしれない。このような場合、規定通りの検診では、フェニルケトン尿症や先天性股関節脱臼などのような健康状態は発見されないかもしれない（ワクチン接種計画についての詳細な情報は世界保健機構〔WHO〕から入手できる——章末のウェブサイトリスト参照）。

　難民家庭の子どもは、標準以下で混雑した住居や収容所に住んでおり、そのため家では火傷や転倒のような不慮の事故を起こしがちな傾向にある。彼らはまた、特に田舎などに連れてこられた場合、路上での交通事故にも遭いやすい（Levenson and Sharm 1999）。難民の子どもと若年者は、難民キャンプなどのような有害な環境に住んでいると、とりわけ栄養不足などに陥りやすいであろう。

　家族や子ども、若年者を担当するときに考慮しなければならないその他の問題は、彼らがその重要性を理解しているかどうかにかかわりなく、保健医療サービスでは個人の秘密が守られているということである。人びとが、保健医療従事者が圧制、拷問、暴力などの犯行に巻き込まれた国からやってきた場合は、このことは命にかかわるかもしれない。家族には、訪問保健師や学校巡回看護師、彼らの看護に関連した他の保健医療従事者の機能など、なじみのないこの人たちの役割を理解するための援助も必要であろう。

　その他の特有の保健医療問題として、子どもや若年者にとって、女性器切

除（FGM）、熱帯病、マラリアのような周期性のある症状について、指摘しておかなければならないであろう。子どもや若年者が戦争や拷問によって、身体的な外傷を負っていることも言及する価値がある。子どもや若年者の中には、少年兵士だった者さえいるかもしれないのである。

　学校や学校生活は、難民の子どもの健康や安寧に重要な役割を果たすであろう。学校では友人をつくることや学ぶことができ、地域社会に所属し、その一部になる機会を与えられるであろう。学校はまた子どもや若年者にとって安全で安心でき、安定のある場所、すなわち安息所だと言えるかもしれない。学校巡回看護師は保健医療の場を提供するということで、子どもへの援助で重要な役割を果たすことができる。しかし、難民の子どもや若年者は、学校でいじめの対象とされ、人種的な虐待に合うこともあるかもしれない。彼らは、学校生活で取り残されていると感じているかもしれない。戦争や紛争から逃れるために、彼らの生活は崩壊させられているのであるから。難民の子どもは必然的に新しい言語を学び、学校ではこれまでとは異なった方法で学ばなければならないであろう。一般的に受け入れ地の住民と同程度の言語表現を習得するには、2年かかるといわれている。難民の親の英語能力が低い場合、子どもの宿題を手伝うときとても苦労するかもしれない。しかし、多くの移住者がしばしばよく行動し成功したいとやる気を起こすことを決意するのと同様に、難民もしばしば非常に優れた回復力を示すことに注目することも重要である。学校教育での差別撤廃と統合は、難民や亡命申請者の子どもの幸福にとって重要である。

子どもの保護

　子どもと若年者は、家庭内暴力が存在する家庭で暮らしているかもしれない。家庭内暴力は親の間に存在し、配偶者の暴力的な行動にこれまでに同様の経験をしてきた相手は我慢しているかもしれない。子どもと若年者はこのような暴力行為の目撃者となり、そのことは彼らに感情的な苦痛を与えるかもしれない。同様に、精神的な病気は、子どもを世話する親の能力にも影響するであろう。親自身は彼らがトラウマを経験したことがなくても、メンタルヘルスに関わる障害に苦しんでいるかもしれない。したがって、彼らの親としての能力を危うくするかもしれない。躾と身体的虐待には区別があると

されているため、子どもに対する身体的な懲罰は、家族にとって普通のことであり、受け入れやすいかもしれない。子どもの世話や育児の様式は、文化によって異なることを知っておくのは重要である。親に援助は必要ではあるが、最終的には子どもの福祉が優先されるべきことである。

ある場合には、若者は「2つの文化の狭間に住んでいる」と表現される。しばしば彼らは、親より早く新しい国に適応し、同化する。若者は学校の仲間と同様な流行、言語、行動に適応しようとするが、自宅では期待される服装の慣習は異なっている。若者は「2つの人生」を生きていると表現するかもしれないが、これは情緒的なストレスと混乱の原因になりかねない。伝統的に性別による役割が今も重要である国の出身の家族は、彼らの子孫、特に10代の子どもたちがこれまでの価値や規範を拒否し、葛藤が生じていると感じているかもしれない。若い女性と少女は特に「2つの人生」を開始することに煩悶している。

身寄りのない未成年者
ルイス（Lewis 2007）は、子どもの経験についてこの洞察を述べている。

> アフガン人の子どもであるラマザーンとアブドゥル＝ハリークは、彼らの旅が、特に悪夢のうちに付きまとわれていることを認めた。ラマザーンは徒歩で国境を越えるとき、家族を見失った。真夜中に他の数百人もの難民と一緒に険しい山岳地帯を急いで進み、大混乱の中で彼らは離れ離れになった。「僕は家族の名前を大声で叫んだ」と彼は語った。僕が尋ねる度に（助けてくれる）密輸業者は、静かにしろ、親のところへ連れて行ってやる、と言った。僕は泣き叫んだ。一緒に逃げている人たち（や周旋人）は笑っていた。誰かが言った。「心配するな、俺たちがお前を親のところへ連れて行ってやる」。　（Lewis 2007: 1）

身寄りのない子どもは、18歳以下で成人の家族や保護者がいない若年者と定義されている。彼らは特に脆弱な集団である。15歳以下の子どもは、普通英国の地方自治体によって「保護されている」。彼らは「困窮している」と定義され、児童法の第20条に基づいて支援が提供されている（Department of Health 1989）。彼らは里親制度や仮住居が提供され、社会

福祉士や看護計画、財政上の現金支援、そして延長支援も最大限が用意されている。一般的に 17、18 歳の青少年は、児童法の第 17 条に基づいて、朝食付き宿泊所や寄宿舎等の宿泊が利用できる。

子どもと若年者の心理的健康面で必要な事柄

亡命申請者が難民と認定されるまでの経験と過程は、子どもと若年者にとって感情と感覚の限界を体験することになるかもしれない。多くの人は恐怖、羞恥、悲嘆、不安、無力、そしてどうしようもない怒りを経験する。例えば、子どもは監禁、殴打、強姦（レイプ）、地雷や爆弾、銃弾による攻撃を経験しているかもしれない。拷問を受けたり、それを目の当たりにしたかもしれない。彼らは少年兵士になることを強いられ、他の人々に暴力を加えたかもしれない。ある者は彼らの家族の宗教的または政治的信条のために、迫害という形での虐待を経験しているであろう。友人、家族、兄弟を失う経験もしているであろう。彼らは暴力を目撃または経験しているかもしれないのである。

> 事例研究
>
> 12 歳の少年について地方の中等学校より照会があった。彼は学校で暴力的な行動を繰り返しており、それは彼を永久的な退学へと導いていた。彼はアンゴラから来ており、8 歳のときに兄弟が軍隊から脱走したために、両親が目の前で殺されるのを目撃した。彼と他の兄弟はコンゴ経由で逃げることができ、ロンドンで一緒に暮らしている。面談で、彼は両親が殺される場面のフラッシュバックと悪夢に悩まされていることがわかった。
>
> （From Hodes 2000 : 64）

子どもはこのような経験に対して、異なった方法で反応する。そして抑圧を感じると、その情報を隠そうとするかもしれない。家族と離ればなれになった子どもは、特有の問題に直面する。子どもの中には、両親が彼らを守ろうとしなかったと感じ、彼らの世話人から関係を断たれたように感じるかもしれない。子どものメンタルヘルスに欠陥が生じると、それは他の領域で生じている問題、例えば、登校拒否あるいは学校を混乱させたために退学になる等の結末となるかもしれない。その他の行動はボックス 11.3 に挙げている。

第11章 移住者・難民そして亡命申請者のための保健医療

> **ボックス11.3 子どもの行動一覧（Burnett and Fassil 2003）**
>
> - 引きこもり、エネルギーの欠乏と倦怠感
> - 攻撃性と衝動制御力の低下
> - 短気
> - 集中力低下
> - トラウマ事象の繰り返し想起
> - 食欲低下、過食、呼吸困難、痛みとめまい
> - 退行行動（例えば夜尿症）
> - 成長障害
> - 悪夢と睡眠障害
> - 神経質と不安
> - 他の子どもや大人との関係作りの困難さ
> - 大人に対する不信
> - 依存（固執）、登校拒否
> - 過剰活動と注意過敏
> - 衝動的な行動
> - 自傷行為
> - 不可解な頭痛、胃痛、その他の身体痛
> - 記憶力減退

　子どもと若年者は自宅において、健康や安寧が弱まっている親の面倒をみる責任があるであろう。また彼らの言語能力が親より優れている場合は、通訳の役割などを引き受けなければならない。子どもと若年者は、彼ら自身の親の心理状態の影響を受けるであろう。大人にとっては、難民の状況や彼らが耐え忍んだトラウマのこれからの影響が、最大の関心事であるかもしれない。したがって、親は子どもの情緒的安寧に気を遣うことができないかもしれないのである。

　子どもと若年者は、学校でのいじめ、地域社会での人種的偏見や反感といった受け入れ国の姿勢による否定的な影響に直面するかもしれない。安息地で安全な場所という彼らの期待が現実に直面して壊れたときは、特に難しいかもしれない。貧困、失業、粗末な住居、そして地位を失くすなどの要因は、彼らの安寧の感覚を徐々に衰えさせるであろう。

子どもと若年者の情緒的な安寧を促進するための援助に関する戦術

ごくわずかの子どもは精神医学的な対応が必要であるが、そうしないで彼らの対処能力を発展させ、回復力を向上させる援助には戦術が必要である（ボックス 11.4 参照）。精神医学的な看護は、子どもと若年者にメンタルヘルスでの障害という烙印を押すかもしれない。

> **ボックス 11.4　子どもの適応能力の発達を促すための戦略**
> - 情緒的な苦痛に対する悪影響は、大人（理想的には親）との密接な関係を持つことが重要で、そのことによって改善されるかもしれない。これは帰属の認識を維持し保護することに役立つであろう。
> - 子どもと若年者は、彼らの経験について話す時間と場所が必要であるかもしれない。芸術、音楽、演劇、物語を語るなどの創造的な治療は、適応力の発達を促すであろう。しかし、彼らが自分たちの感情を説明できる言語能力や語彙がないと、自分の物語をはっきりと述べることができないかもしれない。子どもはまた自分の感情を述べることが適切とは感じられない家族の中にいるかもしれない。親や兄弟もまた心的な外傷を受けるような困難な経験を体験しているかもしれないのである。保健医療従事者と有益な話をするには、時間的に余裕を持ち、プライバシーが保護される周囲の状況が必要であろう。
> - 子どもと若年者の中には、大人の管理下でトラウマや不愉快な事象の経験をしてきた可能性があるものがいることに、留意することが重要であろう。
> - 子どもと若年者にとって、文化的帰属意識（アイデンティティ）を発達させ融合するために、自分たちの難民社会とのつながりを保ち続けることは有益であるかもしれない。これは、彼らにとってつながりがあり、支援されていると感じることの助けとなるであろう。彼らのストレスと問題を理解している仲間と、この状況について語り合えることは、集団としてまとまる手助けとなるかもしれない。例えば、若者の集団やサッカー・チームのような地域の集団社会に所属することも、また有益であるかもしれない。

家族によっては、保健医療専門職による公式の治療を避けようとするであろう。面談が、彼らに拷問や尋問などの心的外傷のような有害な過去の経験を思い出させるような場合である。親はあまりに苦痛に満ちた子どもの話を聞くことが堪えがたいであろう。ホーデス（Hodes 2000）は、ある研究によれば、過酷な状況下を生き延び逃げ出した難民の多くは、過去は振り返らず

前を見たいと思っていることが明らかだと述べている。親は子どもが地域病院や定期診察に行くより、学校に行くほうがよいと考えており、これは子どもの将来に対する強い希望を表しているのかもしれない。援助は彼らの自尊心を高め、文化的帰属意識(アイデンティティ)を備えるために重要である。彼らが「普通の生活」を獲得することを援助すること、安全と安心な認識を持つことは「普通の生活」の基礎となるであろう。保健医療専門職は子どもや若年者を擁護できるが、彼らが求めている事柄を知るためには、専門家が連携した上で、全体的視野に立った取り組みが必要である(例えば、健康教育や地域社会との結びつきなど)。

結論

難民と亡命申請者は大変な困難を経験しているが、逆境にもかかわらず、しばしば素晴らしい回復力と勇気を示すことを考慮すべきである。彼らは皆同じではない。すなわち、彼らの出身は様々で、その背景や個人的な体験は多様である。彼らは、コミュニケーションの困難だけでなく、特有の健康問題を抱えているかもしれない。保健医療従事者は、彼らの過去の経験や彼らが通ってきた「道程」についての話を理解することが重要である。エビデンス(証拠)が示しているように、多くの難民は地域社会に受け入れられその一部になっていると感じることが必要である。そして、彼らが自分の生活を継続できる機会が与えられたと感じることが必要である。

本章のまとめ

1. 難民と亡命申請者の集団社会の女性と子どもは、特に被害を受けやすい。
2. 女性は性的な暴力の標的にされた場合は、多様で複合的な健康問題の被害を受ける。
3. 子どもの心理的、社会的健康は家族の健康問題に結び付けられているが、学校教育は子どもと若年者の健康の要である。

▶推薦図書

Anonymous (2007) *From here to there:sixteen true tales of immigration to Britain*. Penguin Books, London.
　本書は英国に移住してきた人びとの個人的体験を編んだものである。それぞれの話は感動的で、移住や「我が家といえる場所を見つける」ことの困難やトラウマについての理解を深めてくれる。

Morehead C. (2006) *Human cargo—a journey among refugees*. Vintage Publications, London.
　本書は、世界中の難民や亡命申請者の苦境を綿密に記録したエッセイ集である。移住がもたらす運命と人的損失についての驚くべきそして痛ましい物語である。

Hosseini K. (2003) *The kite runner*. Bloomsbury Publications, London.
　これはアフガニスタン人の少年の小説である。彼はカブールで育ち、パキスタンに難民としてして強制退去をさせられる。

Tremain R. (2008) *The road home*. Chatto & Windus, London.
　これは、東ヨーロッパからの移民のレヴィが英国に渡り、仕事や住居を見つける苦労を描いた小説である。外国人が見た英国を描き出す興味深い物語である。

▶ウェブサイト

http://www.amnesty.org/
　国際アムネスティのサイトは国際レヴェルで人権を守るために情報と活動を提供する。

http://www.asylumaid.org.uk
　難民保護・亡命申請者支援のための独立系の慈善団体（Asylum Aid）のサイト。海外で起こっている迫害や人権侵害から英国の難民保護のために活動している。

http://www.asylumsupport.info
　アサイラム・サポート（Asylum Support：ASAP）による亡命申請者支援情報サイト

http://www.harp.org.uk
　HARP (Health for Asylum Seekers and Refugees Porta l) による亡命申請者と難民の保健医療に関わる情報サイト。

http://www.rcn.org.uk!developmentipractice/social_inclusion/asylum_seekers_and_refugees
　英国王立看護大学が提供する亡命申請者、難民のための情報サイト。関連の情報が豊かで、子ども協会（若い難民世話人や彼らの家族を支援する）のような他の関連情報サイトにも繋がっている。亡命申請者や難民を世話する看護師や保健専門家を支援する個人他の特筆するべき情報がある。

http://www.refugeecouncil.org.uk/
　難民委員会 (Refugee Council) のサイト。この委員会の目的は、難民と亡命申請者に支援と援助と、彼らに情報を直接提供することである。このサイトは重要な情報

を提供している。

http://www.torturecare.org.uk/
　拷問被害者のケアのための医療基金（Medical Foundation for the Care of Victims of Torture: MFCVT）のサイト。基金は、ロンドン、グラスゴー、マンチェスター、ニューカッスル、そしてバーミンガムに支所を開設している。この基金は、拷問を生き延びた人びとにサービスを提供し、カウンセリング、助言そして様々なセラピーを提供している。

http://www.unhcr.org/
　国連高等難民弁務官（UNHCR）は、国連による人道主義的組織で、難民のための世界的規模での保護のための国際的行動を主導・調整している。このサイトは、世界中の難民が直面する問題に関しての大量の貴重な情報を提供している。

http://www.who.intien/
　世界保健機構（WHO）のサイトで、ワクチン摂取その他の問題に関わる情報を掲載している。

第12章

死ぬことと死者を送ること：比較文化的視点

カレン・ホランド

因　京子 [訳]

はじめに

　死・死にゆく過程・嘆きは個人的な経験であるが、病院でこれらが生じる場合には社会的なものとなる。様々な文化における、死にまつわる信念・儀式・習慣は、文化ごとに実に多様である。この中には看護師自身の職業的文化も含まれる。看護文化においては、看護学生として初めて死に直面することがこの職業への参入儀式の一部となっている。私たちの社会は多文化社会になってきているため、看護師も保健医療専門職もより広範な精神的・宗教的信念に遭遇するようになり、医療看護実践に文化的対応を行う必要が生じている。本章では、様々な文化における死と死者を送ることの意味を探る。また、死にゆく人、その家族や友人を看護する際に看護師が取り入れるべき様々な習慣について検討する。

> **本章でとりあげる事項**
> - 死の意味
> - 死者を送ることの意味
> - 死にゆく人とそれを送る人に対する看護実践と医療看護：ユダヤ文化、シーク文化、イスラム文化を中心に

　本章で用いる事例は、死と死者を送るという体験に対応する上で看護師が実践で直面する主な問題を浮き彫りにするためのものであって、死にゆく人

第12章　死ぬことと死者を送ること：比較文化的視点

への看護の「具体的」方法を示す意図はない。すぐれた看護実践への手引きを提示する。

死の意味

　もっとも簡単な定義をすれば、死とは、それ以前にある人が持っていた「肉体的形態」において存在するのをやめる段階であると言える（生物学的死）。スドノー（Sudnow 1967）は、このほかに2つの定義をしている。すなわち、「臨床的死」と「社会的死」である。前者は、「検査をすれば死の徴候が認められる」ということで、後者は「臨床的、生物学的にはまだ生きていても、基本的にその人が死体として扱われる」段階を指す（Bond and Bond 1986）。社会的な死の例としては、病院で、死ぬ可能性がある人が一般病棟から裏部屋へと移される場合をあげることができるだろう。死は、時を選ばず様々な理由でやってくる（例えば、流産、人工流産、自殺、病気、事故、老衰）。

　技術の進歩した現代にあっては、死の訪れた時刻を正確に判定することが重要なことになっている。特に例えば臓器提供によって、その死から利益を得る人がある場合である。イスラム法審議会による条文（the Muslim Law Council 1996）は臓器移植について「移植目的であれば脳幹死を生命の終わりとする」ことを受け入れるという主旨の見解と裁定を述べており、移植を「シャリーア（Sharia）［訳注：コーランに基づくイスラム法］の定めに基づいて痛みを軽減し命を救う手段として」支持している。この過程は「社会的死」の一形態と見なすことができる（例えば、家族が、死につつある人がドナーであるかどうかを尋ねられ、ドナーでない場合には、身内として臓器移植に同意するかどうかを明らかにすることを尋ねられる場合）。

　しかし、死をこのように「生物医学的」に解釈することをよしとしない文化や宗教もある。このことを、死亡と診断されたときには心に留めておくことが大切である。というのも、死に関連する儀式は重大な意味を持つからである。多くの文化（例えば、中国文化）は、死にゆく人にとって、死を移行の時ととらえ、儀式を行うべき時機であると考える（Pattison 2008）。これらは、「通過儀礼」として知られており、ある人が1つの社会的地位から別

の地位へと移動するとき（例えば、誕生、結婚、死）に行われる。こうした儀式は、死にゆく人、それを送る人に、何が期待されているのかを自覚させる。したがって、個人が死をどのように経験するかということが、看護師および保健医療専門職が患者の家族や親族をどう支えていくか、また、自分が看護してきた人の死に臨んで自分自身の感情にどう対処するかに、重大な影響を与える。

　安楽死、すなわち、幇助された死の問題も、報道においてこれが頻繁に注目されている現状を考えると、考慮すべき重要なものと言える。シークとガトラド（Sheikh and Gatrad 2000: 98）は、「イスラム教では、生は神聖でアラーからの『預かりもの』であるとみなされる」ため、自殺も安楽死も許されないと明言している。しかし「過度の苦しみにはイスラムの教えは意味を与えない。無痛処置を施すことによって死が早まるとしても、それは許される。大切なことは、死を早めることが第一義となっていないということだ」とも述べている。

　パーネルとセルクマン（Purnell and Selekman 2008）は、ユダヤ文化および宗教では積極的な安楽死は禁じられており、殺人と見なされると述べている。しかし「消極的な安楽死は、解釈次第で、許容される」とも説明している。「自然に」死ぬことを妨げるものや「死に至る過程を長引かせる」ものは許容されず、「したがって、死を人工的に妨げる処置（例えば、心肺蘇生）は、患者の要望および患者の宗教的見解によっては、実行されないかもしれない」。

　スカルタン（Skultans 1980）によれば、死それ自体は、「個人には喪失であり、より大きな集団にとっては社会的混乱」であり、変化を生みだす。そのため、死に関連する儀式は例外なく非常に入念なものである。しかしながら、今日の英国の諸社会集団のほとんどにおいて、死の儀式は最小限に抑えられている。例えば、英国の家庭の多くで、家族の死後に黒い服を着たり喪章を付けたりして喪に服していることを世間に示すことはしなくなっている。ただしアイルランドでは、通夜の習慣が未だ続いており、家族や友人が死を迎えた人に敬意を表すために集まる。

第12章　死ぬことと死者を送ること：比較文化的視点

死者を送ることの意味

　死者を送るとは、死にゆくことと死後の出来事をつなげる言葉である。人生におけるこの出来事を経験する人は、喪失を味わったのであり、何か、あるいは、誰かが、その人の人生から奪われたということである。アンドリュース（Andrews 2008）によれば、「これは社会学的用語で、死後に残った人の立場と役割」（すなわち、「死者を見送った」）を示している。

　クックとフィリップス（Cook and Philips 1988）は、死者を送ることには、ボックス12.1に示される4つの段階があると言う。

> **ボックス12.1　死者を送る行為の段階（Cook and Philips 1988より）**
> - ショック、無感覚、悲嘆（第1段階）
> - 不安、罪悪感、怒り、恨みの表明（第2段階）
> - 放心、無気力、目的喪失（第3段階）
> - 徐々に生ずる先への期待、新しい方向への動き（第4段階）

　これに類似した段階がキュブラー゠ロス（Kubler-Ross 1970）によっても認識されている。否定、怒り、取引、抑うつ、受容の諸段階である。

　このモデルは、人びとが悲嘆の過程にどう取り組み喪失にどう反応するかについての非常に西洋人的といえる見方であるが（Andrews 2008）、こうしたタイプのモデルが、何らかの喪失が起こる他の状況にも当てはめられてきた。例えば、移住して文化的帰属意識（アイデンティティ）や（自分の属していた）社会構造を失う、難民となって故郷を失うなどの状況である（Bhugra and Becker 2005）。

　人が死別という状況に対処する方法はその人が属する文化によって異なる。また、1つの文化の中でも個人による違いがある。例えば、ヒンズー教の人が死ぬと、年配の女性たちはいまでも大声で泣いて悲しみを表すという伝統的な喪の表現を取る。家族全員が、「少なくとも最初の10日間は、服喪の印として白を身につける」（Henley 1983b）。多くの文化において、死後の喪の期間において、色には重要な意味がある。例えば英国では、相変わらず黒が死を象徴すると考えられており、葬儀では敬意の印として黒だけを身につつ

けるという習慣を守っている人が多い。黒い腕章も死後の服喪、沈黙の期間を象徴する。これは、誰か有名なスポーツ関係者が亡くなったときのサッカーの試合など、多くの公的出来事において見られる。

「悲嘆」は死別に続いて起こると思われる感情であるが、人はその属する文化によって、様々なやり方で悲しみを経験し、それを表す（Andrews 2008; Pattison 2008）。しかし「死を迎える」「悲嘆」という概念は西洋的概念であり、私たちとは異なる文化的信念を持つ人の死に対処するときにはこのことを心に留めておかなければならない。

悲嘆の経験の仕方は、個人によっても文化によっても異なる。失神という身体的反応や不眠、攻撃的行動などの形を取りうる（Pattison 2008）。突然の死、あるいは予期されなかった死は、その人が死んだということの全否定という反応を引き起こすことがある。患者がどのように死んだかということも重要である。重篤な感染性の病気の場合など、愛する人に近づくことを禁止されると、近親者には長期にわたり不安が続くことがある。このことは、特定の死の儀式が存在する文化や人を1人で死なせてはならないと考えられている文化の出身者にとっては特に重大な意味を持つだろう（Galanti 2008）。

イスラム教の文化と宗教においては、親族や友人は死を弔った家族の家を訪れる。死者は神に会い、永遠の平安を得る（であろう）ことになっている。しかし、リース（Rees 1990）によれば、伝統的な服喪が行われることになってはいるが、あまり長く悲嘆にくれることは戒められ、悪いこととみなされている。アンドリュー（Andrews 2008）によれば、喪は「文化的に定式化された死への反応行動」であり、それぞれの文化には独特の反応の仕方がある。

ブグラとベッカー（Bhugra and Becker 2005）は、文化的死別の概念としてアイゼンブルック（Eisenbruch 1991）による定義を示している。

　根をおろしていた土地から追われた人や集団が経験するのは、過去に生き続ける、睡眠中または覚醒時に過去からの超自然的な力に襲われる、文化や故郷を捨てたという罪の意識に苦しむ、過去の記憶が薄れるとそれを苦痛に感じる、しかし（トラウマ的なイメージなどの）過去のイメージが毎日の生活に侵入してくる、死者への義務を果たしたいと熱望する、不安、憂鬱な考え、怒りに苛

まれ、毎日の生活を送っていく力を殺がれてしまう、といったことである。

(Bhugra and Becker 2005:19)

アイゼンブルック (1991) は東南アジア出身の難民を対象に、彼らの「悲嘆の反応と治癒を理解し、彼らの治癒の過程の始まりを促すために」診断的面談法を開発した(Bhugra and Becker 2005)。メンタルヘルスの分野で働く人びとにとって、不安や抑鬱などの悲嘆の表れの裏にある文化社会的要素を理解することは、その仕事を行う上で欠くことのできないことである。

悲嘆の「諸段階」に人びとを分類しようとするのは、死を送る過程を見守るための、文化に配慮したやり方というより、自文化中心的方法であると言えるだろう。様々な文化における、死者を送ること、悲嘆、死に関連して行われる喪の性質を理解することが、看護保健の実務にとって不可欠である。

看護実践と死にゆく人と死者を送る人に対する看護

様々な文化における、死にまつわる信念・儀式・習慣は、実に様々である。この中には看護師自身の職業的文化もある。デ・サンテス (De Santis 1994) は、患者と看護師との出会いは少なくとも3つの文化の相互作用であると見なせると言う。

- 看護師の職業的知識に根ざす文化
- 患者の個人的信念体系に基づく知識
- 患者と看護師が出会った場や状況の文化
  (例えば、病院、ホーム。第1章参照)

看護の文化

死および死にゆくことに関連する看護師の職業的文化を検証してみると、看護実践に関連した数多くの儀式や習慣があることに気づく。前述したように、看護学生にとっては、初めて「死に出会う」ことが看護の世界への参入儀式の一部となっており、大多数の学生はこの出会いを病院において経験す

る。看護学生はこれについて非常に心配する。カイジャー（Kiger 1994）によると、心配の主たる原因は、死にゆく人への看護には通常より多くの困難があるだろうと予測されるからであった。それは、例えば患者が苦しむのを見る苦痛、死体を目にするショック、死者を送る家族たちに対応する難しさなどである。しかし、死に関連した経験をすると、学生たちの見方は変化し始め、死にゆく人の世話をし、意思を通じ合わせること、心停止状態への対応、遺体を処置すること、故人の家族に対応すること、死に対する自分自身の反応に対処することについて語るようになる（Sewell 2002）。

　スミス（Smith 1992）は、看護師にとって「病院での死と看取りとは、究極の感情的労働」であると言い、その知見はカイジャーの看護学生についての観察と重なるが、スミスはまた、「心停止時の蘇生術、死亡宣告の後に遺体を処置するなど、死に対処するために必要とされる明確に規定された技術がある」とも報告している。こうした基本技術は看護学生の訓練に含まれており、彼らよりも死についての経験を積んでいる指導者によって教えられる（Pattison 2008）。死と看取りとを究極の感情労働を示すものと考える者もあるが、すべての看護師は自分なりにこの経験に対処する方法を編み出す。

　死と死者についての迷信は看護の世界にもまだあり（例えば、運の悪い部屋、死は3例重なって起こる）、ウルフ（Wolf 1988）によれば、死後の世話（ケア）、すなわち、「遺体の埋葬準備」は、看護の儀式と見なすことができるという。読者の多くは、チャップマン（Chapman 1983）に挙げられている、病棟で行われる死に関連した儀式に通暁することになるだろう。チャップマンは、調査観察を行っている病院で死者が出たときに生じた事柄を以下のように報告している。

　　まず、死者が目に触れないようにした。その病棟の入院患者や訪問者に対して「死」に関する言葉は一切口にされなかった。葬送準備の処置が始まった。「最後の世話」を行う前に1時間は遺体をそのままにしておかなければならないのである。この時間は、看護師が遺体を運び出したいと思っているためか、短縮された。埋葬準備処置には、体を清めることが含まれる。これは、たとえ死去した患者が入浴したばかりであったとしても行われた。遺体には白い長衣

が着せられ、ラベルが付けられた。それから、白い遺骸布に包まれた。これを行う看護師は、感染防止のために必要とされるわけではなくても、長衣を身につけていた……次に、病室のカーテンがひかれた。このようにして、他の患者たちが遺体やそれを運んでいく遺体移動ベッドを目にすることがないようにした。遺体移動ベッドはシーツをかぶせてそれとわからないようにされた。遺体移動ベッドには窪みが作られていて遺体を隠すようになっているため、遺体はまったく誰の目にも触れなかった。遺体が運び出されるとカーテンが開けられ、病棟での通常の状況が続くことになった。死去した人のことが口にされるとすれば、声を最小限にして、ささやき声で話されるのであった。

(Chapman 1983: 17)

このシナリオに含まれている出来事をどう説明したらいいだろう。負荷のかかる仕事であるため、看護師は上のようなやり方を安心できる「儀式」、患者の死を乗り越えるために役立つやり方だと感じているのかもしれない。しかし、ローラー（Lawler 1991）は、西洋の文化からすれば「死と死体は看護師にとってはやっかいもの」なのだと言っている。なぜなら、死は非常に私的な出来事で、公けに話してよい話題ではないと見なされているからだ。1つのタブーとなっているのである。このため、死にゆく人とその家族に対応するだけでなく、遺体の処置に必要な世話（ケア）を行うことを求められる看護師にとっては、死の取り扱いが非常に難しいものとなる。遺体の処置は看護師の間では「最後の世話」と呼ばれている。しかし、ローラー（1991）によれば、この難しさは看護師自身が「死をどう見なし、死によって何が起こると思っているか」によって大きく左右される。イタリアの近代的集中治療室（ICU）で亡くなった人に対処する看護師についてのグピー（Goopy 2006）の研究は、その20年前のチャップマンの観察を反映している。彼女は次のように述べている。

イタリア人看護師は「十字を切る」。故人の体の上で声に出して祈りの言葉を唱える。遺体の上で声に出して泣き、「魂が天へと昇っていけるように」亡くなった患者の部屋の窓を開ける。

(Goopy 2006: 113)

チャップマンの観察と類似した例をボックス 12.2 に挙げる。

ボックス 12.2　グピーの観察から（Goopy 2006:114）

　遺骸は、遺骸布に包まれて、おくるみに包まれた大きい赤ん坊のように見える。布は、きちんとしっかり体を包み、顔だけが見える（顔が包まれていないのは、今から下層階の「面会室」に移されるからだ）。

　看護師たちは移動ベッドに遺体を移し、遺骸布に包まれた体を顔まで別の布でおおった（この場合には、患者をそれまでおおっていたシーツが使われた。検査の結果、このように使っても衛生上問題がないと判定されたからである）。

　遺体は病室の外に運び出され、エレベータが呼ばれる。エレベータが到着すると、故人を載せた移動ベッドはエレベータに押しいれられ、看護師は中に手を伸ばして下層階へのボタンを押す。エレベータの扉が閉まり遺体の姿が消えると、看護師はエレベータに隣接する階段を駆け下りる。下層階では、遺体がエレベータから引き出され──このときも看護師はエレベータの中に入ろうとはしない──「面会室」へと運ばれる。

　後で私が聞いたところ、看護師も助手たちも、何があろうと遺体とともにエレベータに乗ることは絶対にしないと言った。「私たちは遺体と一緒にエレベータに乗っていく義務はないのです。ご遺体が怖いと申しますか」。

　ブライアン（Bryan 2007）は「病棟看護師は他の患者から死を隠すべきか」について研究しているが、チャップマンの観察にあるように「遺体」が「なぜかカーテンで隠されたり、シーツでそれとわからないようにして病院の廊下を運ばれたりする」ことについて考察している。死にゆく患者が他の患者から隠され、看護師がそれをやってのける事例の概要を、次のように描写している。

事例研究　**隠される死につつある患者：事例概要**（Bryan 2007:79）

　ロバーツ夫人（83歳）は、高齢者用ホームから一般病棟へと移された。入院時、彼女は衰弱し、呼吸はほとんどしていなかったが意識はあった。

肺炎と診断され、抗生物質の静脈注射を受けた。肺の感染が改善しなかった。次の24時間で状態が悪化し、意識がなくなった。家族（ニュージーランド在住の娘とベルファスト在住の孫息子）に連絡が取られ、積極的治療は停止された。

次の晩、患者たちが就寝の準備をしているとき、担当看護師はロバーツ夫人がほどなく亡くなるだろうと思って、そのベッドの周りにカーテンを引いた。ロバーツ夫人は午前2時30分に亡くなった。午前5時に、眠っている他の患者たちのベッドの周りにカーテンが引かれ、ロバーツ夫人の遺体が運び出された。6時に他の患者が投薬のために目を覚ましたときには、ロバーツ夫人のベッドからはすべてが取り去られ空になっていた。朝の引き継ぎにおいて、担当看護師は、患者たちから尋ねられていないので、ロバート夫人の死について患者の誰にも何も言っていないと報告した。

▶死にゆく患者への看護を経験し、「最後の世話」をするように言われたとしたら、死に先立って施す看護を考えなさい。

1. 人びとがどのように悲嘆にくれるか、死に関してどのような信念を持っている可能性があるかを知ったことによって、あなたが行うであろう処置がどう変わるだろうか。
2. チャップマンが死および死に関連した病院での実践を研究したのは1983年のことである。あなた自身の経験では、こうした儀礼はまだ行われているか。ブライアン（2007）の研究と同様、グピー（2006）の例も、まだ行われていることを示唆しているようである。
3. あなたが看護の担当をした患者の文化的・宗教的信念を考察し、患者の終末期および患者の死後の親族の見送りを援助するために有用な情報が、現在自分が学んだり働いたりしている組織にあるか、調べなさい。また、看護師および他の医療従事者がこれへの対処方法をどのように知るのかに関する情報を集めなさい。

患者の文化

個人の文化的信念は、宗教や霊性に関連したものである。これは誰でも同

じだと勘違いしている人が多い。しかし、宗教につながりを持っていない人でも、健康につながる霊的信念を抱いているかもしれない。ナリャナサミ（Naryanasamy 1991）によれば、「霊的看護をする備えをしておくことは実践の上で当然」であり、これがないとすると、包括的看護（体、心、魂への看護を意味する）は実現できない。例えば、自身の宗教について細かいことを尋ねられた患者が、自分は信心深くなく教会にも行かないと言ったとする。しかし、その患者がまた別のときに、毎日公園に行って腰をかけ、自分の一日について考えをめぐらし、「世界と調和していると感じる」と言ったとする。これは、神を信じたり神に祈ったりしなくても、死などの人生における出来事に対処していける内的強さを与えてくれる「精神的安寧」があることを示しているのかもしれない。ナリャナサミとオーエン（Naryanasamy and Owens 2001）は、「看護師がどのように患者の霊的要求に対応しているか」および具体的介入について調査を行っている。その結果、患者とその家族に対して精神的看護を行う方法は多岐にわたることが明らかになった。それは、患者が病室においてメッカの方角を向いて祈ることを許容するなど、「相互行為論的」立場をとって患者の宗教的要望に対応したものから、看護師と患者の宗教がどちらも同じ福音主義教会であった場合にその会派のやり方に従った例もある。さらには、看護師が「自らの宗教的信念を貫徹する」ために自分の個人的理想を押しつけた例もあった。

　宗教的信念は死にゆく患者とその家族に対する看護、特に、死そのものに対する看護師の考え方と信念に大きな影響を及ぼす。様々な宗教を概観することによって、死にゆく患者に提供すべき看護を探ることができるだろう。

> **事例研究**
>
> 　ジェイコブ・レヴィという名の老人男性が、車にはねられて意識不明の状態で、事故・救急治療室からあなたの病棟に送られてきた。家族はまだ来ておらず、彼はひとりきりである。状態が突然悪化し、蘇生処置が行われたが、家族の到着を待たずに亡くなった。
>
> ▶留意すべき事項
> 1. レヴィ氏への看護の優先順位を認識する上で、ユダヤの宗教と文化についてどんなことを知っていれば役に立つであろうか。

第12章　死ぬことと死者を送ること：比較文化的視点

> 2．死亡と診断されたら、どんな身体的看護をすることができるか。
> 3．家族が到着したらどのようなことを頼まれるだろうか。
>
> 下記の情報は、十分な情報に基づいた決定を下すことに役立つだろう。

　ユダヤ社会は自身を宗教的集団であるとも民族的集団であるとも見なしている。大きく分けて、「正統派ユダヤ」と「進歩主義派ユダヤ」の２つがある。正統派は伝統的な宗教的生活様式を守っており、かたや進歩主義派は、宗教的信念と行動を現代の生活様式に適合させようとしている。病院で死にゆくユダヤ教信者を看取るときには、看護師は自分の患者がどちらに属すのかを知らなければならない。これは、患者と死後の遺体に対して行う世話（ケア）が大きく違うからである。ユダヤ教信者が亡くなったときに行われる通常の手順は病院やホスピスでは行われないかもしれない（例えば、遺体をシーツに包んで、足を扉に向けて安置し、それから頭のそばに蠟燭を灯す）。ユダヤ教のラビ（司祭）であるジュリア・ニューバーガー（Julia Neuberger 1994）は、1960年にシナゴーグ埋葬連盟事務所（the Sexton's Office of the United Synagogue Burial Society）が出した手引きにしたがうよう勧めている。

> 　ユダヤ教の司祭によって儀式を行ってもらうことが不可能な場合は、病院職員が次のことを行うことが許容される。目を閉じさせ、顎を縛って閉じさせ、腕と手を体の脇にまっすぐにぴったりとつける。体に付けられたチューブなどの器具を外し、傷をふさぐ。遺体を宗教的紋章のついていない簡素なシーツに包み、ユダヤ人のための遺体安置所あるいは何らかの特別室に安置する。
>
> （Neuberger 1994: 14）

　「遺体に触れない」という礼義を尽くすために、非ユダヤ人の看護師は使い捨ての手袋をはめた方がいいだろう。通常、埋葬と葬儀は死後24時間以内に行われるため、ユダヤ人の遺体に人が付き添わないでいる時間は短いだろう。病院職員が最初の世話をした後は、ユダヤ人社会の誰かが昼夜を分かたず遺体を見守る。ニューバーガー（1994）によれば、この手順（シェミー

ラと呼ばれている）は「遺体は魂の容れ物であり、礼を尽くし、敬い、見守らなければならない」という信念によるものだという。葬儀の手配は、普通は家族が行う。家族がいない例外的な場合には、事務弁護士や病院づきの社会福祉士（ソーシャルワーカー）が手配しなければならないかもしれない（Neuberger 1994）。家族はおそらく血縁者が孤独に死んだのではなく、また、死後も孤独にさせられてはいなかったと確信したいだろう。患者がサバス（金曜日の日没から土曜日の日没まで）に亡くなった場合は、安息日なので病院から移動することはできない。

　看護師が知っておかなければならないのは、正統派のユダヤ人は検死が医学的目的で行われるのでないかぎり、検死も臓器提供も容認しないということだ。しかし、進歩主義派のユダヤ人はそうは思っていないかもしれない。したがって、検死が必要な場合には、看護師はこのことを家族に慎重に切り出さなければならない。レヴィ氏とその家族の文化的・宗教的に必要な事柄を知っていれば、看護師は感謝される看護を提供することができるだろう。

　下の事例研究が示すように、予期されていた死への対処は異なるかもしれない。

事例研究

　アマルジット・シン氏は48歳の男性で、末期のがんであり本人もそれを知っている。家族に介護を受けていたが、疼痛管理検査のため入院した。最小限の個人的看護を受けられるだけである。

▶留意すべき事項
1. シーク教の文化についてどんなことを知っていれば、シン氏が求めることを評価する上で役立つだろうか。
2. 入院中、家族に、シン氏への介護にどう加わってもらうか。
3. もし在宅環境でシン氏への看護を行うとしたら、どのようにして家族が保健医療専門職の援助を受けられるようにするか。

下の情報は、十分に情報を得た上での決定をする上で役立つだろう。

第12章　死ぬことと死者を送ること：比較文化的視点

　シーク教はヒンズー教に起源を持つため、シーク教徒は単一の神を信じ、シーク教の寺院（Gurdwara）で祈る。寺院には、普通、祈禱室があり、その中にはシーク教の聖典（Gura Granth Sahib）が用意されている。シーク教徒の社会には任命された僧侶はないが、「聖なる人びと」はいる。シーク教徒として、シン氏は祈りたいと思う可能性があり、祈禱書（gutka）を持参しているかもしれない。この書物を丁重に取り扱うべきことを看護師は心得ていなければならない。何らかの理由でその書物を移動させる必要がある場合には、清潔な手でしか触れてはならない。家族はおそらく常に彼に付き添うことを希望するであろうが、これは介護の一部として許容しなければならない。

　友人やシーク教の他の信者たちも見舞に訪れるかもしれず、はるばると訪ねて来たのだとしても、シン氏の担当看護師は、彼やその家族が不愉快な思いをしないようにすることと、同じ病棟の他の患者の必要との間にバランスを取らなければならない（例えば、通常より多い数の見舞客を部屋に入れるなど）。こうした、例外的措置については、すべての患者の精神的・文化的必要を記し、別々の文化背景を持つ患者たちが互いの信念と習慣に理解を持てるようにするための「入院する方へのお知らせ（Patient Information Booklet）」に盛り込んでおけばよいだろう。

　シン氏が正式なシーク教徒（Amridharis）であれば、シーク教の5つの徴を身につけているだろう。「5つのK」と言われているものである。すなわち、Kesh（鋏を入れたことのない髪）、Kangha（櫛）、Kara（鉄の腕輪）、Kirpan（象徴的な短剣）、Kaccha（象徴的な下穿き）である。シーク教徒の多くは「短剣」と「櫛」を身につけないようになっているが、ほとんどの男性と女性は「腕輪」と「下穿き」をつける習慣を保持している。看護師は、これらが患者にとって大切なものであることを理解し、本人か家族の許しがないかぎりこれらを取り去らないことが大切である。シン氏は自分で身じまいをすることができないから、看護師が身体の世話をすることになるが、そのときに不必要に居心地の悪い思いや不愉快な思いをさせないようにしなければならない。シン氏が疼痛管理のために患者が制御する方式の無痛剤を使いたいと言った場合には、看護師や医師は静脈に針をさすことになるが、その場合に右手を使うようにすることが重要である（伝統的に左手は用を足した後に体を洗うために使われ、右手が飲食や握手に使われる）。

疼痛管理が効果的であることが判明したら、シン氏は家族のもとへ帰されるだろう。家族には地域の保健医療専門職チームの支えが必要である。シン氏に対する介護の質は入院中に彼の個人的および文化的必要が理解されたことによって向上していることであろう。看護師は退院後地域のチームが必要とする情報にこの入院中に得られた情報が反映されるようにすべきだろう。

ほどなく死ぬだろうということを伝えるには独特の技術を要する。医師が本人および家族に伝えるだろうが、多くの場合、状況は実際にはどうであるのか、どんな影響が予測されるかを説明するのは看護師である。しかし、文化によっては、本人に知る権利があるとしても、本人にこれを伝えることは許容されないかもしれない。ギャランティ（Galanti 2008: 167）は、「中国や日本など多くのアジアの国では、がんの診断は患者の家族にだけ知らせ、患者本人に言うかどうかは家族の判断に任されるのが通例である」と指摘している。

次の事例では、家族は母親に対する今後の介護と母が必要とすることを満たす方法についての情報を求めている。

事例研究

スリーン・アクタールは68歳のイスラム教の女性で、結腸がんの大手術を受けた。手術中に複数の転移が見つかり、緩和的手術のみが行われた。アクタール夫人の家族にはこの決定について医師から説明がなされたが、本人には伝えられていない。術後の様態が悪く、24時間救急病棟（ICU）に収容しなければならなかったからである。彼女は危篤状態にある。

▶留意する事項
1. アクタール夫人の文化についてどんなことを知っていれば、彼女が危篤状態にあることを告げられた後の家族とのコミュニケーションを効果的に行う上で役にたつだろうか。
2. ICUの看護師は、どのようにして手術直後の24時間に患者およびその家族の求めに応えたらいいだろうか。
3. 術後の看護においてどのような文化的必要に配慮しなければならないだろうか。

下の記述は、十分な情報に基づく決定を行うのに役立つことだろう。

第12章　死ぬことと死者を送ること：比較文化的視点

　ICUは独特の下位文化を持つと考えられる。ICUは緊急性を帯びているため、看護師が患者を査定するとき、患者の文化的必要にはすぐに注意を払わないかもしれない。しかし、アクタール夫人およびその家族に適切な対応をするために、彼女の文化的背景を認識しておくのは必須のことである。ICUの多くは少数の重篤な患者を収容しており、それぞれのベッドの周りのスペースは限られているため、家族が介護に関われる機会は制限される。

　家族の悲嘆、および、予期される喪失の状況を斟酌しなければならないが、ICUの他の患者も重篤な状態であるから、看護師は、細心の文化的配慮のある看護をしつつ、同時に、他の患者と家族の必要にも対応するようにしなければならない。例えば、ICUでは非常に集中を要する処置などが行われているため、どのようなときであれICUには1人か2人しか家族を入れることができないであろう。アクタール夫人に緊急の介入と蘇生が必要になれば、家族の存在はいっそうの問題となるだろう。

　イスラム教徒とはイスラムの教えを信じる者であり、「アラー（神）の意志にしたがって生きる」ことを信条としている（Karmi 1996）。信者を導く規則はコーランに記されており、コーランとは彼らの聖典である。カルミ（Karmi 1996）は「慎み、社会的責任、健康、清潔、家族との絆と子どもの重要性」が非常に強調されるとも述べている。慎みが重要で「裸は恥さらしなことである」(Karmi 1996) と考えられているとすれば、ICUでアクタール夫人がどんなふうに看護されるかが、彼女の健康状態と家族感情にとって重大な意味を持つ。彼女は大手術を受けたばかりであり、侵襲的であり得る生命維持装置による治療を受けているだろう。彼女の体が必要以上に露出されないことが本人と家族にとって非常に重要であり、男性の看護師や医師に触られ検査されることは恐怖であり身の毛のよだつほど嫌なことなのであるということを担当の保健医療従事者は知っていなければならない。

　イスラム教徒の家族にとって祈ることは大変重要なことであり、女性はモスクに行って人目につくところで祈るということはしないが、家で祈りを行う。アクタール夫人は病のため祈ることができないため、親族が祈りの文句を読んでやり、イスラム式の祈祷への呼びかけを耳にささやいてやることが、彼女への看護には重要なのである。

　そうした状況においては、しっかりとコミュニケーションを取り継続的に

評価を行うことが不可欠である。家族と患者によく話をし、個人に合わせた看護をすることによって看護の質を高めることができる。

組織の文化：病院と地域

本人および親族に与えられる看護は、多文化および多民族社会の必要に病院や地域が効果的に対応しているかどうかに大きく左右される。患者にはその個人に合わせた看護を行うべきであることが認識されていれば、病院や地域社会によるサービスについての様々な方針や処置の中に、その認識が反映されているだろう。患者の文化的必要を認識している病院は、祈るためにキリスト教のチャペルのみでなく、イスラム教のモスクや仏教の寺（あるいはその同等物）を設置しているだろう。また「キリスト教徒用の霊安室を非信者が利用する際には、キリスト教の象徴を取り除く」ことが望ましい（Black 1991）。

看護計画その他の文書は、病院内のものであれ地域のものであれ、文化的差異に対する配慮を反映していなければならない。英国保健サービスの関連団体の多くが様々な文化における霊的に求められているものや、死別の際に必要とされる事柄に関する手引きを発行している。これらは、種々の専門職者たちと種々の文化的団体の協力によって生み出されたものである。

考えてみよう

1. 自分の職場環境を考え、下記の指針を用いて文化に配慮した看護を行った自分の経験を査定しなさい。同僚たちと話し合ってもよい。そうすれば、他の文化とその必要について学べるだけでなく、看護師自身の死と死にゆくことについての信念が文化に配慮した効果的な看護を行う上でなぜこれほど重要であるかを理解することができるだろう。
2. よく知っている査定方法を用いて、死と死にゆくことに関して、ある個人の求めを自分がどのように査定するかを考えなさい。次に、ホランドら（Holland et al. 2008）に挙げられた「生きる活動：死にゆくこと」についての以下の質問を考慮に入れて考えなさい。

▶死にゆく人への看護計画を査定する上で考えるべき要素と問い

- 身体的側面
    - — 命を脅かす要素についての確定診断がなされているか。
    - — 本人、家族、友人に対する身体的影響は何か。
    - — 本人は、診断、病気の段階、命を脅かす疾患の進行を意識しているか。
    - — 死の可能性は、現実的なものか、潜在的なものか。
- 心理的側面
    - — 死ぬことについて「知ることへの欲求」、死ぬことへの不安や恐れを表明しているか。
    - — 大事な人に自分の状況を知ってほしいと思っているか。
    - — 行動、気分、性格はどのようであるか。
    - — 自分が死んでいくこと、死について、本人はどのように理解しているか。
- 社会文化的側面
    - — 死に対する本人の態度、信念、経験はどのようなものか。
    - — 特定の文化的、宗教的、社会的、個人的な要望があるか。
    - — 本人のために、誰に連絡する必要があるか（家族か、配偶者か、友人か）。
- 環境的側面
    - — 安らかな死を迎えやすくするための選択（例えば、ホスピスか、ホームか、病院か）。
    - — 本人、家族、介護者が求めるものに応ずるためにはどんな資源が必要か。
- 政治的・経済的側面
    - — やすらかに死を迎えることを妨げるような、経済的、法律的、倫理的な要因、支援や、社会または家庭に関する要因があるか。
    - — その人が亡くなる、あるいは余命が短くなることによって、他者にどんな影響が及ぶか。
    - — 死にゆく人および残される人への十分で適切な支援が病院や家庭にあるか。
    - — 本人は臓器を提供したいと思っているか、家族はそのことを知っているか。

有効な実践を行っている証拠を示すことが看護師の役割の必須の一部となりつつある。それを行う方法の1つは、文化的配慮を促進し、すべての保健医療従事者およびより広い文化集団における効果的コミュニケーションを促進することである。以下の主張（勧め）は、有効な実践を開発していく方法を例示するものである。

1. 死と死を迎えることに関する情報が得られるようにすべきである。例えば、地域の宗教的・霊的指導者の連絡先など。
2. 残される人に対する手順を概説した簡略版および詳細版の説明が保健医療関係者と患者とその家族に提供されるべきである。
3. 異なる文化背景を持つ人に対応する場合には、看護師らが使う用語について解説する説明書が提供されるべきである。
4. 看護診断と看護計画書には、文化的問題という項目を設けることが必須である。
5. 文化的習慣に基づいて訪問時間を設定するよう奨励され、特別の場合（例えば、祭りや断食期間）についての情報が提供されるべきである。
6. 保健医療専門職の文化的・人種的配慮を促進する学習環境づくりは、教育プログラムの開発に携わる者全員にとっての最優先事項である。

結　論

　患者が入院時を通して、その文化に配慮した看護を受けられることは非常に重要である。死にゆく患者への看護を行う組織・施設の規則の文言にはいかなる偏見も示されてはならない。社会が文化的に多様化するにつれ、看護師も保健医療専門職も、より広範な精神的・宗教的信念に遭遇するようになり、そのため、看護実践を文化的に適応させる必要が生じている。
　3つの文化的実在（看護師、患者、組織）が出会うのであるから、看護師、患者、組織が必要とすることには違いがあるということをすべての関与者が承知しておかなければならない（その違いは、西洋社会においても非西洋社会においても、死と死を迎えることについての個人の信念体系に起因するのである）。しかし、看護師は、死につつある人、および、残されるだろう人

びとを看護できるという特権的立場にある。看護師は看護の質に直接の影響を及ぼしうる。全英看護・助産規範（the UK Nursing and Midwifery Code 2008）は、以下のように看護師の義務を明確に述べている。

　人びとに対する看護を自分の最優先の関心事とし、患者を個人として遇し、その尊厳を尊重せよ。
　平等と多様性を個人としても職業人としても責任を持って尊重していることを示さなければならない。

看護・助産協会の有資格者技能基準（the Standards of proficiency for achieving registration, Nursing and Midwifery Council 2004）は次のように唱える。

　個人および集団の価値観、慣習、信念を尊重せよ。患者・利用者の多様性への感受性を示す看護を提供せよ。

本章のまとめ

1. 死にゆく人や残される人に対する看護には特定の文化や宗教の儀式についての知識が必要である。
2. 患者にとって病院で死ぬということは大変孤独な経験となり得る。看護師は、伝統的手順が踏めるようにするには患者と同じ文化や宗教を持つ誰に連絡したらいいのかを知っておかなければならない。
3. 看護師は個人として、また、看護文化に属す一員として、自分の文化的信念をもっている。その両方が、死という経験と対処し乗り越えることに影響を与える。

▶ *推薦図書*

Galanti G.-A. (2008) *Caring for patients from different cultures*, 4th ed. University of Pennsylvania Press, Philadelphia.

Kirwood N. A. (2005) *A hospital handbook on multiculturalism and religion: practice guidelines for health care workers*, 2nd edn. Morehouse, London.

Parkes C. M., Lanungnai P. and Young B. (eds)(1997) *Death and bereavement across cultures*. Butterworrth-Heinemann, Oxford.

本書は、死にゆく人と残される人に対する世話（ケア）についての、多くの宗教の儀式と信念を述べる事例集である。

Valintine C. (2008) *Bereavement narratives: continuing bonds in the 21st century.* Routledge, London.

本書は死者を送った人の語りと人びとがどのように死別の経験を理解するかに基づいて、英国社会において死者を送る経験について探求している。

▶ ウェブサイト

http://www.galanti.com/

このサイトはギャランティ（Galanti）の著書にリンクしており、幅広い話題についての論考のような情報源がある。また、さらなる情報源にもつながっており、有用材料を提供してくれる。主にアメリカの保健医療の事情が扱われているが、他の国にも応用できる。

http://www.cancerreserachuk.org/

これは、英国がん研究のサイトである。がんに関して患者の多様性に対応する技能を開発するための参考書やDVD-ROM購入が可能で、このサイトでは言語、コミュニケーション、民族的多様性などが取り上げられている。

http://www.york.ac.uk.healthsciences/equality/cultural.htm

ヨーク大学のこのサイトは、平等と多様性を取り上げ、多くのサイトにリンクしている。具体的には、文化的安全、健康増進、死および死を迎える過程・その他の生の側面についての様々な文化の信念と慣習などが取り上げられている。

第13章
文化の多様性と専門的実践

クリスティン・ホグ

本田 多美枝［訳］

はじめに

　これまでの章では、文化への理解と、偏見を抱くことなく看護を提供する必要性に注目してきた。病院および地域社会の双方の場で働く保健医療専門職が、文化的に多様な社会での保健医療の提供において、その質と平等性の両方を確保するためには、さらなる技術や知識が必要になっていくと考えられる。しかしながら、これらの専門職には、そうした保健医療に寄与し、参加するための平等な機会も必要である。

　1999年、黒人ティーンエイジャーのスティーヴン・ロレンスの死を調査したマクファーソン調査報告書（the Macpherson Inquiry）では、警察に内在する制度的人種差別の大きさが明らかにされている。この調査報告書をきっかけに、王立看護大学の年次総会でも論争が起こったが、このときは少数民族への関与の改善を目指す決議が否決された。これにより、ロレンス少年が死亡した場所からわずか2マイル［訳注：約3.2キロメートル］離れた所で働いていた看護師にとって、「それはまるで悪夢が事実となった」と言わせるほど、深刻な衝撃と落胆をもたらした。王立看護大学内でのこの論争は、ある意味興味深いものではあった。その一方で懸念材料となり、結果として、王立看護大学総長のクリスティン・ハンコックが、「王立看護大学も、他の大きな組織と同じように、組織的人種差別が存在していることは否定できない」と、発言する結果になった。

　組織的人種差別が存在することで、人種間の違いを認識することができな

くなり、また「お互いの持つ違いはたいしたものではなく、個人に特化した看護への関心が、いずれそれらを超越していくのではないか」という思いを持てなくなる（Papadopoulos et al. 2004）。しかし「人種関係法（2000年改正）」（Commission for Racial Equality 2000）の勧告では、行政の通達において人種差別に取り組むよう、すべての公的機関に義務化を定めている。この法律は、もしその組織がうまく対応していないと判明した場合には、雇用者に積極的に対応する責任を課し、さらに、人種平等へ積極的に取り組む義務があることを強調している。

私たちは、看護と保健医療専門職における人種的不平等の問題について討論し、また英国保健サービス（NHS）と看護大学が、これらの問題に対処するための方策について探究していく。

> **この章では次の問題に特に焦点を合わせる**
> - 黒人および少数民族出身看護師の歴史
> - 看護における機会均等
> - 看護専門職としての採用
> - 文化的に多様な社会において、患者の看護にたずさわる看護師としての準備と教育

英国保健サービスにおける黒人および少数民族出身看護師の歴史

看護専門職における人種差別主義や差別は、新しい問題ではない。ジャマイカ出身の黒人女性であるメアリ・シーコール（Mary Seacole）は、クリミア戦争におけるナイチンゲールと同時代人であった。英国陸軍のために彼女が行った人道的活動はビクトリア女王の知るところとなり、褒賞された。しかし、ごく最近まで、その看護への貢献にもかかわらず、あまり知られていなかった。しかしそれはナイチンゲールの実績に匹敵するものであった。彼女の示した姿は、人種差別主義者と思われる人びとの態度や行動を明白にした。

私の血は多少黒い皮膚の下に流れているから、これらの女性は私の援助を受け入れたがらないのでしょうか。　　　　　　　　　　　（Lee-Cunin　1989: 1）

　1948年の英国保健サービス開設以来、黒人はその発展と存続に不可欠な役割を果たしている。1960年代と1970年代に、英国の保健省は積極的に旧英国植民地から看護師を募集した（Sen 1970）。これは主に戦後の英国保健サービスで、深刻な労働者不足に対処するために実施されたものであった。当時の政府は、この危機に対応するために、1962年と1965年には英国保健サービスを移民法の対象から除外した。これらの看護師は、主に西インド諸島、アフリカ、シンガポール、マレーシア、アイルランド、モーリシャス、フィリピンから募集された。その数は、1960年代に増え始め、1970年代には最大となり、その後徐々に減少した。しかし、1990年代後半に、英国保健サービスは、保健医療従事者不足を満たすために、再び海外で募集し始めた（Carlisle　1996）。

　英国保健サービスにおいて人種差別主義がはびこっていることはすぐに明らかになった。これらの移民看護師が最初に受けた経験の多くが、主に苦痛や、孤独と搾取といったものであった。多くの人たちが、職場の中だけではなく、その周囲からも受ける組織的な差別について述べている。例えば、セン（Sen 1970）は、ある学生が車を借りようとした際に、「車は有色人種には貸せない」と言われたと報告している。また一方で、看護学校においては、国家公認看護師（State Registered Nurses: SRNs）［訳注：Royal College of Nursingによって認定された看護学校で3年の教育課程を修了した看護師］としての訓練を希望する海外から来た看護師は、受け入れ国である英国市民よりも高い資格を要求された。また、入国した看護師の多くは、公認看護師より低く見なされている資格の登録看護師（State Enrolled Nurses: SENs）［訳注：2年課程を修了した准看護師］の訓練を受けるよう強制されたと述べている。外国から来た多くの看護師たちは、自分たちが評価の低い登録看護師の資格を得るための訓練下におかれていることを知らされていなかった。彼らはその資格が、（英国以外の）多くの国では、ほとんど価値がないことを知らなかったため、帰国して看護師になろうとしても不可能だったのである。

第13章　文化の多様性と専門的実践

1968年に雇用されたバルバドス出身の看護師は、彼女が異なったタイプの訓練についていることにいかに気づいていなかったか、述べている。

> 最初の週で……私は大きなちがいに気づいた……２年課程に在籍しているすべての看護師が黒人だった。　　　　　　　　　　　　　　　（Hicks 1982b : 789）

多くの看護師は、貧困と搾取的な労働条件に直面していた。若年の看護学生（准看護師研修生）は、単に「労働者」と見なされ、病棟では重労働と不快な仕事が与えられた。

> 訓練中の生活は、ひたすら便器と関わっていた……高齢者病棟ではめったに白人の学生は見かけなかった……新しい方法が病棟で教授される場合、それは主に白人の看護学生にしか教えられなかった。　　（Hicks 1982b : 789）

何人かの看護師は、患者から人種差別行為を受けやすかった。ある患者は、１人の黒人看護師に「黒い手をどけろ、さもなければけっとばすぞ」と言った（Macmillan 1996）。

次に述べられているように、人種差別は職場で直接的および間接的な差別の形態をとった。

> ３年経過して、私は病院の中でもっとも負担の大きい高齢者病棟に配置された。私の同僚はみな、私を除いては急性期病棟に配置された。彼らは私が別の病棟に行くようにしむけた。　　　　　　　　　　　（Lee-Cunin 1989: 8）

看護師はしばしば、自分の宗教的慣習や信念にもかかわらず、統一された基準に従うことを強いられた。アジアの女性はしとやかさを保っていたいと願っているにもかかわらず、ズボンを着用するのが認めてもらえなかった（Mares et al.1985）。何人かの看護師は、高齢者やメンタルヘルスの問題を持つ人、学習障害を持つ人びとを看護するというように、看護として「魅力」に乏しい領域に配置された。偏見や差別についての記録は衝撃的であり、動揺させられるものでもあったが、人種差別主義や差別が、今日でもまだ英

国保健サービスの中で横行していることを示唆するエビデンス（証拠）である (Sprinks 2008; Allan et al. 2004; Harrison 2004)。

　近年、英国保健サービスの看護師不足によって、再び海外からの看護師を新規採用するようになった (Royal College of Nursing 2002)。いま世界的な労働市場はますます競争が激しくなって、海外旅行は幾分安くなり、より身近になった。1990年代半ばまでは、英国で看護師として新規登録される10人に1人は英国以外の出身者であった。2001年から2002年に追加登録された海外からの看護師は、英国人登録者より多かった (Royal College of Nursing 2003a)。

　10団体（5つは英国保健サービス系、残り5つは民間部門）を対象とした研究において、王立看護大学の調査では、国際的に採用されてきた外国人看護師 (IRNs) が、有資格者の看護総労働力の4から65パーセントになっていたことがわかった (Royal College of Nursing 2003b)。2002年のモリ (Mori Poll) の世論調査によると、面接をした人々の48パーセントは、英国の同僚は海外からの採用看護師よりよい待遇を受けたと感じており、33パーセントは、英国の同僚が彼らに敬意を払っていないと報告している。

　アレキシスとヴィデリンガム (Alexis and Vydelingum 2004) は、国外で採用された12名に面接し、英国保健サービスでの業務経験を調査した。それらの看護師は、フィリピン、南アフリカ、カリブ海地域、サハラ以南のアフリカの出身であった。調査結果によると、これらの看護師は、周縁的な地位に追いやられ、疎外されていた。彼らは、別の世界に投げ込まれてしまったと感じており、コミュニケーションの問題に対処するために苦労していることについて言及している。例えば、英語が彼らにとって第2言語であるための問題であると述べていた。多くの協力者が感じていたのは、昇進の希望がほとんど持てなかったことであり、中にはいじめを経験している者もいた。彼らは以下のように述べている。

　　私にはこの集団に所属している実感がありません。疎外感があり、寂しくなり、ときに家に帰りたくなります。なぜ自分はここにいるのか自問自答しています。
　　　　　　　　　　　　　　　　　　(Alexis and Vydelingum 2004: 17)

　アランら (Allan et al. 2004) は、国際的に採用された看護師69名の経験

を検討した。彼らは同僚および患者の両方から発せられる敵意と共に、幅広い人種差別主義や差別を経験していた。王立看護大学（RCN 2005）は、優れた実践指針を作成して雇用者に対し海外から看護師を採用する前に倫理的、実用的な問題を考慮する必要があると示唆し、外国人看護師（IRN）が尊敬され、かつ十分理解されていると感じられるように支援するための方法を提示した。例えば、適応促進のための受講科目提供の支援である。これは、英国の看護師が通常対処している状況（例えば、心臓病）および患者が示す病状の複雑さなどを教えることである。それは第1次診療保健医療（プライマリケア：総合的に診る保健医療）および第2次保健医療（セカンダリケア）の違いのようなものである。検討される他の問題は、言語の違いであり、地域の方言と特有の口語体の説明である（Royal College of Nursing 2005）。

看護における機会均等

多民族の英国保健サービスの看護を調査する最初の主要な研究が、保健省に代わって、政策研究所（Policy Studies Institute: PSI）によって1995年に行われた（Beishon et al. 1995）。この研究は、看護師の経験と職業生活について全体像を得るために行われた。研究では、黒人と少数民族の看護師が人種差別による嫌がらせ（ハラスメント）を受け続けていることを示唆している。本報告によると、患者による人種的嫌がらせは、英国保健サービス下の人びとの職業生活の日常的なものであるように思える。

> 親切にしようとするが、それを感じてしまう。いつかはそれが人種関連であるとわかる。もし痛みを抱え、問題に苦しんでいる人がいても、皮膚の色で軽蔑されているならば話は違っている。彼らはあなたに冷たい視線を向け、あなたは関われなくなる。
> （Beishon et al. 1995：129）

看護のあらゆる分野で、嫌がらせの明白なエビデンス（証拠）があるにもかかわらず、看護師たちに対しては仕事とうまく折り合いをつけ、問題として取りあげないことが期待されていた。この研究では、患者から受ける人種差別的嫌がらせを問題として取りあげない管理者と保健サービスの雇用政策

を批判している。この報告はまた、保健医療従事者が、そのことを真剣にとらえていないので人種差別的嫌がらせが過小報告されていることを示唆している。そこには政策の施行に関しての、透明性が十分に浸透していないことが広範に見られる。

　機会均等という面で、黒人の保健医療従事者は上級看護師の地位を得ることはなかなか難しい。さらに、彼らにはメンタルヘルスや学習障害など、看護の中で評価の低い分野で働く可能性が高く、また、看護の仕事を専業で働いた上に、他の収入のある仕事をしている可能性も高かった。

　英国保健サービスにおける多様性について、看護師814名に対し調査した2004年の看護基準（Nursing Standard）によると、そのうち641名は白人であった（Harrison 2004）。この調査により、黒人や少数民族出身看護師の3分の1が、英国保健サービスを組織として人種差別主義的であると考えていることが実証された。黒人や少数民族出身の多くの看護師は、人種差別主義や差別主義的乱用の実例を明らかにした。人種差別の中には表面化せず、非常に巧妙なものがあった。ある看護師は、「どんな理由であれ、君はずっと仕事をしていなければならない。誰もいなくなっても交替の最後まで病棟に居残りしなさいと言われたのに、他の看護師は早く帰るように言われていた。それは不公平だ」と述べた。この調査において、黒人や少数民族の保健医療従事者の73パーセントとは対照的に、白人回答者のわずか15パーセントが、黒人や少数民族の人が管理者として登用されるために特別な支援が与えられるべきであると考えている。

　この報告ではまた、患者が、人種を理由に特定の保健医療従事者から治療を受けることを拒否するときに起こった倫理的問題にも焦点を合わせている。2004年に、女性患者が自分の子どもを黒人看護師に担当してほしくないという要求に、サウサンプトン大学保健サービス財団（Southampton University NHS Trust）が応じたとき、ロジー・パーヴェスという看護師は、雇用裁判所に異議を申し立て、2万ポンドの補償を獲得した。2008年の看護基準（Nursing Standard）の調査によると、201名の回答者のうち、9パーセントが少数民族出身の人であり、そして8パーセントは、人種差別や差別の被害を受けたと述べた（Sprinks 2008）。高齢者は最悪の加害者になる傾向があり「彼らは『汚れた手』で触れられたくないと言う」。看護師の67パー

セントが現在の雇用者から雇用以来、文化的に配慮された看護の訓練を受けていなかったこと、56パーセントが患者および訪問者からの人種差別的な行動を目撃したと述べている。

> **要　点**
> 1. 英国保健サービスでは、海外からの採用の長い歴史がある。
> 2. 1950年代から1960年代にかけて採用された看護師の多くが、人種差別主義者の態度や行動を経験した。
> 3. 英国保健サービスにおいて、看護師の労働現場で人種差別的嫌がらせが日常化していることを示唆するエビデンス（証拠）がある。
> 4. 黒人と少数民族出身の医療従事者のための平等な機会が欠けていることを示すエビデンス（証拠）もある。

看護師の採用

1980年代後半、看護界に1つの懸念が生じた。それは黒人の看護師が「絶滅危惧種」になってきたことである（Iganski et al. 1998a）。少数民族の若者は、親が受けてきた差別と嫌がらせ（ハラスメント）を理由に、看護を仕事として選択しないようになってきていた。英国保健サービスにおいて黒人系看護師が少ないことは、保健医療の提供に関していくつかの根本的な問題を引き起こしている。例えば、少数民族出身の看護師の数が少ないというのであるならば、英国保健サービスは雇用の機会均等を本当に提供しているという主張はできない。黒人や少数民族出身の保健医療従事者の人数不足は、不適切な機会均等策を反映しているばかりでなく、それは看護の水準と質を深刻な危機にさらすことになる。例えば、一部の地域社会の人口構成が英国保健サービスに従事する労働力の割合に反映されていないとすると、同サービスの有効性と信頼性が問われてくることになる。

1. あなたが勤務している職場環境とその構成員について検討してみよう。
2. 患者／クライエントの中で黒人と少数民族出身者の割合はど

うなっているだろうか。
3. あなたのチームでは黒人と少数民族出身者の割合はどうなっているだろうか。
4. 看護学生では黒人と少数民族出身者の参加者はどうだろうか。

　私たちの経験から言えば、若い黒人や少数民族出身の人たちが看護職に応募しないのは、看護職は地位の低い仕事であり、そのためある文化的集団の熱意を「醸し出さない」と思えるのである。またもう1つしばしば示される理由は、看護というものが自分と反対の性の人に、身近に対処しなければならないと思われているので、人によっては魅力的には映らないということである。黒人や少数民族出身者がこうした思いを持っているという、思い込みや固定観念は多大な誤解を招き、しばしば袋小路に陥り、彼らを将来の看護職者として採用することを難しくしている。
　イガンスキら（Iganski et al. 1998a）は同様の事象を、ある管理者からの次の例を通して示している。

　彼らは、ある人を雇って、計画事業に着手したが、それは非常に広範囲にわたるものだった……彼らが結果として得たものは、看護についての認識であった。看護に進みたいと思っている人にとって正当な地位の類いは存在していなかったし、私たちが立て直せるような姿勢もなかった。

（Iganski et al. 1998a : 336）

　他の研究では異なった視点を紹介している。リー‐チューニン（Lee-Cunin 1989）は、ブラッドフォードでアジア系の女子学生27名に質問し、彼らが看護専門職の課程に入学するにあたり、両親がどんな反応を示したか調べた。この研究はいくつかの興味深い知見を示している。19名の若い女性は、両親は肯定的であると思ったが、7名だけはそうではなかったと回答した（1名は無回答）。そのうちの1名は以下のように答えている。

　私の家族や親族は皆肯定的だった。私の両親は、病院でアジアの言葉が話せる看護師がいれば自国の人たちを支援することができると言っていた。両親は、

> この仕事は素晴らしい仕事だと考えており、今も私に続けてほしいと思っているが、私の意思を尊重し決断をゆだねてくれている。（Lee-Cunin 1989：35）

しかし、ある若い女性は次のように述べている。

> 私の家族は、男性（男性看護師）と一緒に働くのは好ましくないと言っている……男性の面倒を見て、清拭等をしなければならないということから、彼らは否定的である。　　　　　　　　　　　　　　（Lee-Cunin 1989：36）

バクスター（Baxter 1988）の研究によると、若いアジア系の女性は服装の規定や制服に関する固定観念を理由に、しばしば看護職から離れている。その代わりに、彼らはより高い資格を求められる仕事を指向している。一方、アフロ・カリブ系の女性は、それが彼らに適した仕事であるという固定観念に基づき看護職に携わるよう助言されている。しかし、黒人や少数民族の人びとは、保健医療サービスに携わった彼らの両親が人種差別や嫌がらせ（ハラスメント）を受けた経験から、看護職を仕事として選択しない、といういくつかのエビデンス（証拠）が報告されている。この問題については、リー－チューニンの研究で取り上げられている。ある登録看護師が彼女に次のように伝えている。

> 私は、今、仕事を見つけることができない。誰も私を雇ってくれない。それで、私は看護に残らざるを得ない。もうすぐ、私たちの病院から黒人の若い看護師はいなくなるだろう。誰もどうすることもできないし、私の子どもたちもこの仕事は目指さないだろう。　　　　　　　　（Lee-Cunin 1989：11）

バクスターが研究で示唆しているのは、若いアジア系の女性は、看護職に内在する本質を知ったために、看護職に就くのを思いとどまっていることである。ダリーら（Daly et al. 2004）が同様に行った研究では、南アジアの若い学生と学生の両親たち、職業アドバイザー、そして南アジアで上級看護師（ナースプラクティッショナー）をしている小集団を対象にして、彼らの心構えを調べたものである。この研究からは、南アジア系の女性のあいだでは

仕事として看護を考えている人はほとんどいないし、若い男性にいたってはさらに少なくなっていることが明らかだった。研究に協力した多くの学生たちは、看護に対し限定的な視点しか持っていなかった。例えば、看護は「女の子の仕事」、あるいは「退屈な同じ日常業務」と思われていた。病院や英国保健サービスに対しては、一般的に否定的にとらえられていた。この報告では、より安定した環境としての英国保健サービスを描くだけでなく、南アジアの人たちに対し、実際のよりよい模範例（ロールモデル）や、特に男性の模範例の必要性が唱えられた。親たちは看護をよい仕事と評価しながらも、誰一人として自分たちの子どもにその仕事を勧めようとはしていなかった。イスラム系の父親の中には、自分の娘と制服に関連する関心事や、男性患者と接する可能性への心配を吐露した。

　イガンスキら（Iganski et al. 1998b）の研究によると、看護師採用に関するいくつかの深刻な問題を生じさせている付加的な情報が示されている。主な研究結果から、アジア系の応募者は一貫して、人口比的には数が少なく、職業訓練の受講を受ける傾向にはなかった。一方で、黒人や少数民族出身者からは、多くの応募がある。この研究ではまた、選考過程で別の要素が作用し、故意か否かは別にしても、少数民族出身の応募者に対して差別的な影響を及ぼしている可能性も示された。この研究は、黒人や少数民族のかなりの部分が、面接もされないまま拒否されているということを明らかにしている。

　イガンスキら（1998b）の研究によると、厳密に構成された面接手段を構築することで、このような弊害を取り除くために組織的に取り組んでいたのは１つの施設だけであった。また数は少ないが一部の施設では、偏見や先入観が最小になるように、チームへの適切な訓練が確実に推進されていたと報告している。黒人や少数民族社会からの看護師の雇用がうまくいかないという点で「彼らに問題がある」という一般的な誤解がある。いわば、彼らからの申し出がないし（どんな理由にしろ）、また彼らが看護を拒否するという理由で、彼らに非があるという論法である。しかし、エビデンス（証拠）が明らかになってみると、微妙な先入観や偏見が採用や応募の過程で支配的に働いていることが見えてきた。ヘイスティングス-アサトーリアン（Hastings-Asatourian 1996）が示唆するように、「独身の白人女性」優先は採用過程を通して明らかに認められることであり、その結果白人の女性が優

先されて労働力を維持している。しかしながら、すべての看護師が文化的に適切な看護を効果的に提供する心づもりができているなら、少数民族集団出身の学生が機会均等に採用されてくることが保健医療サービスを利することになる。

> **要　点**
>
> 1. 黒人や少数民族出身の人びとは、看護専門職において総体的に低い評価を受けているというエビデンス（証拠）がある。
> 2. 採用がうまくいかない理由として、職業としての看護イメージが乏しいものであり、教師や親たちが英国保健サービスにおいて人種差別とハラスメントが起こることを心配していることがある。
> 3. 看護師としての採用がうまくいかないということは、看護大学側の選抜および入学方式によるものである。

文化的に適切な環境創りのための労働力の開発

看護専門職が、黒人や少数民族集団のニーズにきちんと対処し、周囲が相応に慎重な姿勢で彼らを受け入れるなら、看護系の教育者は、必ずしも中心的な役割は担わなくても、その過程で重要な役割を果たすことになる。したがって、論理的には、看護基礎教育と継続教育の両方の看護カリキュラムが文化的な能力と良質な実践を広げることの両方を目指すことになる。

文化的な能力は複雑であり、パパドプロス（Papadopoulos）は以下のように定義している。

> 人びとの文化的な信念、行動や要求を念頭においた保健医療を効果的に提供する能力……文化的な能力とは、私たちの個人的で専門的な生活を通して得られる多くの知識とスキルの総合体である。そしてその知識とスキルは、常につけ加えられていく。
>
> （Papadopoulos 2003：5）

文化的に有能であることは、文化的に適切な看護を提供するために不可欠であるとみなされる。しかしながら、他の文化出身の患者のニーズに見合っ

た専門家を訓練するために企画された看護教育プログラムがしばしば不適切であることを示唆するエビデンス（証拠）がある（Gerrish et al. 1996b）。マックギー（McGee 1994）は、これを確認する1つの方法は、通文化的看護が看護教育カリキュラムの中で、不可欠な要素として尊重されることであると述べている。また、それができないとすると、それは、住民の一部分が「標準」と見なされ、他の人びととは異なるとする、ある種の制度的差別であるという。

マックギー（1994）は、この目的を達成するための教育的戦略を提唱している。例えば、通文化的看護を提供するために、学生は自分自身の価値を認識し、また、文化的な相違の開示を実際にできるようにならなければならない。学生はまた、外国人や彼らの文化圏以外の出身者に、自分のなれ親しんできた伝統について語ることで、自分特有の文化を検証するように力づけられるかもしれない。

考えてみよう
1. あなたたちの文化特有の伝統を明らかにし、それを仲間に伝えてみよう。
2. 類似した伝統について語ってもらい、それぞれの類似点、相違点について比較してみよう。

レイニンガー（Leininger 1984）は、アメリカ合衆国の看護師であり人類学者でもある。彼女は、通文化的看護活動の基礎を作り上げたと評価されている。彼女は「文化ケアの多様性と普遍性」という理論を通して、文化的な能力を教授するために、アメリカの教育プログラムの開発に向けて中心的な役割を果たした。例えば、ある特定の文化の中で看護師が専門上級看護職（specialist practitioners）〔訳注：Nurse Practitioner, Clinical Nurse Specialistなどの専門上級看護職を統合する名称〕と同等に仕事ができるように教育訓練する大学院教育課程がある。看護師たちは、人類学の原則に焦点を合わせながら、特定の慣習や信仰、民族史、そして特定の集団の健康信念について学んでいる。また彼らは、保健医療において必要とされる実践経験を得るために、様々なコミュニティで働かなければならない（例えば、メキシコ系のアメリカ人や、あるいはモン族〔ミャン族ともいう〕のコミュニティ）。レイニン

ガーの仕事は包括的で、他の文化について、価値ある理解しやすい分析を提供している。しかしながら、批判がないわけではない。第5章で示したように、ブルニ（Bruni 1988）は、通文化理論を批判し、通文化理論では、文化を動態的現象として語ることはできないと述べている。彼女は、文化は静態的なものではないのであり、個人は整然とした固定観念におさまるものではないと述べている。彼女は、オーストラリアの人類学者であるボトムリ（Bottomley 1981: 2）の研究成果を引用し、「ギリシャ人の文化とかイタリア人の文化というものは存在しないが、途方もなく広い考え方とその地域の多様性を示す実践が存在する」と論じている。

　文化を固定観念化する問題は、その人（または両親）の出身国が生活体験のもっとも重要な枠組みを規定するという想定によって複雑になる。それゆえ、ギリシャ人を両親に持つ娘である「マリア」は、なんといっても彼女に内在する「ギリシャ人らしさ」で周りに受け止められてしまう。工場労働者としての彼女の立場は、二義的になってしまうのである。　　　　　　（Bruni 1988: 29）

ブルニ（1988）は、人びとは本来一個人であり、彼らの生活の文脈の中で規定される必要があると述べている。ストーク（Stokes 1991）も、文化ケアの「専門家（Specialist）」的手法について批判している。彼は、文化ケアを強調しすぎる看護は恩情主義的になるばかりか、文化的限定の結果、「だれかの仕事」になって保健医療が断片化されてしまうと述べている。言いかえれば、専門看護師（ナーススペシャリスト）は、一般の看護師が、看護対象としている患者集団が自らの文化に基づいて求めている事柄に取り組もうとするのを妨げるかもしれない。レイニンガーの考えは、「他の異なるもの」という考え方を固定観念化あるいは強化へと導くかもしれないし、そのもの自体がきわめて自民族（文化）中心的であり、人種差別主義者とみなされかねない問題へと導くかもしれない。このプログラムに参加したすべての看護師が、同じ少数民族の出身者という様相を呈するかもしれない。さらにリトルウッド（Littlewood 1988）は、この取り組みにより、看護師と患者の間の距離が恒久化させられるかもしれないと考えている。

　他の著者たちは、文化的な能力を看護教育や実践に取り入れる手段を提示

しようとしてきた (Papadopoulos et al. 1998)。そしてアメリカ看護師協会 (the American Nurses' Association 1986) は、カリキュラムの内容で、文化的な多様性を達成するのに有用となる 4 つの手法を提示している。

- 概念手法：すべての看護カリキュラムを通して、文化的な概念を統合する。例えば、疼痛管理のような科目を教えるときに、痛みに対する文化的な視点がその授業時間の一部になると考えられるかもしれない。
- 単位手法：特定単位の中に、看護の文化的な側面を取り入れる。例えば、学生に、資格取得課程や学位課程の一部として「看護における文化的な配慮」が単位として提供されるかもしれない。
- 科目教授手法：看護において、文化的な視点が強調され得る特定の科目を設置する。例えば、修士課程に通文化看護専攻が設置されるかもしれない。
- 学際的手法：保健医療に携わる看護の教授陣、人類学者、医療社会学者等による文化的内容の教育を行う。例えば、人類学者と看護師が協力して、理論として「通過儀礼」を学生に教える。その結果、学生は看護実践にこの論点を結びつけるようになるかもしれない。

マックギー (1992) は、おそらくもっとも有用な手法は、文化がカリキュラムのあらゆる観点に組み込まれるところにあると述べている。この手法の利点は、文化的な問題が絶えず取り上げられ、結果として、それらが看護に不可欠の要素として取り入れられるようになることである。看護師はどちらかというと全般的な気づきを持ち、文化を看護の提供の中に、ほとんど無意識のレベルで取り込むようになることが望ましい。この手法によって、看護師が看護の文化的側面を日々の生活の一部と見なすこと、そしてそれは「1 つの問題」もしくは「他の異なるもの」としてではないことが確信されるかもしれない。また互換単位や規格化された単位からなる手法では、特にこれが選択のきくものであるならば、名ばかりの差別撤廃を鼓舞し譲歩することにしかならないかもしれない。レイニンガーが提唱した、全科目における手法（コースアプローチ）は、いわば、全部の単位取得だったり、短期科目を

設定する形になるのかもしれない。そして継続教育レベルとして、有用で、かつ可能性を秘めたものになるかもしれない。しかし、看護師が資格を得るまでの間は、文化を超えた問題は置き去りにされるかもしれないし、悪しき習慣や偏見は捨てるのが難しくなるかもしれないとマトソン（Mattson 1987）は述べている。

　アブデュラー（Abdullah 1995）は、いずれの教育プログラムも4つの目標を掲げるべきだと示唆している。

1. 多文化的な概念に対する感受性を高める。
2. 文化の違いについての知識を高める。
3. 看護カリキュラムの中に、多文化的要素を統合するような系統的な計画を展開する。
4. 学習者が、彼らの看護を発展させることが可能となるような経験の機会を計画する。

　アブデュラー（1995）は、患者の文化的偏見や行為ばかりでなく、学習者自身の文化的偏見や行為について、探究する必要性も強調している。
　マックギー（1992）は、多文化教育は「伝道師」的な様式から引き離すべきだと述べている。この仕方では、学生は教師の言うことはすべて受け入れるだけで、疑問を抱いたり、批判したりすることはできない。例えば、教師が「イスラム教」集団について講義したり、情報を提供したりするようなことである（事実や人物像、宗教的な支配等）。また一方で、通文化的看護教育は、「変容支持主義者の姿勢」と多く関係があるかもしれない。彼らは学生に、自分自身の姿勢、信念、価値観や感性を探究することを認めている。これは、教え方や学び方は、学生中心でかつ柔軟であるべきであり、学生にも教師にも内省を要求する（例えば、自らの文化を幸福に語れる人を招待するとか）。ダフィー（Duffy 2001）は、文化についての変容主義教育が、価値あるものであると述べている。この説に立つ文化教育は「まず、メンバー間は平等な力関係を持っているが、異なる文化を持っているという仮説から始まり、個々人間で、またそれぞれの集団間で連携をとることを通じて、お互いに学び合い、かつお互いに創造することが生じる」。ダフィーは、学ぶ

過程の持つ価値を強調し、学生は包括的に「その心と頭脳」を使うべきであると強調している。学生は、違いや「他の異なるもの」を強調するのではなく、例えば愛であったり、家族を守ることだったり、友人という概念といった全世界に共通するものを学び、理解するように導かれるかもしれない。こうした授業は、私たち自身の科目でも、数多く活用されてきており、そこでは「イスラム教徒であること」の経験を討論するために幾人かを招待してきた。学生は質問を発したり、臨地実践から導かれた考え方や経験を討論する機会を得て成果をあげた。話の提供者もまた、この課業を意味のあるものと評価したのは興味深いことである。

　通文化的看護の手法は多彩であり、それぞれがそれ特有の価値を持つことになる。しかし、そのためには、通文化的看護を、それなりの覚悟を持ち、かつ自ら進んで教えようとする気持ちを持った教師や教育者を必要とする。数人の人びとやいくつかの施設が、この問題に非常に熱心な努力を傾けてきているという報告がある（McGee 1992: Papadopoulos et al. 1994）。それにもかかわらず、いまだ用意されたものがしばしば不適切であることも明らかになっている。この要因については　少数民族に関連した内容のカリキュラムや、教授法、学習法について精査するゲリッシュら（Gerrish et al. 1996a）の国内的な調査の中で、取りあげられている。この調査の結果、通文化的看護を全国的に教育することに重大な欠陥が存在することが明らかにされた。例えば、自分たちに提供された科目学習が少数民族の保健医療の求めに合致していると感じたのは、回答者の20パーセントにすぎなかった。また、文化的に配慮された看護を開発することを特に意図してクラス分けしたのは、プログラムの中の4分の1だけであった。おそらく、この調査からもっとも明らかになったことは、学生たちを訓練する上で必要な能力を獲得している教員は全体の20パーセントだったということである。ゲリッシュら（1996a）は、学生を幅広く支える能力は、課題に対する教育者の持つ個人的な関心や、真剣に立ち向かう姿勢に依拠する傾向にあると述べている。

　グールド・スチュアート（Gould-Stuart 1986）は、住人の多くがユダヤ系であり、保健医療従事者が異なる文化集団出身者で構成されていた老人ホームで実施されたプログラムについて述べている。目的は保健医療従事者と住人との間に生じる「彼らと私たち」という関係を修復するということであっ

第13章　文化の多様性と専門的実践

た。彼は、異文化の領域に関連して、加齢の持つ側面を探究するセミナープログラムについて論じている。そのプログラムでは、参加した保健医療従事者が監視されているとか、意見の変更を強いられていると感じさせないように配慮してあった。このプログラムはおおよそ成功裏に進んだと思えるが、それは型にはめられた取り組みに依存したのではなく、保健医療従事者に、この問題を自分自身のペースで、脅迫的でない方法で探究し、考える機会を与えた。バクスター（1998）は、近年、文化の問題に関連した教育と訓練がなされつつあるが、それらは場当たり的なものを基礎になされており、専門職において人種の平等性を推進する仕事を組み入れる必要があると強調している。この意見は、アリーンら（Alleyne et al. 1994）に踏襲されている。その中で彼らは、看護教育は人種差別と闘わねばならないとし、文化を単に現実的なものとしてあつかうだけの取り組みは避けなければならないとしている。人種問題と人種差別主義は、看護の文脈の中で精査され、理解される中心的な問題となるべきである。例えば、人種差別主義と社会的剥奪が保健医療における不平等性を作り出し、恒久化させる原因となるものである。しかし、保健医療専門職にはこの点が無視されている。アリーンら（1994）はまた、人種差別主義と差別は、保健医療サービスのあらゆるレベルに影響をもたらすということ、そしてそれらは看護師や他の保健医療従事者も含んでおり、また患者も同じように含まれているという点を強調している。人種差別主義や差別に注意を向ける看護教育がうまくいかないのは、おそらく下記の3つの理由のうちのいずれかによるものである。

1. 知識の欠如、訓練の欠如、技術と知識開発の未熟性。
2. 多くの教師たち自身が人種差別主義や差別的観点を持っており、それゆえ、彼らはその教室におけるこのような考えに挑戦しようとしない。
3. 彼らはこの問題に興味を示さず、それを避ける（例えば、このことを「政治的に馬鹿げている」として否定する）。あるいはまた注目に値するとは思っていない（それそのものが、組織としての人種差別の形になっている）。

しかし私たちの個人的な経験から、(そしてまた、他の看護教師と話し合っているときに得た、逸話的報告から) 教室の中の、人種差別主義や差別的態度と闘うのは威圧的であり、脅迫的でもある。看護師が教室の中で人種差別的態度や信念を抑えられたとしても、外部での彼らの行為や実践については確証が持てない。さらに、人びとの態度を変えることは非常に困難である。それらは、しばしば長年にわたる社会生活、偏見と組織的な人種差別主義の結果として作りだされている。しかしながら人種差別主義に立ち向かわないことは人種差別主義的な行為そのものであると述べたい。ソーウリ (Sawley 2001) は、教室と職場での人種差別主義について注目している。少数民族集団出身の教員は、あるグループはかつて「私が黒人だからという理由で私から教えを受けることを拒否した」、また6人の学生は、講義で講師から人種差別的なコメントを受けたと語ったと述べている。
　バクスター(1998)は、人種的平等を教える教師が必要だと強調している。それは授業において質の高い、挑戦的な情報を提供してくれ、高度な技術を確立し、能力があり知識の豊富な教師を確保することである。しかし、バクスター (1998) 自身が示したように、この取り組みは問題を他者に押しつけてしまうことになるかもしれない。最終的に、彼は、黒人や少数民族の看護学生や教師の貢献を認知することだと提唱している。ティルキら(Tilki et al. 1994) もまた、この取り組みを提唱しており、以下のように述べている。

　　正しい環境下であれば、適切に権限を与えられた看護師は、患者の持つ文化について深い理解を示すことができる。そのことで同僚は患者が持ち、尊重する健康や病気に関する信念のいくつかを理解できるようになる。
　　　　　　　　　　　　　　　　　　　　　　　　(Tilki et al. 1994 : 1119)

　ティルキら (2007) は、さらに研究をすすめて、看護学生や講師の間で見られる教室内での人種差別主義についての認知や経験について探究している。その研究では、いろいろな手段で証明された人種差別主義の根拠が明らかにされている。多くの講師は、繊細で感情的な問題に立ち向かうための自信を持つことができていないが、この研究では教室を管理する上で、講師に文化的な能力を携えるように支援する必要があると述べている。しかしながら、

私たちは、あらゆる黒人や少数民族の看護師が、彼らの文化集団の代弁者として行動する、あるいは人種間の平等性に関する問題のために行動する覚悟をしている、と想定することには慎重でなければならない。アリーンら（1994）は次のように結論づけている。

　私たち自身の民族性に関し、それが持つ深さと比較的閉鎖的な点、そして私たち自身の偏見の大きさを認識し始めれば、私たちは自身の文化を超越し、他の民族集団出身の患者たちの文化を正しく認識できるようになるだろう。

（Alleyne et al. 1994：1124）

要　点

1. 文化的に配慮された看護が持つ質を改善するために、看護教育は中心的な役割を果たす。
2. 通文化的教育プログラムがいくつかなされているが、それぞれに長所がある。
3. 人種差別主義を意識するための訓練は、包括的かつ全体論的な看護を提供するための重要な要素である。

結　論

　人種差別は違法である。それは個々人だけでなく社会を傷つける。そして能力、資源、潜在能力を無駄に費やすことになる。能力、経験、技術が広範囲に及ぶ多様な集団から成り立っている組織は、より均一なものではなく、新しい発想と可能性を持つものとして存在しているようだ。　（Mensah 1996：27）

　この章のはじめに、1999年のマクファーソン調査報告と王立看護大学が英国保健サービスにおける組織的な人種差別主義について述べた。このことはいまだ不安定で議論を呼ぶ問題ではあるが、看護専門職に浸透している各種偏見、誤った情報、そして固定観念的な姿勢の広がりが、いくつかの逸話や研究に基づいたエビデンス（証拠）として示されていることが、この章で

明らかにされた。英国保健サービスで働いている多くの黒人や少数民族出身の看護師が経験している心の傷や苦痛について、私たちみなが関わらなければならない。あからさまの直接的な人種差別主義は、攻撃的で違法なものである。しかし、それに平等に関わりあうということは間接的な人種差別主義でもあり、それは多くの黒人や少数民族出身の看護師が経験している。人種差別を明らかにすることは難しいし、もちろん多くの人びとは問題を引き起こす源（トラブルメーカー）だと思われることは望まない。そうしたことから、彼らは自分が経験した苦痛や恥辱を隠すことになる。しかし、メンサー（Mensah 1996）が述べているように、すべての保健医療従事者は差別的な行為に対し、たとえ誰であろうと、どんな立場に立っていようと、立ち向かう責任がある。さらに、看護教育はその責任から逃れられないであろう。多くの人が、看護教育は有効で前向きな変化をもたらす鍵になると述べている。

それゆえ、看護実践において人種差別主義と差別を共通の問題であるととらえ始めるとき、そして何か他人事のように思わなければ、私たちの中に効果的な変化が始まるかもしれない。責任を転嫁し、放棄するのは簡単ではあるが、もたらされるのはばらばらな断片的な解決である（同様に被害も受ける）。もし看護が、文化的なニーズに対して、敬意と高い感受性を抱き、患者に看護を提供しようとするのであれば、私たち自身の専門職の中で、不平等と差別に立ち向かい、文化の多様性を受容し、万人に門戸を開くようにならなければならない。

本章のまとめ

1. いろいろな報告により、英国の看護や保健医療において人種差別主義と差別が明らかにされている。
2. 一般的に、看護師は文化的多様性を持つ患者に適切に対処するための準備がなされていない。
3. 私たちが、人種差別主義や民族中心的な考えや信念に立ち向かわなければ、文化的に配慮された看護を提供しようとするすべての戦略は役に立たないものとなるだろうという説得力のある議論がある。

▶ 推薦図書

Baxter C. (1997) *Race equality in health care and education*. Ballière Tindall, London.
　きわめて興味深く、かつ啓発的な文献で、うまく書かれており、読みやすく、有用な情報や研究が提供されている。

Hayes L., Quine S. and Bush J. (1994) Attitude change amongst nursing students towards Australian Aborigines. *International Journal of Nursing Studies* 31, 67-76.
　この論文はオーストラリア先住民対象の看護の姿勢改善をめざしたワークショップについて論じている。ワークショップは先住民が企画し、看護学生の姿勢を大きく改善した。提示されている表は先住民に関しての固定観念的見方に興味深い観点を提供している。

Mayor V. (1996) Investing in people: personal and professional development of black nurses. *Health Visitor* 69, 20-3.
　この論文では、英国の黒人系看護師の職業的進展を考察したメイヤの研究を取り上げている。英国保健サービスで勤務する上級看護師が経験している陰陽の差別に関わる驚くべき叙述と統計が提示されている。

Papadopoulos I. (2003) The Papadopoulos, Tilki and Taylor model for the development of cultural competence in nursing. *Journal of Social and Environmental Issues* 4, 5-7.
　本論文で取り上げられているモデルは、保健医療従事者に文化的能力に関わる様々なモデルを考察させるのに有用である。

▶ ウェブサイト

http://www.dh.gov.uk/en/Publicationsandstatistics/Publications/PublicationsPolicyAndGuidance/DH_066059
　このサイトは、「ポジティブ・ステップス：精神保健医療での人種平等支援 (Positive Steps − Supporting race equality in mental healthcare)」報告書（Department of Health[2007]）とつながっている。

http://www.harpweb.org.uk/index.php
　このサイトは、「亡命申請者および難民の健康保健」につながり、当該者の看護や福祉に従事する保健医療専門家のための情報源となっている。

http://www.kwintessential.co.uk/cross-cultural/intercultural-communication-translation-news/category/cultural-diversity/
　このサイトは、世界的な文化情報項目に関する通文化的コミュニケーションと翻訳情報および報告である。

付　録

付録 1　キリスト教——信仰と実際

　キリスト教徒は唯一の神を信じており、彼らが神の子と信じるイエスの弟子である。イエスは信仰を貫いてローマ人によって十字架にかけられて死んだが、彼の生涯は以下に挙げたキリスト教の祭儀によって記念されている。

- クリスマス——イエス・キリストの誕生日
- 4旬節——「灰の水曜日」から「聖金曜日」までの40日間続き、荒れ地の40日間を記念する。これはキリスト教徒が自らの生活に反映する期間。
- 聖金曜日——キリストが十字架にかけられた「4旬節」の最後の記念日である。
- 復活祭——イエスの復活を祝う。
- 聖霊降臨祭——「復活祭」から「聖霊降臨」までの50日。これは多くのキリスト教徒にとって重要な祭儀である。それはイエスの死後聖霊が使徒たちのもとに下ったことを祝う（Schott and Henley 1996）。

　キリスト教徒は死後と天国（そこは「善良な」キリスト教徒が死後行くと信じられている所）と地獄（そこは悪魔が存在し、そこへは「邪悪な」人が行く所である）の存在を信じている。
　様々な名称と団体は以下の通りである。

- アングリカン教会／英国国教会
- ローマ・カトリック教会
- メソジスト教会
- ペンタコステ派教会
- 安息日再臨派教会
- バプテスト教会

看護と保健医療に対するキリスト教信条のかかわり

　入院中のキリスト教徒は聖書を読み、祈り、聖体を拝領することを望むかもしれない。病院付きの神父は教徒の個人的な必要を満たすことができるであろう。「聖体拝領」は必要であればベッドサイドで受けることも可能である。患者は、病気の具合によっては、病院附設の礼拝堂で祈り、宗教的祭儀を授かることもできる。「安息日再臨派」の信者にとって安息日は土曜日である。
　ほとんどのキリスト教徒は洗礼を受けている（洗礼時に受洗者は自己を神に捧げる）。病気の子供や幼児を持つ親の中に病院で子どもらが洗礼を受けることを要求するかもしれない。病院付き牧師あるいは神父はこうした儀式を司式することができる。ショットとヘンリー（Schott and Henley 1996）は緊急時にはだれでもこうした儀式を請け負うことができるが、できればその人もまた、洗礼を受けていることが望ましい、と指摘している。
　ローマ・カトリックの神父は病人を聖別し、祈りを捧げる。これは特別に臨終を

迎える人には大切な祭儀なのである。

しかし、こうした祭儀が特に求められない限りは特別に臨終の儀式は行われない。また、宗教的根拠に基づく検死解剖や臓器移植に対する反対はない。

付録2　仏教──信仰と実際

　仏教は生活と宗教の双方が一体とみなされる。それは、ブータン、ネパール、チベットの主要な宗教である。仏教の2つの主な派は「テーラワーダ」すなわち「長老の教え」と「マハヤーナ」すなわち「大道」である。「マハヤーナ仏教」の一派は「禅仏教」であり、もう1つはチベット仏教である。仏教徒は創造者としての唯一の神を認めていない。そのかわり、仏教は多くの神を認めているが、しかし、これらはすべてブッダ自身よりも小さな存在とみなされている (Neuberger 1994)。仏教徒は転生を信じており、それは過去と現在の生によって影響を受ける。それぞれの生においてブッダの教えに固執することはその人が過去の存在から学び、完璧すなわち涅槃を求めて励み続けることを可能にする。

　存在の完璧な状態に到達するために、仏教徒はブッダの「四諦」を取り巻く道(「八正道」)をたどらなければならない。ニューバージャー (Neuberger 1994) によると、これら気高い四諦とは次の通りである。

- 苦しみは私たちが人間として存在することに強く結び付けられる。
- 苦しみそのものは快楽への渇望によって引き起こされる。快楽への渇望は洞察力や知識を得ることを妨げる。
- 人間は誤った欲望や自己本位な考えを捨てることによってのみ苦しみを取り除く。
- この苦しみを取り除くには「八正道」を辿りながら悟りへと至らねばならない。

「八正道」(Sampson 1982; Neuberger 1994)
1) 仏教徒は人生の完全な理解を得ることを目指す。
2) 仏教徒は正しい展望と動機を持つことを目指す。
3) 仏教徒は「嘘偽りなく」物を言う(嘘を言わない、噂はしない)。
4) 仏教徒は完璧な行為を実行することを目指す。それには善人であり、善を行い、悪は行わないということなどが含まれる。これは嘘をつかないことと結び付けられる。人は人を欺いたり、不誠実であったりしてはならない。
5) 仏教徒は仏教の教えと一致して生計の資を稼がねばならない──「正しい暮らし」として知られている。
6) 仏教徒は「正しい努力」を行わなければならない(すなわち、自己鍛錬を怠らない)。
7) 仏教徒は「正しい関心」を持ち続け、それは瞑想を通して達成される。
8) 仏教徒は「完璧な瞑想」を実行し、完全な悟りに至ることを目指す。

　仏教信心に入る象徴的な儀式は「三宝」(宝石)、すなわち「ブッダ」(歴史上のブッダと悟りの精神的な理想)、「ダルマ」(悟りへと導く教えと信心) 及び「サンガ」(精神的な共同体、例えば「ダルマ」を信仰する人びと) への帰依を肯定することである。

看護と保健医療に対する仏教信条のかかわり

瞑想のための時間と場所が要求されることがあるかもしれない。また、仏教徒によっては、衛生に対する厳格な規則を守って瞑想前と排尿排便後に必ず手洗いを求めることがある。多くの仏教徒は菜食主義者である。生と再生の哲学があって、死が差し迫っていても、はっきりした意識を持ち続けることが求められている。この哲学は理性を曇らせる痛み止め薬の服用に動揺をもたらすかもしれない。それゆえ、薬物の影響についての感受性（センシティヴィティ）と再保証（リアシュアランス）は明示されなければならない。一般に仏教徒は火葬される。固有の文化的祭儀が適正になされる以外に特殊な文化的祭儀は存在しない。

付録3　ヒンズー教──信仰と実際

ヒンズー教は宗教であり生き方でもある。ヒンズー教の中心的要素は「最高精神」であり、宇宙全体がそれに由来している。世界で起こっている万事は創造的、保存的、破壊的であることに分類される。そしてこれは3つの主なヒンズーの神々によって象徴されている。

- ブラフマー──創造者であり、創造力を象徴している。
- ヴィシヌ神──保存者であり、創造されたものを保存し、維持する。
- シヴァ神──破壊者であり、すべてのものを破滅させる。

ヒンズー教徒は、すべての生きとし生けるものは生まれ変わると信じている。この輪廻転生は「サンサーラ」と呼ばれている。万物の根源（アートマン）は別の肉体に生まれ変わる。「業」（カルマ）は、この世のすべての出来事が人の行動の因果応報と結びつく1つの道理に起因しているという確信と一致している。善の業は宗教的生活を守り、他人に善を行うことによって達成される。究極の目的はこうした輪廻転生のサイクル（世俗的存在）から解放されることであり、「最高精神」と再結合されることである。これは「解脱」（モークシャ）と呼ばれる。

「義務」すなわち「ダルマ」はヒンズー教のもっとも重要な相であり、それは清浄を保つことでもある。

肉体の持つ機能と排出といったすべての諸相は不浄と見なされ、それ故穢れているのである。ヒンズー教徒の身体は清められねばならない。不浄なものとの接触があった場合には洗浄されねばならない。流れる水は清める働きがあるとされているので、ヒンズー教徒は特に祈りの前には水を浴びて、体を洗浄することを強く求める。

ヒンズー教の聖書は「バガヴァッド・ギーター」として知られている。マラ（数珠）が祈りの最中に使われるが、それは清潔な手でのみ触れることができる。ヒンズー教の寺院は「マンディア」として知られており、靴を脱ぎ、女性は入る前に顔を覆わなければならない。集会では性的差別はまったくない。これらの寺院は「ブラフマー」（カーストの最高位）が住む館であり、「パンディト」として知られている。僧侶や先生を訪問することはスワミスとして知られている。

ヘンリー（Henley 1983b）は「カーストに基づく差別はインドでは違法である」

と述べている。しかしながら、それは結婚の準備などのようなヒンズー教徒の生活の伝統的な面では、変わることなく重要なのである。ヒンズー社会においてカースト制度の4つの主要な階級が中心的役割を占めている。

- ブラフミン——主に僧侶
- クシャトリア——防衛や政治を行う人びと
- ヴァイシャ——商品や食料を生産する人びと（農夫や商人）
- シュードラ——他のカーストに仕える人びと

さらに、カースト以外に別の階級があり、ちなみに「賤民」もしくは「不可触民」と呼ばれている。これらはカーストとは無縁の人びとで、精神的に穢れた職につく人びとと見なされている。

看護と保健医療に対するヒンズー教信条のかかわり

つつましさは男女両方に非常に重んじられる。女性は両足や胸や上腕を隠さねばならないし、女性の医師に診察してもらうように求められている。彼女たちは常にサリーを纏い、ミドリフは大抵の場合腹部を露出している。ヒンズー教の女性の中には昼夜を分かたずシャルワール・カミーズを纏う人もいる。女性はブレスレットやマンガル・スートラとして知られているネックレスに付いたブローチを身に着けている。これらは必要もないのに取り外すことはできない。このことは手術前の配慮に大きな関わりがある。看護師は、宗教的に重要な装飾品を絶対に外さねばならない場合、はずす前にきっちりと説得すべきであるし、あるいは、文化的にそれに匹敵する代替物を用意して供与すべきである。多くの女性はまた、額の中央にビンビと呼ばれる小さな色づきの点をつけている。また、結婚している女性の中には、既婚者である地位を示すために髪の一部に赤い粉（シンデュー）をつけていることもある。

男性は普段カミーズとパジャマ（引き紐のついたズボン）を纏っている。これは5～6メートルの長さの一枚布で胴回りを包んで両足の間に引き寄せられている。老人男性もまた長いコート（アキカン）を纏うかもしくは襟が高く、前襟がボタンダウンになっているシャツ（クルタ）を纏っている。男性は「右肩から身体全体に巻きつけて着るヤニ、すなわち聖なる衣服」を纏う (Henley 1983b)。これは決して脱ぐことはない。男性によっては、ビーズのネックレスか宗教的に意味のある装飾類を身に着けている。

流れる水で洗うことは清浄を維持するために大切である。特殊な容器すなわちボトル（そして水道）が病院のトイレと浴室の患者に用意されていなければならない。ヒンズー教徒はトイレット・ペーパーを伝統的に使用しないが、左手を使って体を洗う。右手は食料や他の清い物を扱うために使われる。また、祈りの前にはシャワーを浴びることを求める。そして、これが可能でないならば、水を流しながら体が洗えるようにしてやらなければならない。不潔に対する彼らの信条ゆえに、清潔なものと一緒に靴を寝室の収納庫の中に入れることは許されない。なぜならば足はもっとも不潔な部分だからである。頭部はもっとも神聖な部分である。月経期間と出産後の40日間、祈りおよび聖典に触れることと性交は禁じられている。女性に

よってはこのときは料理を作ることさえも許されないこともある。

多くのヒンズー教徒は菜食主義者である。牛は神聖な動物であり、豚は不浄と見なされている。卵は多くのヒンズー教徒によって食されている。不潔についての信条のゆえに、ヒンズー教徒の中には病院で出される食事をまったく口にしない人もいる。また、患者の家族は家で調理した食べ物を持ってくる。食べ物や飲み物が不浄なものであるかどうかを確かめる方法がないために、病院で食べたり飲んだりすることを拒絶することもありうる。看護師は、これらの患者に関しては、飢餓と脱水症状が回復と介護の妨げとなるかもしれないので、特に警戒しなければならない。

多くのヒンズー教徒が病院よりも家で死にたいと願う。これの配慮には細心の神経を使わねばならないし、可能な限り願いを叶えてやるべきである。ヒンズー教徒は通常死後24時間以内で火葬される。幼児や新生児は通常土葬される。喪に服する一定の期間があり、家族はほとんどが喪に服していることを表すために10日間白い服を纏う。

ヒンズー教徒の名前の記録と認識はどちらも大切である。名前は3部分から成る──パーソナル・ネーム、ミドル・ネーム（それはファースト・ネームとともに使われるだけである）そしてサーネーム（すなわちファミリー・ネーム）。例えば、男性──ラヤチャント・パテル、女性──ラリタクマリ・シャーマ。名前はファミリー・ネームがまったく同じ場合があるのですべて記録することが大切である。

付録4　イスラム教──信仰と実際

イスラム教はムスリムの宗教である。サウジアラビアの「メッカ」（マッカ）は預言者マホメットの生誕地であると見なされており、巡礼地である。イスラム教徒は祈りの間「マッカ」（英国の南東）の方角に向いている。祈りの指導者はイマームと呼ばれている。彼らは唯一の神（アラー）を信じており、「クルアーン」（コーラン）は彼らの聖典である。回教は「五柱」（義務）に基づいている。

1) 信仰告白（「シャハーダ」）。
2) 五度の日常の祈り（「ナマーズ」）。
3) ラマダーンの間の断食（夜明けから日没まで飲食を禁欲する1カ月間）。
4) 施し（「ザカート」）。
5) ハッジ──一生の中で少なくとも一度は「メッカ」へ巡礼する。

洗浄の儀式は回教の祈りでも重要な面である。祈りの前に顔、耳、額、足の足首から下、肘から下の手まで洗浄される。鼻は水を吸入して清潔にし、口をすすぐ。祈りの前に排尿や排便があれば、身体の陰部も洗浄する。月経の間や産後40日までの女性には祈りが免除される。また、精神的に病んでいる人も、重病人も免除される。金曜日はイスラム教徒の聖日である。女性は一般にモスクの祈りや会合や他の行事に出席しない。ただし、女性のために祈りの別室を持つモスクは存在する。

ラマダーンはイスラム教徒にとって大切な時間である。断食は、12歳以下の幼い子どもや月経中の女性や妊娠中の女性などを除いて、欠かすことができない。病気にかかっているイスラム教徒は免除される。また、糖尿病のイスラム教徒は低血糖

症の発作をさけるために「ラマダン」の食事習慣と一致させながらインスリンの投与を要求することができる。ザカート（毎年極貧の民に付与される所得の2パーセントの喜捨）は「ラマダーン」の間に集められる。「イードル・フィトル」（施しの祭り）はラマダーンが終わった後に開催される。

看護と保健医療に対する回教信条のかかわり

女性はシャルウォー・カミーズとチューニすなわちデュパタ（長いスカーフ）をまとっている。彼女らは、顔と手を除いて頭から足まで隠していなければならない。彼女らは黒曜石あるいは金の飾り輪を身に着けているが、それは絶対的な必要性がない限り取り外すことはできない。外せるのは薬の感受性（センシティヴィティ）と再保証（リアシュアランス）とに関わりがある場合に限られる。男性はカミーズとパジャマを纏っている。彼らはまた祈りの間、縁なしの布製のハットかキャップをかぶっている。可能な限り女性の患者は女医に診てもらい、男性患者は男の医者に診てもらう。

イスラム教徒の食事では、豚肉は一切避けられ、他の肉は許された食品（ハラル）でなければならない。これはイスラムの律法に従って屠殺されていることを意味し、その法には血抜きをするために動物の喉を掻っ切ることも含まれている。今では多くの病院が患者にイスラムの律法に則って屠殺された肉を提供している。アルコールは特に「聖典コーラン」で禁じられている。

その患者が重病で臨終を迎えようとしているならば、彼らは「メッカ」の方を向いて座るか横になることを望む。そしてその家族は「聖典コーラン」を読む。看取り時に看護師は患者をベッドの右側に向かってメッカの方に向くことができるようにベッドの位置を変える必要がある。身体は洗浄しない。遺体にはイスラム教徒以外の人は触れることができない。イスラム教徒は埋葬されるが火葬はされない。これは死後できるだけ早く行われなければならない。

アジア・イスラム教徒の名前には共有のファミリー・ネームがない。教徒の個人名が最初にあり、次いで父親もしくは夫の名前がその後に来る。ヘンリー（1982）は以下のような例をあげている。

- 夫：モハムド・ハフィズ
- 妻：ヤメーラ・クハートーン
- 息子：リアクァト・アリ、モハムド・シャリフ
- 娘：シャメーラ・ビビ、ファトマ・ヤン

これはヤメーラ・クハートーン（モハムド・ハフィズの妻）もしくはモハムド・シャリフ（モハムド・ハフィズの息子）として記録される必要がある。男性と女性の命名方法は異なっている。男の呼び名は通常友だちによって使われる（例えばハフィズ）。それがセカンド・ネームであるならば、次に通常宗教名が続く（モハムド）。これはファースト・ネームすなわち個人名（Henley 1982）として使われ、記録されなければならない。男はサーネームとして使っている世襲名も持っている（例えば、クェレシ）。イスラムの女性はまた名前を2つ持っている。その第1は個人（例えば、アミーナ）名であり、第2は英国の女性の敬称（例えば、ミセス）同類

の名前か、あるいは別の個人名（例えば、ベグム）のいずれかである。ヘンリー（1982）は、2番目の女性名は女のサーネームとして記録されるが、彼女が結婚している場合は夫の名前を記録することを忘れないようにすることが肝要である（例えばアミーナ・ベグム、モハムド・クハリドの妻）。

付録5　ユダヤ教——信仰と実際

　ユダヤ教はユダヤ人の宗教である。初期の歴史はヘブライ語で書かれた聖書「旧約聖書」の中に見出される。イスラエルはユダヤ教徒の故郷と見なされている。ユダヤ教徒は主に2つのグループに分かれる。1つは正統派ユダヤ教徒であり、他は改革派ユダヤ教徒である。「正統派ユダヤ教徒」は「トーラー」すなわち「五書」（シナイ山で神がモーセに授けた）の中に書かれている神の意志の伝統的な解釈に執着する宗教的生活を送っている。しかしながら、改革派ユダヤ教徒は「トーラー」をもっと現代的に解釈している。ユダヤ教徒はシナゴーク（ユダヤ教会堂）で祈る。彼らは唯一の神を信仰し、「救世主」は未だこの世に現れていない、すなわち彼らはイエスを「救世主」とは信じていない。「律法」と「預言」は「タルムード」に書かれている。

　彼らは「安息日」を祝う。その日は金曜日の日没から始まり、土曜日の日没まで続く。仕事はこの間禁じられている。それには、料理のような日課や電灯をつけることさえ含まれる。蠟燭は「安息日」の始まりに灯される。「過ぎ越し祭」は3月、4月に祝われる。その間酵母菌抜きのパンのみが食される。大抵のユダヤ人は常日頃帽子を被り、頭部を隠しており、正統派ユダヤ教徒の女性は慎み深い服装を纏っている（決して腕を露にすることはない）。既婚女性は鬘を被るか常に髪を覆う被り物をしている。

　ユダヤ教徒の祭りは次の通り。

- ヨム・キプール（贖いの日）
- ロシュ・ハシャナ（ユダヤ教徒の新年）
- ペサハ（過ぎ越し祭）

看護と保健医療に対するユダヤ教信条のかかわり

　ユダヤ人は死後の生を信じており、臨死の患者は1人だけにされるべきではない。彼らはラビに看取られることを求める。ラビは患者と祈りを捧げる。これは多くの場合、信仰の告白すなわち「シーマ」である。正統派ユダヤ人は埋葬されるだけであり、葬儀は通常死後24時間以内に行われる。これは死が「安息日」である場合は難しいことになることがたまにある。ユダヤ教徒が死ぬと、大抵息子や近い親戚によって口や目は閉じられる。腕は身体の両脇に置かれる。

　正統派ユダヤ教徒のみカシュルートという食べ物を食し、豚肉や貝類は普段は禁じられている。肉とミルクは一緒には食されないし、一緒に調理されることも許されない。

　すべての男性新生児は生後8ヵ月目に割礼され、この儀式はモヘルによって執り行われる。そのモヘルとは割礼を施す者として「訓練を受け、資格登録」されている

（Sampson 1982）。これは医療処置と宗教的儀式の両方であることを示している。新生児が入院中である場合、割礼を施せない医学的理由が存在しないかぎり、割礼の儀式は他の儀式と同様に許可されてしかるべきである（Purnell and Paulanka 1998）。

正統派男性ユダヤ教徒は祈るとき、頭蓋用帽子（ヤルムルケ）と祈りのショール（タリス）を纏う。

付録6　シーク教——信仰と実際

シーク教徒は唯一神と霊魂再来を信じている。シーク教の寺院は「グルトワーラー」として知られていて、シーク教聖書は「グル・グラント・サーヒブ」である。グルトワーラーはまた地域のシーク教徒社会の共同体活動施設として役割を果たしている。正式に洗礼を受けたシーク教徒は「アムリダリス」と呼ばれていて、その洗礼の儀式は「アムリット」（神の祝福を受けた砂糖水）を飲むことで知られている。敬虔なシーク教徒の印として5「K」として知られているものを纏う。

1) ケシュ——長髪。男はターバンの下に束髪（ユーラ）にしている。女性は髪を編み下げにしてスカーフ（デュパッタもしくはチューニ）で髪を覆っている。シーク教の少年は大抵頭の上で小さな白い布（ルーマル）、大きな四角い布（パトゥカ）で覆って髪を束ねている。
2) カンガ——いつも着けている白い櫛
3) カラ——右腕に着けている鉄製のブレスレット
4) カッチャー——特殊タイプの下着（白いショーツ）
5) キルパン——象徴的な短剣や剣

女性はサルワール（ズボン）とカミーズ（シャツ）を着て長いスカーフ（チュンニ）をまとっている。サルワールとカミーズは昼夜着ている。彼女らは黒耀石か金の婚礼飾り輪を身に着け、未亡人にならない限り決して外すことはない（夫を亡くした場合、それを明らかにするために取り外す）。

男はカミーズにパジャマすなわちクルタ（高いカラーと前開きのボタン付きシャツ）を着ている。

シーク教徒はイスラムの律法に則って屠殺した肉を食べない。その理由はシーク教徒の食べる肉は一撃で殺されたもの（ヤハトラあるいはチャカール）でなければならないからである。特に禁じられた肉はない（Karmi 1996）。しかしながら、牛肉は神聖なものとして取り扱われており、また、豚肉は不浄なものとして扱われているために、シーク教徒で肉を食べる人はほとんどいない。多くが菜食主義者であり、魚や卵も食べない。

看護と保健医療に対するシーク教信条のかかわり

5「K」の重要性はシーク教徒が受ける医療に影響を及ぼすであろう。髪は普段は刈ってはならないが、このことは頭部の大怪我もしくは手術の場合には刈らねばならない。これはシーク教徒に大きな災いを引き起こすことになるであろうし、彼らとその家族は再保証を必要とするであろう。カンガやカラやキルパンを取り外すこ

とはまたシーク教徒を混乱させることになるだろうが、それに対してそれらの品目を身近に保持できるようにする解決策と合わせて、十分な説明がなされなければならない。カッチャーは絶対に脱がない、そして着替えるときには大抵片足にカッチャーを履かせたままにして、新しいカッチャーを他の片方の足から履かせるようにしなければならない。カッチャーはシャワーを浴びているときにも履いたままである。男は入院時でもターバンを外そうとしない。

臨終が近いシーク教徒は「グラント・サーヒブ」から一節を読んでもらって心の平安を得る。多くの地域のグルドワーラーはこれを請け負っている。最後の祈禱儀式はないが、シーク教徒は正規の規則に則って身体を洗浄され、家族によって見送られる。しかしながら、もし看護師がこうしたことをしなければならないならば、遺体の眼を閉じ、遺体をまっすぐ伸ばしてやり、まったく宗教性のない無地のシーツに遺体を包むことぐらいはすることが望まれる。シーク教徒は大抵死後24時間以内に火葬され、土葬はされない。遺体が病棟から親族が見守る霊安室へ運び出されるときには、祭壇上のすべてのキリスト教的表象は取り除かれ、クハンダ（シーク教徒の宗教的象徴）に取り替えることが絶対不可欠である。

カルミ（Karmi 1996）は「ほとんどのシーク教徒が3つの名前を持っていて、ファースト・ネームは宗教的な名称（カウアは女で王女を意味し、「シン」は男でライオンを意味する）とファミリー・ネーム」であると述べている。このラスト・ネームは彼らが拒否している世襲的なカースト制度と結びつくためにシーク教徒によって使われることはあまりない。しかしながら、混乱を避けるために英国の一部のシーク教徒はこのファミリー・ネームを使い始めた。ヘンリー（1983a）は実例を挙げて、看護師や他の人びとの見分け方を示している。

非世襲的ファミリー・ネーム（Henley 1983a）
- 夫：ジャスウィンデル・シン（ライオン）
- 妻：カルディープ・カウア（王女）
- 息子たち：アマルイット・シン、モハン・シン
- 娘：ハルバンス・カウア、サトワント・カウア

世襲的ファミリー・ネーム
- 夫：ラジンデル・シン・グレワル（ファミリー・ネーム）
- 妻：スワラン・カウア・グレワル
- 息子：モハン・シン・グレワル
- 娘：カメルイート・カウア・グレワル

患者もしくは家族は彼らがどのように呼ばれたいか尋ねられる必要があり、選択された名前は患者記録や看護記録に記録されるべきである。

参考文献

Abdullah S N (1995) Towards an individualised client's care: implication for education. The transcultural approach. *Journal of Advanced Nursing* 22, 715-20.

Afiya Trust for National Black Carers and Carers Network (200S) *Beyond care – putting black carers in the picture*, NBCCWN and Afiya Trust, London; http://www.afiyatrust.org.uk/.

Ahmad W I U (ed.) (1993) *'Race' and health in contemporary Britain*. Open University Press, Milton Keynes.

Alam M Y and Husband C (2006) *British-Pakistani men from Bradford: linking narratives to policy*. Joseph Rowntree Foundation, York.

Alexis O and Vydelingum V (2004) The lived experience of overseas black and minority ethnic nurses in the NHS in the south of England. *Diversity in Health and Social Care* 1, 13-20.

Allan H T, Larsen J A, Bryan K and Smith P (2004) The social reproduction of institutional racism: internationally recruited nurses' experiences of British health services. Diversity in Health and Social Care 1, 117-25.

Alleyne J, Papadopoulos 1 and Tilki M (1994) Antiracism within transcultural nurse education. *British Journal of Nursing* 3, 635-7.

Alleyne S A, Cruickshank J K, Golding A N L and Morrison E Y St A (1989) Mortality from diabetes in Jamaica. *Bulletin of Pan American Health Organization* 23, 306-15.

American Nurses' Association (1986) *Cultural diversity in the nursing curriculum: a guide for implementation*. American Nurses' Association, Kansas City.

Andersen S (1997) Changing practices in the weaning of babies in Britain. *Professional Care of Mother and Child* 7, 59-60.

Andrews M M (1995) Transcultural perspectives in the nursing care of children and adolescents. In: Andrews M.M.and Boyle J.S.(eds), *Transcultural concepts in nursing care*, 2nd edn. J.B. Lippincott, Philadelphia, 123-79.

Andrews M M (2008) Religion, culture and nursing. In: Andrews M M and Boyle J S (eds), *Transcultural concepts in nursing care*, 5th edn. Wolters KIuwer/ Lippincott Williams and Wilkins, Philadelphia, 355-407.

Andrews M M and Boyle J S (1995) *Transcultural concepts in nursing care*, 2nd edn. J B Lippincott, Philadelphia.

Anionwu E (1993) Sickle cell and thalassaemia: community experiences and official response. In: Ahmad WI U (ed.), *'Race' and health in contemporary Britain*. Open University Press, Milton Keynes, 76-95.

Atwal A and Caldwell K (2002) Do multidisciplinary integrated care pathways improve interprofessional collaboration? *Scandinavian Journal of Caring Science* 16, 360-7.

Arber S and Gilbert N (19S9) Men: the forgotten carers, *Sociology* 23, 111-18.

Arets J and Morle K (1995) The nursing process: an introduction, In: Basford L and Slevin O (eds) *Theory and practice of nursing - an integrated approach to care*. Campion Press, Edinburgh, 303-17.

Atkin K and Rollings J (1993) *Community care in a multiracial Britain. A critical review of the literature*. HMSO, London.

Australian Nursing and Midwifery Council (2008) *Code of Professional Conduct for Nurses in Australia*. Australian Nursing and Midwifery Council (ANMC), Dickson ACT,

Australia.

Bahl V (1996) Cancer and ethnic minorities: the Department of Health's perspective. *British Journal of Cancer* 74(Suppl 29), S2-10.

Baxter C (1988) *The black nurse: an endangered species*. National Extension College for Training in Health and Race, Cambridge.

Baxter C (1997) *Race equality in health care and education*. Balliere Tindall/Royal College of Nursing, London.

Baxter C (1998) Developing an agenda for promoting race equality in the nurse curriculum. *Nursing Times Research* 3, 339-47.

BBC *The Toad to refuge*. http://news.bbc.co.uk/hilenglish/static/in_depth/world/2001/road_to _refuge/default.stm (accessed 10/10/09).

Beaubier J (1976) *High life expectancy on the island of Paros, Greece*. Philosophical Library, New York.

Beavan J (2006) Responding to the needs of black and ethnic minority elders. *Nursing and Residential Care* 8, 312-14.

Beiser M (1990) Migration: opportunity or mental health risk? *Triangle, Sandoz Journal of Medical Science* 29, 83-90.

Beishon S, Virdee Sand Hagell A (1995) *Nursing in a.multi-ethnic NHS*. Policy Studies Institute, London.

Belliappa J (1991) *Illness or distress? Alternative models of mental health*. Confederation of Indian Organisations, London.

Bennett M (1988) An Aboriginal model of care. *Nursing Times* 84, 56-8.

Bhugra D and Ayonrinde O (2004) Depression in migrants and ethnic minorities. *Advances in Psychiatric Treatment* 10, 13-17.

Bhugra D and Becker M A (2005) Migration, cultural bereavement and cultural identity. *World Psychiatry* 4, 18-24.

Bhugra D and Jones P (2001) Migration and mental illness. *Advances in Psychiatry Treatment* vol 76, 216-23.

Bhui K and Bhugra D (2002) Mental illness in Black and Asian ethnic minorities: pathways to care and outcomes. *Advances in Psychiatric Treatment* 8, 26-33.

Bjorksten K S, Bjerragaard P and Kripke D F (2005) Suicides in the midnight sun - a study of seasonality in suicides in West Greenland. *Psychiatry Research* 133, 205-13.

Black J (1991) Death and bereavement: the customs of Hindus, Sikhs and Moslems. *Bereavement Care* 10, 6-8.

Blakemore K and Boneham M (1993) *Age, race and ethnicity*. Open University Press, Buckingham.

Blanche H T and Parkes C M (1997) Christianity. In: Parkes C M, Laungani P and Young B (eds) *Death and beveament across cultures*. Routledge, London, 131-46.

Bond J and Bond S (1986) *Sociology and health care*. Churchill Livingstone, Edinburgh.

Bottomley G (1981) *Social class and ethnicity. Chomi Report No, 348*. Clearing House of Migrant Issues, Melbourne,

Bowler I (1993) 'They're not the same as us': midwives' stereotypes of South Asian descent maternity patients. *Sociology of Health and Illness* 15, 157-78.

Boyce K (1998) Asserting difference: psychiatric care in black and white. In: Barker P and Davidson B (eds) *Ethical strife*, Edward Arnold, London, 157-70,

Bradby H (2001) Communication, interpretation and translation, In: Culley L and Dyson S (eds) *Ethnicity and nursing practice*, Palgrave, Buckingham, 129-48.

Bradby H (2007) Watch out for the Aunties! Young British Asians' accounts of identity and substance use, *Sociology of Health and Illness* 29, 656-72,

Brink P J (1984) Key issues in nursing and anthropology, *Advances in Medical Social Science* 2, 107-46,

British Medical Association (1995) *Multicultural health care – current practice and future policy in medical education.* British Medical Association (BMA), London.

British Medical Association (2002) *Asylum seekers –meeting their health care needs.* British Medical Association (BMA), London

Brown K, Avis M and Hubbard M (2007) Health beliefs of Afro-Caribbean people with Type 2 diabetes: a qualitative study. *British Journal oj General Practice* 57, 461-9,

Bruni N (1988) A critical analysis of transcultural theory. *Australian Journal of Advanced Nursing* 5, 27-32,

Bryan L (2007) Should ward nurses hide death from other patients? *End of Life Care* 1, 79-86,

Buchan J, O'May F and McCann D (2008) *Older but wiser? Policy responses to an ageing nursing workforce.* RCN Scotland, Queen Margaret University, Edinburgh.

Burnard P and Gill P (2008) *Culture, communication and nursing*, Pearson Education, Harlow.

Burnett A (2002) *Guide to health workers providing care for asylum seekers and refugees.* Medical Foundation, London,

Burnett A and Fassil Y (2003) *Meeting the health needs of asylum seeken in the UK. An information pack for health workers.* NHS London Directorate of Health and Social Care, London.

Burnett A and Peel M (2001) Asylum seekers and refugees in Britain: health needs of asylum seekers and refugees, *British Medical Journal* 322, 544-7,

Butt J and O'Neil A (2004) 'Let's move on', Joseph Rowntree Foundation, York.

Calder S, Anderson G, Harper Wand Gregg P (1994) Ethnic variation in epidemiology and rehabilitation of hip fracture, *British Medical Journal* 309, 1124-5,

Carbello M (2007) *The challenge of migration and health.* International Centre for Migration and Health; http://www.icmh.ch/publications.htm (accessed 16/10109).

Carers UK (2009) *Facts about carers, January 2009 policy briefing;* http://www.carersuk.org/Home (accessed 28/09109).

Carey Wood J, Duke K and Karn V (1995) *The settlement of refugees in Britain. Home Office Research Study No 141.* HMSO, London.

Carlisle D (1996) A nurse in any language. *Nursing Times* 92, 26-7.

Carson V B (1989) Spiritual dimensions of nursing practice. W B Saunders, Philadelphia.

Cashmore E E (1988) *Dictionary of race and ethnic relations*, 2nd edn. Routledge, London.

Caudhill W and Frost L A (1973) A comparison of maternal care and infant behaviour in Japanese-American, American and Japanese families. In Lebra W (ed.) *Youth socialisation and mental health.* University Press of Hawaii, Honolulu.

Chapman G E (1983) Ritual and rational action in hospitals. *Journal of Advanced Nursing* 8, 13-20.

Chevannes M (1995) Children's views about health; assessing the implications for nurses. *British Journal of Nursing* 4,1073-80.

Chevannes M (1997) Nursing caring for families- issues in a multiracial society. *Journal of Clinical Nursing* 6, 161-7.

Cochrane R and Bal S (1989) Mental health admission rates of immigrants to England: a comparison of 1971 and 1981. Social Psychiatry and Psychiatric Epidemiology 24, 2-11.

Colliere M F (1986) Invisible care and invisible women as health care providers. International Journal of Nursing Studies 23, 95-112.

Coid J W, Kahatan N and Gault S (2000) Ethnic differences in admissions to secure forensic psychiatry services. *British Journal of Psychiatry* 177, 241-7.

Commission for Race Equality (2000) The Race Relations (Amendment) Act. Commission for Racial Equality, London.

Commission for Racial Equality (2004) *Gypsies and Travellers: a. strategy for the CRE*. Commission for Racial Equality (CRE), London.

Community Practice (1993) Beliefs and customs of the Hindu, Jewish and Muslim communities. *Professional Nurse*, February, 8, 333.

Cook B and Philips S G (1988) *Loss and bereavement*. Austin Cornish, London.

Cope R (1989) The compulsory detention of Afro-Caribbeans under the Mental Health Act. *New Community* 15, 343-56.

Corsellis A and Crichton J (1994) Crossing the language and culture barrier. Why we need a training scheme for specialist skills. *Psychiatric Care* **November/ December**, 172-6.

Cortis J D (1993) Transcultural nursing: appropriateness for Britain. *Journal of Advances in Health and Nursing Care* 2, 67-77.

Cox J L (1977) Aspects of transcultural psychiatry. *British Journal of Psychiatry* 130, 211-21.

Culley L and Mayor V (2001) Ethnicity and nursing careers. In: Culley L and Dyson S (eds) *Ethnicity and nursing practice*. Palgrave, Basingstoke, 211-30.

Currer C (1991) Understanding the mother's viewpoint: the case of Pathan women in Britain. In: Wyke S and Hewison J (eds) *Child health matters*. Open University Press, Milton Keynes, 40-52.

D'Alessio V (1993) Culture clash. *Nursing Times* 89, 16-17.

Daley A (2004) Caring for women who have undergone genital mutilation. *Nursing Times* 100, 32; http:// www.nursingtimes.net (accessed 16/08/09).

Daly W M, Swindlehurst L and Johal P (2003) Exploration into the recruitment of South Asian nurses. *British Journal of Nursing* 12, 687-96.

Darvill A (2003) Testing the water - problem-based learning and the cultural dimension. *Nurse Education in Practice* 3, 72-9.

Davies C (1995) *Gender and the professional predicament in nursing*. Open University Press, Buckingham.

Davis H and Choudhury P A (1988) Helping Bangladeshi families: Tower Hamlets parent-adviser scheme. *Mental Handicap* 16, 48-51.

Department of Health (1989) *Children's Act*. The Stationary Office, London; http://www.dcsf.gov.uk/childrenactreport/.

Department of Health (1992) *The Patient's Charter*. HMSO, London.

Department of Health (1996) *The Patient's Charter and you*. HMSO, London.

Department of Health (1998) *NHS Hospital and Community Health Services non-medical staff results for England: non-medical work force consensus*. Department of Health, London.

Department of Health (2001) *Safety First: 5 year report of the national inquiry into suicide and homicide by people with mental illness*. Department of Health, London.

Department of Health (2004) *The Children's Act*. Department of Health, London.

Department of Health (2005a) *Elimination of mixed-sex hospital accommodation*. Department of Health, London.

Department of Health (2005b) *Delivering race equality in mental health care: an action plan for reform inside and outside services and the government's response to the independent inquiry into the death of David Bennett*. Department of Health, London.

Department of Health (2007a) *Privacy and dignity - a report by the chief nursing officer into mixed sex accommodation in hospitals*. Department of Health, London.

Department of Health (2007b) *A practical guide to ethnic monitoring in health and social care*. Department of Health, London.

Department of Health (2008) *Confidence in caring - a framework for best practice*. Department of Health, London.

Department of Health (2009) Religion or belief - a practical guide for the NHS. Department of Health, London.

De Santis L (1994) Making anthropology clinically relevant to nursing care. *Journal of Advanced Nursing* 20, 707-15.

Dobson S (1986) Cultural value awareness: glimpses into a Punjabi mother's world. *Health Visitor* 59, 382-4.

Dobson S M (1991) Transcultural nursing. Scutari Press, London.

Donaldson L (1986) Health and social status of elderly Asians: a community survey. *British Medical Journal* 293,1079-82.

Doran T, Dreyer F and Whitehead M (2003) Health of young and elderly informal carers: analysis of UK census data. BMJ 327, 1388.

Drennan V M and Joseph J (2005) Health visiting and refugee families: issues in professional practice. *Journal of Advanced Nursing* 49, 155-63.

Duffin C (2009) Would an increased proportion of male nurses benefit the profession? *Nursing Standard* 23, 12-13.

Duffy M E (2001) A critique of cultural education in nursing. *Journal of Advanced Nursing* 36, 487-95.

Dyson S, Culley L, Norrie P and Genders N (2008) An exploration of the experiences of South Asian students on pre-registration programmes in a UK university. *Journal of Research in Nursing* 13, 163-76.

Ebrahim S (1996) Ethnic elders. *British Medical Journal* 313, 610-13.

Ebrahim S, Patel N, Coats S et al. (1991) Prevalence and severity of morbidity amongst Gujarati elders: a controlled comparison. *Family Practice* 8, 57-62.

Erens B, Primatesta P and Prior G (2001) *Health Survey for England: the Health of Minority Ethnic Groups, 99, Volume 1: Findings*. The Stationery Office, London.

Eisenbruch M (1988) The mental health of refugee children and their cultural development. *International Migration Review* 22, 282-300.

Eisenbruch M (1991) From post-traumatic stress disorder to cultural bereavement: diagnosis of South Asian refugees. *Social Science and Medicine* 33, 673-80.

Eisenbruch M (2001) *National review of nursing education: multi-cultural nursing education*. Department of Education, Science and Training, Canberra, ACT, Australia; http: //www.dest.gov.au (accessed 05/08/09).

Ellahi R and Hatfield C (1992) Research into the needs of Asian families caring for someone with &mental handicap. *Mental Handicap* 20, 134-6.

English National Board (1990) *Regulations and guidelines for the approval of institutions and courses*. English National Board for Nursing, Midwifery and Health Visiting, London.

Entwistle M (2004) *Women only? An explanation of the place of men in nursing* (Thesis). Victoria University, Wellington, New Zealand; http://hdl.handle.net/10063/35

Evans J A (2002) Cautious caregivers: gender stereotypes and the sexualisation of men nurses' touch. *Journal of Advanced Nursing* 40, 441-8.

Fatchett A (1995) *Childhood to adolescence: caring for health*. Baillière Tindall, London.

Fazel M and Silvoe D (2006) Detention of refugees. *British Medical Journal* 332, 251-2.

Fazel M, Wheeler J and Danesh J (2005) Prevalence of serious mental disorder in 700 refugees resettled in western countries: a systematic review. *Lancet* 365, 1309-14.

Fennell G, Phillipson C and Evers H (1988) *The sociology of old age*. Open University Press, Milton Keynes.

Fenton S and Sadiq-Sanster A (1996) Culture, relativism and the expression of mental distress: South Asian women in Britain. *Sociology of Health and Illness* 18, 66-85.

Ferguson M (1991) Sickle-cell anaemia and its effect on the new parent. *Health Visitor* 64, 73-6.

Fernando S (1986) Depression in ethnic minorities. In: Cox J L (ed.) *Transcultural Psychiatry*. Croom-Helm, London, 107-38.

Fernando S (1991) *Mental health, race and culture*, 1st edn. Macmillan Education, Basingstoke.

Fernando S (1992) Roots of racism in psychiatry. *Open Mind* 59, 10-11.

Fernando S (2002) *Mental health, race and culture*, 2nd edn. Macmillan Education, Basingstoke.

Finn J and Lee M (1996) Transcultural nurses reflect on discoveries in China using Leininger's sunrise model. *Journal of Transcultural Nursing* 7, 21-7.

Fleming E, Carter B and Pettigrew J (2008) The influence of culture on diabetes self-management: perspectives of Gujarati Muslim men who reside in Northwest England. *Journal of Nursing and Healthcare of Chronic Illness* in association with *Journal of Clinical Nursing*, 17(5a), 51-9.

Furnham A and Bochner S (1986) *Culture shock: psychological reactions to unfamiliar environments*. Routledge, London.

Galanti G-A (2008) *Caring for patients from different cultures*, 4th edn. University of Pennsylvania Press, Philadelphia.

Galdas P, Cheater F and Marshall P (2005) Men and health help-seeking behaviour: literature review. *Journal of Advanced Nursing* 49, 616-23.

Gatrad A R (1994) Attitudes and beliefs of Muslim mothers towards pregnancy and infancy. *Archives of Disease in Childhood* 71, 170-4.

Gebru K, Ahsberg E and Willman A (2007) Nursing and medical documentation on patients' cultural background. *Journal of Clinical Nursing* 16, 2056-65.

Gebru K and Willman A (2003) A research-based didactic model for education to promote culturally competent nursing care in Sweden. *Journal of Transcultural Nursing* 14, 55-61.

Gebru K and Willman A (2009) Education to promote culturally competent nursing care - a content analysis of student responses. *Nurse Education Today* (in press).

Gerrish K, Husband C and Mackenzie J (1996a) *An examination of the extent to which pre-registration programmes of nursing and midwifery education prepare practitioners to meet the health care needs of minority ethnic communities.* Research Highlights. English National Board, London.

Gerrish K, Husband C and Mackenzie J (1996b) *Nursing for a multi-ethnic society.* Open University Press, Buckingham.

Gervais M C and Jovchelovitch S (1998) *The health beliefs of the Chinese community in England: a qualitative research study.* Health Education Authority, London.

Ghosh P (1998) South Asian Elders — a group with special needs. Geriatric Medicine **January**, 11-13.

Giddens A (1997) *Sociology.* Polity Press, Oxford.

Giger J N and Davidhizar R E (1991) *Transcultural nursing.* Mosby Year-Book, St Louis.

Giger J N and Davidhizer R E (2004) *Transcultural nursing-assessment and intervention*, 4th edn. Mosby, St Louis.

Goopy S (2006) ... that the social order prevails: death, ritual and the 'Roman' nurse. *Nursing Inquiry* **13**, 110-17.

Gould-Stuart J (1986) Bridging the cultural gap between residents and staff. *Geriatric Nursing* **November/ December**, 19-21.

Gorst-Unsworth C and Goldberg E (1998) Psychological sequelae of torture and organised violence suffered by refugees from Iraq. *British Journal of Psychiatry* **172**, 90-4.

Hagger V (1994) Cultural challenge. *Nursing Times* **90**, 70-2.

Halbert, C H, Wrenn G, Weather B, Delmoor E, Have T T and Coyne J C (2009) Sociocultural determinants of men's reactions to prostate cancer diagnosis. *Psycho-Oncology* (Early view on-line DOI:10.1002/pon.1574).

Hall E T (1966b) *The silent language.* Greenwood Press, Westport.

HARP Health for Asylum Seekers and Refugees Portal; http://www.harpweb.org.uk.

Harrison G, Owen D, Holton A et al. (1988) A prospective study of severe mental disorder in Afro-Caribbean patients. *Psychological Medicine* **18**, 643-57.

Harrison S (2004) Racism and the NHS. *Nursing Standard* **19**, 12-14.

Hastings-Asatourian B (1996) Single white female. An investigation into the recruitment and selection practices of a college of nursing. (Unpublished MSc thesis).

Healey M A and Aslam M (1990) *The Asian community medicines and traditions.* Silverlink Publishing, Huddersfield.

Health Education Authority (1998) *Sun knows how: the skin cancer fact file.* Health Education Authority, London.

Healthcare Commission (2008) *Count Me In. (National census of inpatients in mental health.and learning disability services in England and Wales).* Healthcare Commission (now Care Quality Commission), London.

Helman C (1994) *Culture, health and illness*, 3rd edn: Butterworth-Heinmann, Oxford.

Helman C (2007) *Culture, health and illness*, 5th edn. Hodder Arnold, London.

Hendry J (1999) *An introduction to social anthropology.* Macmillan Press, Basingstoke.

Hendry J and Martinez L (1991) Nursing in Japan. In: Holden P and Littlewood J (eds) *Anthropology and nursing.* Routledge. London, 56-66.

Henley A (1982) *Caring for Muslims and their families: religious aspects of care.* Department of Health and Social Security and King's Fund, London.

Henley A (1983a) *Caring for Sikhs and their families: religious aspects of care.*

Department of Health and Social Security and Kings' Fund, London.
Henley A (1983b) *Caring for Hindus and their families: religious aspects of care.*
Department of Health and Social Security and King's Fund, London.
Henley A and Schott J (1999) *Culture, religion and patient care in a multi-ethnic society. A handbook for professionals.* Age Concern Books, London.
Her Majesty's Stationery Office (2004) *Civil Partnership Act 2004.* HMSO, London; http://www.opsi.gov.uk/ acts/acts2004/ukpga_20040033_en_1(accessed 24/11/09).
Herberg P (1995) Theoretical foundations of transcultural nursing. In: Andrews M A and Boyle J S (eds) *Transcultural concepts in nursing care*, 2nd edn. J B Lippincott Co, Philadelphia, 3-47.
Heslop P (1991) A preventable tragedy. *Nursing Times* 87, 36-9.
Hicks C (1982a) Racism in nursing. *Nursing Times* 5 May, 743-8.
Hicks C (1982b) Racism in nursing. *Nursing Times* 12 May, 789-92.
Hilton C (1996) Global perspectives: a sensitive view. *Elderly Care* 8, 12-15.
Hjelm K, Bard K, Nyberg P and Apelqvist J (2003) Religious and cultural distance in beliefs about health and illness in women with diabetes mellitus of different origin living in Sweden. *International Journal of Nursing Studies* 40, 627-43.
Hjelm K G, Bard K, Nyberg P and Apelqvist J (2005) Beliefs about health and diabetes in men of different ethnic origin. *Journal of Advanced Nursing* 50, 47-9.
Hjelm K, Nyberg P, Isacsson A and Apelqvist J (1999) Beliefs about health and illness essential for self care practice: a comparison of migrant Yugoslavian and Swedish diabetic females. *Journal of Advanced Nursing* 30, 1147-59.
Hodes M (2000) Psychologically distressed refugee children in the United Kingdom. *Child Psychology and Psychiatry Review* 5, 57-68.
Hoga L A K, Alcantara A C and De Lima V M (2001) Adult male involvement in reproductive health: an ethnographic study in a community of Sao Paulo City, Brazil. *Journal of Transcultural Nursing* 12, 107-14.
Holland C K (1993) An ethnographic study of nursing culture as an exploration of determining the existence of a system of ritual. *Journal of Advanced Nursing* 18, 461-70.
Holland C K (1996) *Teaching and learning strategies handbook. Pre-registration. Diploma in Nursing curriculum.* School of Nursing, University of Salford, Salford.
Holland K, Jenkins J, Solomon J and Whittam S (2008) *Applying the Roper, Logan and Tierney Model in practice*, 2nd edn. Churchill Livingstone, Edinburgh.
Holmes E R and Holmes L D (1995) *Other cultures, elder years.* Sage Publications, Thousand Oaks.
Iganski P, Mason D, Humphreys A and Watkins M (1998a). The 'black nurse': ever an endangered species? *Nursing Times Research* 3, 325-38.
Iganski P, Spong A, Mason D, Humphries A and Watkins M (1998b) *Recruiting minority ethnic groups into nursing, midwifery and health visiting.* English National Board for Nursing, Midwifery and Health Visiting, London.
Inoue M, Chapman R and Wynaden D (2006) Male nurses' experiences of providing intimate care for women clients. *Journal of Advanced Nursing* 55, 559-567.
Iverson V C and Morken G (2004) Differences in acute psychiatric admission between asylum seekers and refugees. *Nordic Journal of Psychiatry* 58, 465-70.
Izzidien S (2008) *'I can't tell people what is happening at home' – domestic abuse within South Asian communities: the specific needs of women, children and young people.*

NSPCC, London.

Jackson L E (1993) Understanding, eliciting and negotiating client's multicultural health beliefs. *Nurse Practitioner* 18, 30-43.

James J (1995) Ethnicity and transcultural care. In Basford L and Slevin O (eds) *Theory and practice of nursing*. Campion Press, Edinburgh, 611-30.

Jervis L L (2001) The pollution of incontinence and the dirty work of caregiving in a U.S. nursing home. *Medical Anthropology Quarterly* 15, 84-99.

Jones H (1996) Gender, race and social responses to an ageing client. In: Wade L and Waters K (eds) *A textbook of gerontological nursing perspectives on practice*. Ballière Tindall, London, 108-34.

Jones L J (1994) *The social context of health and health work*. Macmillan Press Ltd, Basingstoke.

Joseph Rowntree Foundation (2001) *Perceptions and experiences of counselling services among Asian people*. http://www.jrf.org.uk/knowledge/findings/socialcare/341.asp (accessed 18/09/09).

Joseph Rowntree Foundation (2004) *Black and minority ethnic older people's views on research findings*. http://www.jrforg.uk/knowledge/findings/socialcare/564.asp (accessed 23/09/08).

Kakar S (1982) Shamans, mystics and doctors: a psychological inquiry into India and its healing traditions. Unwin, London.

Kaminski (2006) *Nursing through the lens of culture: a multiple gaze*. University of British Columbia, Faculty of Education, Vancouver; http://visiblenurse.com/nurseculture.html.

Kapasi H (1992) Out-of-school play schemes and Asian children. *Professional Care of Mother and Child* **June**, 163-4.

Karmi G (1996) *The ethnic health handbook. A fact file for health care professionals*. Blackwell Science, Oxford.

Kaunonen M and Koivula M (2007) Cultural healthcare issues in Finland. In: Papadopoulos I (ed.) *Transcultural health and social care: development of culturally competent practitioners*. Churchill Livingstone, Edinburgh, 203-20.

Karp A (2002) We've been here before. *The Guardian*; 08/06/2002; http://www.guardian.co.uk/ uk/2002/ jun/08/immigration.immigrationandpublicservices.

Keats D M (1997) *Culture and the child. A guide for professionals in child care and development*. Wiley, Chichester.

Kelleher D and Cahill G (2004) The Irish in London: identity and health. In: Kelleher D and Leavey G (eds) *Identity and health*. Routledge, London.

Kelly N and Stevenson J (2006) *First do no harm: denying health care to people whose asylum claims have failed*. Refugee Council, London; http://www.refugeecouncil.org.uk/Resources/ Refugee%20Council/downloads/researchreports/Healthaccessreportjun06.pdf (accessed 16/10/09).

Kendall K (1978) Maternal and child nursing in an Iranian village. In: Leininger M (ed.), *Transcultural nursing. Concepts, theories and practices*. Wiley Medical Publications, New York, 399-416.

Keogh B and Gleeson M (2006) Caring for female patients: the experiences of male nurses. *British Journal of Nursing* 35, 1171-5.

Kiger A M (1994) Student nurses' involvement with death: the image and the experience.

Journal of Advanced Nursing 20, 679-86.

King M and Bartlett A (2006) What same sex partnerships may mean for health. *Journal of Epidemiology and Community Health* 60, 188-191.

Kleinman A (1986) Concepts and a model for the comparison of medical systems as cultural systems. In: Currer C and Stacey M (eds) *Concepts of health, illness and disease: A comparative perspective*. Berg Publishers, Oxford, 27-50.

Koffman J, Fulop N J and Pashley D (1997) Ethnicity and the use of acute inpatients beds: a one day survey in north and south Thames Regions. *British Journal of Psychiatry* 171, 238-241.

Kubler-Ross E (1970) *On death and dying*. Tavistock, London.

Kuhn T (1970) *The structure of scientific revolutions*, 2nd edn. University of Chicago Press, Chicago.

Kulakac O, Ozkan I A, Sucu G and O'Lynn C (2009) Nursing: the lesser of two evils. *Nurse Education Today* 29, 676-80.

Kuo C L and Kavanagh K H (1994) Chinese perspectives on culture and mental health. *Issues in Mental Health Nursing* 15, 551-67.

Kyung-Rim S (1999) On surviving breast cancer and mastectomy. In: Madjar I and Walton J A (eds) *Nursing and the experience of illness—phenomenology in practice*. Routledge, London, 77-97.

La Fontaine JSC (1985) *Initiation*. Penguin Books, Harmondsworth.

Lau A (1984) Transcultural issues in family therapy. *Journal of Family Theapy* 6, 99-112.

Lauder W, Roxburgh M, Holland K, Johnson M, Watson R, Porter M, Topping K and Behr A (2008) *Nursing and midwifery in Scotland, being fit for practice. The report of the evaluation of Fitness for practice pre-registration nursing and midwifery curriculum project*. University of Dundee, http://www.nes.scot.nhs.uk.

La Var R (1998) Improving educational preparation for tra nscultural health care. *Nurse Education Today* 18, 519-33.

Lawler J (1991) *Behind the screens. Nursing, somology and the problem of the body*. Churchill Livingstone, Melbourne.

Leach P (1989) *Baby and child—from birth to age five*. Penguin Books, Harmondsworth.

Leavey G (1999) Suicide and Irish migrants in Britain: identity and integration. *International Review of Psychiatry* 11, 168-72.

Lee-Cunin M (1989) *Daughters of Seacole. A stuudy of black nurses*. West Yorkshire Low Pay Unit, Batley.

Leininger M M (1978a) Changing foci in American nursing education: primary and transcultural nursing. *Journal of Advanced Nursing* 3, 155-66.

Leininger M M (ed.) (1978b) *Transcultural concepts, theories and practices*. John Wiley and Sons, New York.

Leininger M M (1984) Transcultural nursing: an essential knowledge and practice field for today. *Canadian Nurse* December, 80, 41-57.

Leininger M M (1985) Transcultural care diversity and universality: a theory of nursing. *Nursing and Health Care* 6, 208-12.

Leininger M M (1989a) Transcultural nursing: quo vadis - (where goeth the field?). *Journal of Transcultural Nursing* 1, 33-45.

Leininger M M (1989b) The transcultural nurse specialist: imperative in today's world. *Nursing and Health Care* 10, 251-6.

Leininger M M (1990) The significance of cultural concepts in nursing. *Journal of Transcultural Nursing* 2, 52-9.

Leininger M M (1991) *Cultuml diversity and universality: a theory of nursing*. Nurses League for Nursing, New York.

Leininger M M (1994) Transcultural nursing education: a world-w ide imperative. *Nursing and Health Care* 15, 255-7.

Leininger M M (1998) Transcultural health care: a culturally competent approach. *Journal of Transcultural Nursing* 9, 53-4.

Leininger M M (2002) Culture Care Theory: a major contribution to advance transcultural nursing knowledge and practices. *Journal of Transcultural Nursing* 3,189-92.

Levenson R and Sharma A (1999) *The health of refugee children — guidelines for paediatricians*. Royal College of Paediatrics and Child Health, London.

Lewis C (2007) Healthcare beliefs of Indian patients living with leg and foot ulcers. *Briitish Journal of Nursing* 16(11) S22-6.

Lewis G, Croft-Jeffreys C and David A (1990) Are British psychiatrists racists? *British Journal Psychiatry* 157, 410-15.

Lewis P (2007) The sorry plight of refugee children. *The Guardian* 24/04/07; http://www.guardian.co.uk/society/2007/may/24/asylum.immigrationasylumandrefugee11 (accessed on 11 /10/09).

Lipowski Z J (1988) Somatization: the concept and its clinical application. *American Journal of Psychiatry* 145, 1358-68.

Lipsedge M (1990) Cultural influences on psychiatry. *Current Opinion in Psychiatry* 3, 252-8.

Littlewood J (1988) The patient's world. *Nursing Times* 84, 29-30.

Littlewood J (1989) A model for nursing using anthropological literature. *International Journal of Nursing Studies* 26, 221-9.

Littlewood R (1986) Ethnic minorities and the Mental Health Act. *Bulletin of the Royal College of Psychiatrists* 10, 306-8. ..

Littlewood R and Cross S (1980) Ethnic minorities and psychiatric services. *Sociology of Health and Illness* 2, 194-201.

Littlewood R and Lipsedge M (1988) Psychiatric illness among British Afro-Caribbeans. *British Medical Journal* 296, 950-1.

Littlewood R and Lipsedge M (2001) *Aliens and alienists*, 2nd edn. Unwin Hyman, London.

Lloyd K (1993) Depression and anxiety among Afro-Caribbean general practice attenders in Britain. *Intentional Journal of Social Psychiatry* 39, 1-9.

London M (1986) Mental illness amongst immigrant minorities in the United Kingdom. *British Journal Psychiatry* 149, 265-73

Loring M and Powell B (1988) Gender, race and DSM-III: a study of the objectivity of psychiatric diagnostic behaviour. *Journal of Health and Social Behaviour* 29, 1-22.

Loughrey M (2008) Just how male are male nurses? *Jornal of Clinical Nursing* 17, 1327-34.

MacLachlan M (1997) *Culture and health*. John Wiley and Sons, Chichester.

Macmillan I (1996) Colour no bar. *Nursing Times* 92, 30-1.

Macpherson W (Chair) (1999) *The Stephen Lawrence Inquiry. Report of an inquiry by Sir William Macpherson of Cluny*. The Stationery Office, London.

Manley K (1997) Knowledge for nursing practice. In: Perry A (ed.) *Nursing: a knowledge base for practice*. Edward Arnold, London, 301-33.

Maqsood R (1994) *Teach yourself Islam*. Hodder, London.
Mares P, Henley A and Baxter C (1985) *Health care in multiracial Britain*. Health Education Council, London.
Mares P, Henley A and Baxter C (1904) Different Family Systems. In:Geoff M and Moloney B (eds) *Child health - a reader*. Radcliffe Medical Press, Oxford, 73-84.
Market, and Opinion Research International (MORI) (2002) *Internationally recruited nurses member study*. A study of the Royal College of Nursing internationally recruited nurse members.Mori, London.
Mattson S (1987) The need for cultural concepts in nursing curricula. *Journal of Nursing Education* 26, 206-8.
McCalman J A (1990) *The forgotten people*. King's Fund, London.
McColl H, McKenzie K and Bhui K (2008) Mental health needs of asylum seekers and refugees. *Advances in Psychiatric Treatment* 14, 452-9.
McDermott M Y and Ahsan M M (1993) *The Muslim guide*. The Islamic Foundation, Leicester.
McDonald M (1997) Reflecting on ritual: an anthropological approach to personal rituals and care among Gujarati women in east London. In: Brykszynska G (ed.) *Caring — the compassion and wisdom of nursing*. Edward Arnold, London, 131-54.
McGee P (1992) *Teaching transcultural care. A guide for teachers of nursing and health care*. Chapman and Hall, London.
McGee P (1994) Educational issues in transcultural nursing. *British Journal of Nursing* 3, 1113-16.
McGovern D and Cope R (1987) The compulsory detention of males of different ethnic groups with special reference to offender patients. *British Journal of Psychiatry* 150, 505-12.
Mead M (1953) *Cultural patterns and technical change*. World Federation for Mental Health, Paris.
Meetoo D and Meetoo L (2005) Explanatory models of diabetes among Asian and Caucasian participants. *British Journal of Nursing* 14, 154-9.
Megson D (2007) Equality and diversity in the curriculum: exploring ethnic identity and appreciating cultural diversity in a group of nursing and social work students, Education in a Changing Environment Conference. University of Salford, Salford;
 http://www.ece.salford.ac.uk/proceedings/author2. php?id=129 (accessed 10/08/09).
Mensah J (1996) Everybody's problem. *Nursing Times* 92, 26-7,
Men's Health Forum (2009) Challenges and choices—improving health services to save men's lives: a policy briefing paper for National Men's Health Week 2009,1-6. Men's Health Forum, London; http://www.menshealthforum.org.uk (accessed 10/10/09).
Midwifery Council of New Zealand (2007) *Competencies for entry to the register of midwives*. Midwifery Council of New Zealand, Te Tatau o te Whare Kahu. Wellington.
Miller M N and Pumariega A J (2001) Culture and eating disorder: a historical and cross-cultural review. *Psychiatry: Interpersonal and Biological Processes* 64, 93-110.
Milner D (1975) *Children and race*. Penguin, Harmondsworth.
Mizuno-Lewis S and McAllister M (2006) Taking leave from work: the impact of culture on Japanese female nurses. *Journal of Clinical Nursing* 17, 274-81.
Momeni P, Jirwe M and Emami A (2008) Enabling nursing students to become culturally competent — a documentary analysis of curricula in all Swedish nursing programs, *Scandinavian Journal of Caring Sciences* 22,499-506.

Moodley P and Perkins R (1991) Routes to psychiatric in-patient care in an inner London borough. *Social Psychiatry and Epidemiology* 26, 47-51,

Moodley P and Thornicroft G (1988) Ethnic group and compulsory detention. *Medical Science Law* 28, 324-8.

Mootoo J S (2005) *A guide to spiritual awareness, Nursing Standard*. RCN Publishing, London.

Morris J and Worth J (2006) Managing diabetes during religious festivals. *Practice Nursing* 17. 478-84.

Mufune P (2009) The male involvement programme and men's sexual health and reproductive health in Northern Namibia. Monograph 1. *Current Sociology* 57, 231-48.

Mulhall A (1994) Anthropology: a model for nursing. *Nursing Standard* 8, 35-8.

Mullany B C (2006) Barriers to and attitudes towards promoting husbands' involvement in maternal health in Katmandu, Nepal. *Social Science and Medicine* 62, 2798-809,

Muslim Law (Shariah) Council (1996) The Muslim Law (Shariah) Council and organ transplants. *Accident and Emergency Nursing* 4, 73-5.

Nairn S, Hardy C, Parumal L and Williams G A (2004) Multicultural or anti-racist teaching in nurse education: a critical appraisal. *Nurse Education Today* 24,188-195.

Nandi P K (1977) Cultural constraints on professionalization: the case of nursing in India, *International Journal of Nursing Studies* 14, 125-35.

Naryanasamy A (1991) *Spiritual care – a resource guide*. BKT Information Services and Quay Publishing Ltd, Nottingham.

Naryanasamy A and Owens J (2001) A critical incident study of nurses' responses to the spiritual needs of their patients. *Journal of Advanced Nursing* 33, 446-55.

National Association of Health Authorities and Trusts (1996) *Spiritual care in the NHS – a guide for purchasers and providers*. National Association of Health Authorities and Trusts (NAHAT), Birmingham.

National Black Carers' Network (2004) *We care too. A good practice guide for people working with Black Carers*. National Black Carers' Network (NBCWN) in association with Afiya Trust, London.

National Institute for Clinical Excellence (2005) *CG26 Post-traumatic stress disorder (PTSD): full guideline, including appendices 1-13*. National Institute for Clinical Excellence (NICE), London.

National Institute for Mental Health in England (2004) *Inside outside: improving mental health services for black avid minority ethnic communities in England*. National Institute for Mental Health in England (NIMHE), London.

National Nursing Research Unit (2009) *Who wants to be a nurse?* Policy+.(Issue 15). Kings College London.

Neuberger J(1994) *Caring for dying people of different faiths*, 2nd edn. Mosby, London.

Norfolk, Suffolk and Cambridgeshire Strategic Health Authority (2003) *Independent Inquiry into the death of David Bennett*. Norfolk, Suffolk and Cambridgeshire Strategic Health Authority, Cambridge.

Norman A (1985) *Triple jeopardy: growing older in a second homeland*. Centre for Policy on Ageing, London.

Nursing and Midwifery Council (2004) *Standards of proficiency for pre-registration nursing education*. Nursing and Midwifery Council (NMC), London.

Nursing and Midwifery Council (2008) *The Code – standards of conduct, performance and*

ethics for nurses and midwives. Nursing and Midwifery Council (NMC), London.
Nursing and Midwifery Council (2009) *Standards of proficiency for pre-registration midwifery education.* Nursing and Midwifery Council (NMC), London.
Nursing Council of Australia (2008) *Australian Code of Professional Conduct.* Australian Nursing and Midwifery Council, Dickson, ACT.
Nursing Council of New Zealand (2005) *Guidelines for cultural safety, the Treaty of Waitangi and Maori Health in nursing education and practice.* Nursing Council of New Zealand (Te Kaunihera Tapuni o Ao tearoa), Wellington.
Nuttall D (2008) Public health and men: needs and strategies. *Nurse Prescribing* 6, 538-42.
Office for National Statistics (2009) Migration statistics 2008; http://www.statistics.gov.uk/pdfdir/mignrll09.pdf (accessed 16/10/09).
Office of Population Censuses and Surveys (1991) *Census for Great Britain.* HMSO, London.
Ohnuki-Tierney E (1984) *Illness and culture in contemporary Japan. An anthropological view.* Cambridge University Press, Cambridge.
Okley J (1983) *The traveller-gypsies.* Cambridge University Press, Cambridge.
Papadopoulos I (2003) *The Papadopoulos, Tikki and Taylor model for the development of cultural competence in nursing. Journal of Health, Social and Environmental Issues* 4, 5-7.
Papadopoulos I (ed.) (2006) *Transcultural health and social care: development of culturally competent practitioners.* Churchill Livingstone. Edinburgh.
Papadopoulos I, Alleyne J and Tilki M (1994) Promoting transcultural care in a college of health care studies. *British Journal of Nursing* 3, 116-18.
Papadopoulos I, Tilki M and Lees S (2004) Promoting cultural competence in health care through a research-based intervention in the UK. *Diversity in Health and Social Care* 1, 107-115.
Papadopoulos I, Tilki M and Taylor G (1998) *Transcultural care: a guide for health care professionals.* Quay Books, Dinton.
Parry G, Van Cleemput P, Peters J, Walters S, Thomas K and Cooper C (2004) *The health status of gypsies and travellers in England. Report for the Department of Health.* The University of Sheffield, Sheffield.
Parsons L, Macfarlane A and Golding J (1993) Pregnancy, birth and maternity care. In: Ahmad WIH (ed.) *'Race' and Health in Contemporary Britain.* Open University Press, Milton Keynes, 51-75.
Patel N (2009) Developing psychological services for refugee survivors of torture. In: Fernando S and Keating F (eds) Mental health in a multi-ethnic society. Routledge, London.
Pattison N (2008) Caring for patients after death. Nursing Standard 22, 48-56.
Payne-Jackson A (1999) Biomedical and folk medical concepts of adult-onset diabetes in Jamaica: implications for treatment. *Health* 3, 5-46.
Peate I (2004) Men's attitudes towards health and the implications for nursing care. *British Journal of Nursing* 13, 540-5.
Peate I and Richens Y (2006) Being a male refugee or asylum seeker. *Practice Nursing* 17, 602-4.
Penachio D L (2005) *Cultural competence: Caring for Muslim patients.* Modern medicine (May 6, 2005)
http//:www.modermedicine/Young+Doctors/27+Resource+Center/3a+Practice+Management/3a+Patient+relations/Cultural/Competence-Caring-for-your-Muslim-patient/ArtideStandard/

Article/detail/158977(Accessed 02/02/10).
Perry A (1997) *Nursing: a knowledge base for practice*, 2nd edn. Edward Arnold, London.
Perry F (1992) Black and white issues. *Nursing Times* 88, 62-4.
Phoenix A and Woollett A (1991) Motherhood: social construction, politics and psychology. In: Phoenix A, Woollett A and Lloyd E (eds) *Motherhood: meanings, practices and ideologies*. Sage, London, 13-27.
Pierce M and Armstrong D (1996) Afro-Caribbean lay beliefs about diabetes: an exploratory study. In: Keller D and Hillier S (eds) *Researching cultural differences in health*. Routledge, London, 91-102.
Pilgrim D and Rogers A (1903) *A sociology of health and illness*. Open University Press, Buckingham.
Pillsbury B L K (1978) 'Doing the month': confinement and convalescence of Chinese women after childbirth. *Social Science and Medicine* 12, 11-22.
Pinikahana J, Manias E and Happell B (2003) Transcultural nursing in Australian nursing curricula. *Nursing and Health Sciences* 5, 149-54,
Polanyi M (1958) *Personal knowledge*. University of Chicago Press, Chicago.
Poonia K and Ward L (1990) Pair share of (The) care? *Community Care* 796, 16-18.
Prior L, Chun P L and Huat S B (2000) Beliefs and accounts of illness. Views of Cantonese-speakin communities in England. *Sociology of Health and Illness* 22, 815-39.
Purnell L D (2009) *Guide to culturally competent health care*, 2nd edn. F A Davies, Philadelphia,
Purnell L D and Paulanka B J (1998) *Transcultural health care*. FA Davis, Philadelphia.
Purnell L D and Paulanka B J (2008) *Transcultural health care—a culturally competent approach*. FA Davis, Philadelphia.
Purnell L D and Selekman J (2008) People of Jewish Heritage. In: Purnell L D and Paulanka B J (eds) *Transcultural health care—a culturally competent approach*, F A Davis, Philadelphia, 278-92.
Quickfall J (2004) Developing a model for culturally competent primary care nursing for asylum applicants and refugees in Scotland: a review of the literature. *Diversity in Health and Social Care* 1, 53-64.
Qureshi B (1989) *Transcultural medicine*. Kluwer Academic Publications, Lancaster.
Race Relations (Amendment) Act (2000). Office of Public Sector Information, London.
Raleigh V and Balarajan R (1992) Suicide levels and trends among immigrants in England and Wales. *Health Trends* 24, 91-4.
Rees D (1990) Terminal care and bereavement. In: McAvoy B R and Donaldson L J (eds) *Health caw for Asians*. Oxford University Press, Oxford, 304-19.
Rickford F (1992) Culture shocks. *Social Work Today* 25 June, 10.
Robertson S and Williamson P (2005) Men and health promotion in the UK: ten years further on? *Health Education Journal* 64, 293-301.
Robinson V (1986) *Transient settlers and refugees: Asians in Britain*. Clarendon Press, Oxford.
Romem P and Anson O (2005) Israeli men in nursing: social and personal motives. *Journal of Nursing Management* 13, 173-8.
Roper N, Logan W W and Tierney A J (1996) *The elements of nursing*, 4th edn. Churchill Livingstone, Edinburgh.
Rosenhan D L (1973) On being sane in insane places. *Science* 179, 250-8.

Ross L J, Laston S L, Nahar K, Muna L, Nahar P and Pelto P J (1998) Women's health priorities: cultural perspectives on illness in rural Bangladesh. *Health* 12, 91-110.

Royal College of Nursing (1994) Black and ethnic minority clients: meeting needs. *RCN Nursing Update* 7, 3-13.

Royal College of Nursing (2002) *International Recruitment United Kingdom Case Study*. Royal College of Nursing, London; www.rcn.org.uk/rcnpublications.

Royal College of Nursing (2003a) *Here to stay? International nurses in the UK*. Royal College of Nursing, London; http://www.rcn.org.uk/rcnpublications.

Royal College of Nursing (2003b) *We Need Respect: experiences of internationally recruited nurses in the UK*. Royal College of Nursing, London; http://www.rcn.org.uk/rcnpublications.

Royal College of Nursing (2005) *Success with internationally recruited nurses*. Royal College of Nursing, London.

Royal College of Nursing (2006) *Female genital mutilation*. Royal College of Nursing, London.

Sainsbury Centre for Mental Health (2002) *Breaking the circles of fear. A review of the relationship between mental health services and African Caribbean communities*. The Sainsbury Centre for Mental Health (SCMH), London.

Sampson C (1982) *The neglected ethic. Religious and cultural factors in the care of patients*. McGraw-Hill, Maidenhead.

Sashidharan SP and Francis E (1993) Epidemiology, ethnicity and schizophrenia. In: Ahmad WI LI (ed.) *'Race' and health in contemporary Britain*. Open University Press, Milton Keynes, 96-113.

Sawley L (2001) Perceptions of racism in the health services. *Nursing Standard* 15, 33-5.

Schott J and Henley A (1996) *Culture, religion and childbearing in a multiracial society*. Butterworth Heinmann, Oxford.

Schreiber R, Stern P N and Wilson C (1998) The contexts for managing depression and its stigma among black West Indian Canadian women. *Journal of Advanced Nursing* 27, 510-17.

Schweitzer P (ed.) (1984) *A place to stay. Memories of pensioners from many lands*. Age Exchange, London.

Schytt E (2006) *Women's health after childbirth*. Karolinska Institute, Stockholm, Sweden.

Sen A (1970) *Problems of overseas students and nurses*. National Foundation of Education Research in England and Wales, Slough.

Serrant-Green L (2001) Transcultural nursing education: a view from within. *Nurse Education Today* 21, 670-8.

Sewell P (2002) Respecting a patient's care needs after death. Nursing Times, http://www.nursingtimes.net (accessed 23/09/09).

Shaechter F (1965) Previous history of mental illness in female migrant patients admitted to a psychiatric hospital, Royal Park. *Medical Journal of Australia* 2, 227-9.

Sheikh A and Gatrad A R (2000) *Caring for muslim patients*. Radcliff Medical Press, Abingdon.

Skuitans V (1970) The symbolic significance of menstruation and the menopause. *MAN* 5, 639-51.

Skultans V (1980) A dying ritual. *MIMS Magazine* 15 June, 43-7.

Slater M (1993) *Health for all our children—achieving appropriate health care for black*

and minority ethnic children and their families. Action for Sick Children, London.
Smaje C (1995) *Health, race and ethnicity — make sense of the evidence.* King's Fund, London.
Smith P (1992) *The emotional labour of nursing.* Macmillan Press Ltd, London.
Smyke P (1991) *Women and health.* Zed Books, London.
Social Services Inspectorate (1998) *They look after their own don't they? Inspection of community care services and ethnic minority older people.* Department of Health, Wetherby.
Soh N L, Touyz S W and Surgenor L J (2006) Eating and body image disturbances across cultures: a review. *European Eating Disorders Review* 14, 54-65.
Somjee G (1991) Social change in the nursing profession in India. In: Holden P and Littlewood J (eds) *Anthropology and nursing.* Routledge, London, 31-55.
South Australia Health (2008) *Aboriginal Nursing and Midwifery Strategy.* Nursing and Midwifery Office, SA Health, Adelaide.
Spector R E (1996) *Cultural diversity in health and illness.* Appleton and Lange, Stamford.
Spector R E (2009) *Cultural diversity in health and illness*, 7th edn. Pearson Education/Prentice Hall, Upper Saddle River.
Sprinks J (2008) Diversity Champions needed to tackle discrimination against NHS staff. *Nursing Standard* 23, 12-13.
Sproston K and Nazroo J (eds) (2002) *Ethnic minority psychiatric illness in the community (EMPIRIC)* — quantitative report. The Stationery Office, London.
Standing H (1980) Beliefs about menstruation and pregnancy. *MIMS Magazine* 1, 21-7.
Stead L and Huckle S (1997) Pathways in cardiology. In: Johnson S (ed.) *Pathways of care.* Blackwell Science, Oxford, 56-67.
Steel Z, Silvoe D, Brooks R et al. (2006) Impact of immigration detention and temporary protection on the mental health of refugees. *British Journal of Psychiatry* 1888, 58-64.
Stokes G (1991) A transcultural nurse is about. *Senior Nurse* 11, 40-2.
Stopes-Roe M and Cochrane R (1989) Traditionalism in the family: a comparison between Asian and British cultures and between generations. *Journal of Comparative Family Studies* 20, 141-58.
Strange F (1996) Handover: an ethnographic study of ritual in nursing practice. *Intensive and Critical Care Nursing* 12, 106-12.
Street A F (1992) *Inside nursing: A critical ethnography of clinical nursing practice.* State University of New York Press, New York.
Sudnow D (1967) *Passing on. The social organisation of dying.* Prentice-Hall, Upper Saddle River.
Summerfield D (1996) *The impact of war and atrocity on civilian populations: basic principles for NGO interventions and a critique of psychosexual trauma projects.* Relief and Rehabilitation Network Overseas Development Institute, London.
Summerfield D (2001) Asylum seekers, refugees and mental health services in the UK. *Psychiatric Bulletin* 25, 161-3.
Sun Y and Liu Z (2007) Men's health in China. *Journal of Men's Health and Gender* 4, 13-17.
Swanwick M (1996) Child-rearing across cultures. *Paediatric Nursing* 8, 13-17.
Swartz L (2000) *Culture and mental health: A Southern African view.* Oxford Publications, Oxford.

The Home Office. http://www.ukba.horneoffice.gov.uk/sitecontent/newsartides/2009/november/ immigration-asylum-stats

Thomas L (1992) Racism and psychotherapy: working with racism in the consulting room— an analytical view. In: Karem J and Littlewood R (eds) *Intercultural therapy: themes, interpretations and practice*. Blackwell Scientific Publications, Oxford, 133-45.

Thompson A (2001) Refugees and mental health. *Diverse Minds Magazine* 9, 6-7.

Thorne S (1993) Health belief systems in perspective. *Journal of Advanced Nursing* 18, 931-41.

Tierney M J and Tierney L M (1994) Nursing in Japan. *Nursing Outlook* 42, 210-13.

Tilki M (1994) Ethnic Irish older people. *British Journal of Nursing* 3, 902-3.

Tilki M (2000) Mental health of Irish in England. *Diverse Minds* 5, 9-10.

Tilki M, Dye K, Markey K, Scholefiled D, Davis C and Moore T (2007) Racism: the implications for nursing education. *Diversity in Health and Social Care* 4, 303-12.

Tilki M, Papadopoulos I and Alleyne J (1994) Learning from colleagues of different cultures. *British Journal of Nursing* 3, 1118-24.

Towers C (2009) *Recognising fathers: a national survey of fathers who have children with learning disabilities*. Foundation for People with Learning Disabilities, London.

Townsend P and Davidson N (1982) *Inequalities in health*. Penguin, Harmondsworth.

Trevelyan J (1994) A woman's lot. *Nursing Times* 90, 48-50.

Tribe R (2002) Mental health of refugees and asylum seekers. *Advances in Psychiatric Treatment* 8, 240-8.

Tribe R and Raval H (2002) *Working with interpreters in mental health*. Routledge, London.

Tuohy D, McCarthy J, Cassidy I and Graham MM (2008) Educational needs of nurses when nursing people of a different culture in Ireland. *International Nursing Review* 55, 164-70.

Turan J M, Nalbant H, Burnt A and Sahip Y (2001) Including expectant fathers in antenatal education programmes in Istanbul, Turkey. *Reproductive Health Matters* 9, 114-15.

Tylor E B (1871) *Primitive culture: researches into the development of mythology, philosophy, religion, language, art and customs*. Murray, London.

United Kingdom Central Council for Nursing, Midwifery and Health Visiting (UKCC) (1989) *The nurses, midwives and health visitors approval order 1989*. UKCC, London.

United Kingdom Central Council for Nursing, Midwifery and Health Visiting (UKCC) (1992) *Code of professional conduct for nurses, midwives and health visitors*. UKCC, London.

United Nations (1951) *Convention relating to the status of refugees*. United Nations Office of the High Commissioner for Human Rights. Geneva.

United Nations High Commissioner for Refugees (2006) *Refugees by numbers*. United Nations High Commissioner for Refugees (UNHCR), Geneva; http://www. unhcr. org (accessed 12/10/09).

Vernon D (1994) The health of traveller-gypsies. *British Journal of Nursing* 3, 969-72.

Vivian C and Dundas L (2004) The crossroads of culture and health among the Roma (Gypsies). *Journal of Nursing Scholarship* 36, 86-91.

Walker C (1987) How a survey led to providing more responsive help for Asian families. *Social Work Today* 19, 12-13.

WaterAid (2009) *Is menstrual hygiene and management an issue for adolescent school girls? A Water Aid publication.* http://www.wateraid.org/uk/ (accessed 23/09/09),

Watkins M (1997) Nursing knowledge in practice. In: Perry A (ed.) *Nursing — a knowledge base for practice.* Edward Arnold, London. 1-32.

Weaver H N and Burns B J (2001) 'I shout with fear at nigh': understanding the traumatic experiences of refugees and asylum seekers. *Journal of Social Work* 1, 147-64.

Webb-Johnson A (1992) *A cry for change — an Asian perspective on developing quality mental health care.* Confederation of Indian Organizations, London.

Weller B (1991) Nursing in a multicultural world. *Nursing Standard* 5, 31-2.

Welter B (1993) Cultural aspects of family health nursing. *Professional Care of Mother and Child February*, 38-40.

White A (2001) How men respond to illness. *Men's Health Journal* 1, 18-19.

White A (2006). Social and political aspects of men's health. *Health* 6, 267-85.

White A and Cash K (2003) The state of men's health across Europe. *Men's Health Journal* 2, 63-5.

Whittock M and Leonard L (2003) Stepping outside the stereotype. A pilot study of the motivations and experiences of males in the nursing profession. *Journal of Nursing Management* 11, 242-9.

Wilkins H (1993) Transcultural nursing: a selective review of the literature. 1985-1991, *Journal of Advanced Nursing* 18, 606-12.

Wilkins and Savoye (2009) *Men's health around the -world; a review of policy and progress in 11 countries.* European Men's Health Forum, Brussels.

Williamson T, Ryan J, Hogg C, and Fallon D (2009) *'YOUNIQVE VOICES' A study of health and wellbeing: experiences, views mid expectations of seldom heard and marignalised groups in Rochdale Borough.* Final report. University of Salford, Salford.

Willis R (2008) Ethnicity and family support. *Working with Older People* 12, 27-30.

Wolf Z R (1986) Nurses' work: the sacred and the profane. *Holistic Nursing Practice* 1, 29-35.

Wolf Z R (1988) *Nurse's work: the sacred and the profane.* University of Pennsylvania Press, Philadelphia.

Wright C (1983) Language and communication problems in an Asian community. *Journal of Royal College of General Practitioners* 33, 101-4.

Yazdani A (1998) *Young Asian women and self-harm.* Newham Inner City and Newham Asian Womens' Project, Newham, London.

Zaman S (2009) Ladies without lamps: nurses in Bangladesh. *Qualitative Health Research* 19, 366-74.

訳者あとがき

　わたしの専門分野は文化人類学で、本書が関わる看護には門外漢である。しかし、本書の翻訳出版を企画したことから「あとがき」を担当することになった。以下では、本書の特徴と、翻訳出版に至った経緯を簡潔に記すことにする。

文化人類学から見る本書の特徴
　本書は、看護や保健医療の現場での異文化・多文化状況理解を深めるための入門書である。原著者たちは、英国は多文化・多民族状況にあり、看護や保健医療の実践者は、臨床現場での多様な文化状況に配慮し、相応の対応をしなければならないと説く。

　看護や保健医療において、文化を考慮した実践は、日本では「文化ケア（Cultural Care）」と称されることが多い。この用語を早くから用いたのは、本書でも登場するアメリカ合衆国の看護師マデリン・レイニンガー（1925－2012）である。彼女は文化人類学者でもあった。

　「文化ケア」を冠したレイニンガーの著作が世に出たのは1990年代であるが（邦訳は『レイニンガー看護論──文化ケアの多様性と普遍性』（医学書院、1995年）、彼女はそれよりもはるか以前から、患者の出身国や地域、そして文化的な背景を取り入れた看護実践の重要性と必要性を主唱していた。彼女の主張を支えていたのは、当時多くの学問分野や社会全般に定着しつつあった「文化相対主義」という考え方であった。

　レイニンガーは、主流社会のアメリカ人から見た異文化出身者を対象にした看護実践のための基本的考え方をサンライズ・モデルとして提示した。その基本的考え方は多民族・多文化社会であるアメリカ合衆国に端を発している。そのせいか、（出身地域や国に基づく、○○人や△△族という）民族とか、通俗的表現である「人種」ごとの看護のあり方に傾倒していた。

　確かに、出身国や地域による「民族」ごとのとらえ方は依然として有効な面がある。しかし、レイニンガーが文化人類学的研究に従事した頃と比較す

ると、今日の世界は大きく変貌し、人種や民族についての考え方には変化が生じている。

例えば、いわゆるグローバル化の進展により、文化接触が進むだけでなく、価値基準の水平化が定着し、文化的な差違を強調することの意義自体が議論の対象となることもある。実際、今日の世界ではメディアの発展によって、旧来発展途上の代表格のように扱われてきたアフリカ大陸の草原のまっただ中や南米アマゾンの熱帯雨林の木の下で、あるいは南太平洋に浮かぶ島々の村で、現地の人びとがスマートフォンを操作し、欧米の情報をリアルタイムで入手している。また、地球規模での人口移動による文化接触が顕著かつ日常的になっている。そのため出生地や祖先との関連だけで、人びとを固定的にとらえることが困難にもなっている。

例えば、日本国籍を有し日本語を母語とするアジア系の身体的特徴がある男女を生物学的な親として、出生時からロンドンで暮らしている人物を想定してみよう。その人は肌の色が黄色（アジア系）で、出生時に相応の手続きをすることで国籍上は「日本人」である。しかし、現地の教育を受け、日常の意思疎通においては日本語を用いず（読み書きもせず［できず］）、現地の言語である英語で思考している。国籍はともかくとして、この人物の「文化的」所属はどうとらえればいいのであろうか。

別の事例を考えてみよう。アメリカ合衆国で自他ともに黒人とされている人物と日本国籍を持つアジア的身体特徴を持つ人物の2人の婚姻によって生まれた子どもの「人種」としての所属はどうなるのだろうか。

国際司法裁判所においても、人文社会科学においても「人種」概念はすでに否定されている。これを受け入れるとすると、第三者が当該人物の「人種」を規定することはあり得ない。その意味では、自己認識と他者認識が異なるというのは、今日の世界では決して珍しいことではない。

このように、今日の世界は、異なる文化の融合のまっただ中にある。そのため多様な文化の価値を認め、個別文化の継続や維持を支持することで、人権や、個人の権利を保護すると考えられていた多文化主義的施策が意図しない負の要因になっていることも明らかになっている［鈴木 2005; Hasan 2010］。進展するグローバル化や、人びとの移動による文化接触が、従来存在していたはずの民族や文化の境界線を曖昧にしているのである。そのため

に、「民族」や祖先の出身地や国を基にする文化ケアの枠組みでは対応できない事例が日常世界にあふれてきているのである。言い換えれば、これからの文化ケアは、従前通り民族ごとの要素に配慮しながらも、それを超えた視点や考え方を用意しておくことが求められているのである。本書が特徴とするのは、文化ケアの現代的な課題に対して新しい視点を提供していることなのである。

原著者がまえがきで述べているように、本書は、「民族」や「国籍」そして「人種」を超えて、人びとが経験する要素から文化ケアの可能性を提示している。それらは、宗教、性別、年齢、多数・少数派、生育であり、さらにそれらを横断する精神（メンタル）にまつわる事象である。原著者たちは、これらの要素に関して看護実践に求められる事例を提示し、看護職を目指す学生諸君や現場で勤務する看護職者に自分で考えられるように、本書の構成を工夫している。

翻訳の経緯

本翻訳書企画は、わたしのきわめて個人的な動機から始まった。家庭の事情から生活の拠点を九州に移すことになった（その異動は突然で、それまでの職場の仲間たちには大いに迷惑をかけたので今でも心苦しい）。そして、新しい職場は事前知識もほとんど有してはいなかった看護学部へとかわった。

異動直後から、この分野の学問的な特徴や潮流を探るため、図書館で文献をあさり、これまでの人脈をたどり看護や看護学に関わる情報を得るように努めた。その過程で、病院や保健医療の現場での看護の実践に自分が培ってきた知識や経験で対応することは難しいのはすぐに理解できた。同時に、看護職者養成課程での教育で取り上げられている理念や考え方、さらに研究法においては、わたしの専門分野である文化人類学や隣接する社会学、さらには広く人文科学から、きわめて多くの要素が取り入れられていることがわかった。そしてレイニンガーらの文化人類学者が看護職者としても活躍したことを知った。応用性の高さを再認識するきっかけとなった。

わたしが勤務する日本赤十字九州国際看護大学は、日本赤十字社が全国に設置している6看護大学のなかで唯一「国際」を冠している。大学教育における「国際」の分野は、人文社会科学系の知識や理論が、その有用性を大い

に発揮している。つまり、所属先は、わたしが専門として身につけてきた文化や社会にまつわる知識や理論そして研究手法が、将来の看護職者養成のために大いに役立つ（はずな）のである。そう考えたとき、わたしは、自分の専門分野が現職場でも貢献し得る可能性を見出し大いにうれしかった。それ以来、国内外の書店で文献あさりをするときには、医学・看護の書棚の前で時間を過ごすようになった。そんな折り、たまたま研究出張で訪れていたロンドンの書店で、本書の原著に出くわしたのである。

　本書の原著者たちは看護職者である。ホランド女史は英国看護界の重鎮であり、英国社会の文化社会事象への配慮の重要性を説いている。ホグ博士は英国で看護師資格を取得するだけでなく文化人類学も専攻している。そして、看護師としてオーストラリアの先住民の村で看護活動も経験している。オーストラリア先住民は、わたしの研究対象である。こうしたことから、手にした原著に大いに親しみを感じ、帰国後出版社に翻訳企画を提案したのである。

翻訳作業について

　翻訳作業は、わたしがひとりで担うよりも、同僚にも参加してもらうようにした。そのことにより、「国際」を標榜する本学の全体としての教育・研究姿勢を世に伝えられると、わたしは考えたからである。

　2012年初め、出版社から翻訳出版の意向を伝えられた。その直後から学内で翻訳者を探すことになった。

　看護系大学や学部は他のどの学部と比較しても際だった特徴がある。それは教員の男女構成比である。日本の看護職有資格者約130余万人のうち女性は9割を占めているが、看護系大学や学部で教壇に立つ教員の構成もそれを反映しており、わたしの勤務先も例外ではない。そして、看護系教員のほぼ全員が病院や医療機関での実践経験を有している。いわば職人肌を有している人びとが、教育の中心にいるのである。

　そんな環境の中を、看護には門外漢の老年に近い男性教員が、突如研究室におしかけ看護の文献の翻訳という共同作業を提案したのである。同僚も大いに戸惑ったことだろう。とはいえ、結果としては、同僚の思いやりのおかげで、翻訳作業が始まることになった。

　担当する章は、基本的には相談の上、職場での専門分野に応じて振り分け

訳者あとがき

ることにした。一部に例外もあるが、これは分担者本人の希望によるものである。翻訳作業は担当者の判断によって、学内外から協力を得ている場合もある。協力者がある場合には、関与の程度にかかわらず共訳者として、所属や現在の研究活動を「訳者紹介」に記している。

　出版社の編集者の助言と協力を得ながら、第4章を担当している徳永哲とわたしが訳語の統一などを図った。不明な点は、各章の担当者とも協議して微細を詰めたが、不十分な点が残っているかもしれない。それらは基本的には各章の担当者に帰するが、読者の皆さんからは、忌憚ないご意見や感想が寄せられることを期待している。

　多くの人びとが参加する翻訳作業は、わたしにとっては久しぶりのことで、考えていた以上に時間がかかったことは否めない。そのせいもあり、編集担当の板垣悟さんには大いに手数をかけてしまった。また、出版を引き受けてくれた福村出版の石井昭男社長そして、責任者の宮下基幸氏には、本書を世に出す機会を与えてくださったことに感謝したい。

　翻訳作業途中で他の教育機関へ転出した教員もいるが、本書が、日本赤十字九州国際看護大学の研究教育活動の一環として、日本の看護教育における文化ケアのあり方に何らかの貢献ができるとするなら、訳者一同には望外の喜びである。

　最後に、原著者のひとりであるクリスティン・ホグ博士が2014年1月にお亡くなりになった。50代初めの若さであった。直接面会する前であったことが残念である。ご冥福を祈ります。

　　2014年5月　　宗像の象徴である城山(じょうやま)を望む研究室にて

　　　　　　　　　　　　　　　　　訳者を代表して
　　　　　　　　　　　　　　　　　　　　鈴木清史

[参考文献]

鈴木清史（2005）「差異化の意味するところ——多文化主義と先住民」前川・棚橋編『オセアニア』（講座世界の先住民族——ファースト・ピープルズの現在09）、明石書店、東京。

Hasan, Rumy (2010) *Multiculturalism: Some Inconvenient Truths*, Methuen Publishing Ltd. London.

索 引

あ

アフィア財団　178
アメリカ看護師協会　311
アーユルベーダ医術　35
イスラム教　12, 73-77, 174, 204, 206-07, 289-91, 323-35
移動民　24, 37, 42, 50
イングランド看護・助産師・訪問看護師協会（イングランド看護師協会）　1
異文化間コミュニケーション　115, 133-35
異文化集団　148
英国看護・助産協会（NMC）　2, 86, 112
英国看護・助産協会有資格者技能基準　294
英国児童虐待防止協会　148
英国児童法　199
英国医師会　17
英国患者憲章　2
英国保健医療事業財団　64
英国保健サービス（NHS）　2, 10, 18, 26, 60, 64, 82, 84, 89, 137, 153, 157, 179, 229, 252, 291, 299, 301-02, 304, 307-08, 316
衛生習慣　202
エホバの証人　63, 66-68
王立看護大学　10, 164, 170, 273, 297, 301-02, 316
オーストラリア専門職行動規範（2008）　3

か

外国人看護師　302
外傷後ストレス障害（PTSD）　257-59, 262
ガイガーとダビヒザー・モデル　102-04
核家族　196
学習障害　155, 170, 300, 303
拡大家族　148, 155, 195, 198, 217
価値の多様性　93
鎌状赤血球貧血症　214, 221
看護（師）の文化　7-8, 11-12
看護専門職課程　305
患者憲章基準　82-83, 88
患者の文化　12, 284-91
規範：看護師と助産師のための行動・職務・倫理基準（NMCコード）　2, 67, 83, 86-87, 95, 112
キリスト教　68-72, 206, 291, 319-320
くる病　214
権限付与（エンパワメント）　140
国家認定看護師　299
コーラン　13, 150, 290
国連難民高等弁務官（UNHCR）　247

さ

サウサンプトン大学保健サービス財団　303
サラセミア　214, 221
三重の危険性　230
シーク教　204, 206, 208, 288, 326-27
シーコール　298
ジェンダー（性差）　3, 13
自然主義（全体論的）体系　32, 36, 44
社会的死　276
謝平症候群　122
儒教　97
出産儀礼　194
巡回保健師　94
准看護師研修生　300
上級看護師　303, 306, 318
上級看護職　309
上級保健医療専門職　250
女性器切除　163-64, 170, 266
人格主義的体系　28-32, 36
人口移動「押し出し要因」　227, 246, 251
人口移動「引き寄せ要因」　227, 246
人種関係法　298
人種差別（主義）　5, 14-15, 21, 231, 242-43, 265, 297-317
身体化障害　130-33
スティグマ　175
ストレス仮説　120
生物医学　27-28
精神衛生法　121, 124
精神保健医療（メンタルヘルス）　49, 115, 119, 120-21, 123-45, 227, 243, 245, 256-62, 267, 271, 300, 303
精神保健法　173
世界保健機構（WHO）　164, 170, 260, 266

摂食障害 123
全英看護・助産規範 294
全英看護・助産・訪問保健協会（UKCC） 2, 86
全人的医療（対応） 45, 64
選別仮説 119-20
専門看護師（ナーススペシャリスト） 310
専門職行動規範 72
専門職実践規範 86, 161
臓器移植 276

た

第1次保健医療（プライマリケア） 44, 126, 151, 256-57, 302
第2次保健医療（セカンダリケア） 302
多文化社会 4, 14, 147, 157, 165, 168
多文化社会合意理論 14
多文化社会紛争理論 14
男性看護師 178-82
男性の健康 182-91
中国医学 33-35
通文化看護 99
通文化技術開発モデル 107
通文化性 109
通文化の看護 85, 91, 99-104, 309, 312
通文化の看護モデル 90, 101, 107
通文化の精神医学 115, 118-21, 144-45
通文化の治療 139
道教 97
統合失調症 118-19, 124, 126-27
糖尿病専門看護師 186
登録看護師 299, 306
特定看護師 67

な

ナイチンゲール 6, 298
難民条約 247
乳幼児突然死症候群 202

は

パーネル・モデル 104-05
パパドプロス、チルキとテイラーによる文化的能力開発モデル 107-08
ビクトリア女王 298
悲嘆 279
標準的家族 195
広場恐怖症 121

ヒンズー教 77-82, 151, 194, 204, 207, 321-23
服薬不履行（ノンコンプライアンス） 235
仏教 98, 320
文化ケア 1-5
文化結合機能障害 121
文化結合症候群 115, 121-23
文化的葛藤 129-30
文化的看護実践 85, 88-90
文化的帰属意識（アイデンティティ） 6, 88, 92, 140, 169, 188, 206-07, 229, 243, 246, 271-72
文化的自意識 108
文化的喪失感 227
文化的保健医療 89
保健医療従事者 1, 9, 57, 64, 83, 89, 94, 107, 127, 135, 165, 173, 175, 192, 197, 200, 216-17, 220, 234-35, 239, 254-55, 258, 261-62, 266, 271-72, 290, 299, 303, 313-14
保健医療専門職（者） 9, 20-21, 85, 89-90, 93, 95, 150, 154, 160-161, 164, 169-171, 173, 176, 188, 190-91, 198, 225, 235, 254, 263, 271-72, 275, 287, 289, 297-98, 314
保健健康センター 69
亡命申請者 249-55

ま

マクファーソン調査報告書 297, 316
民族性（エスニシティ） 1-5, 16-22
民俗療法 42-43

や

ユダヤ教 204, 218-19, 286, 325-26

ら

リトルウッドの人類学的看護モデル 105-06
リンク・ワーカー（橋渡し担当者） 10, 164
臨床的死 276
倫理的ジレンマ 67
レイニンガー・モデル 99-101
連鎖的移住 229
ローパー、ローガンとティアニーの看護モデル 108-11

訳者紹介

* ［ ］内は担当した章を示す。

浦田喜久子（うらた・きくこ）……………………………………［邦訳語版に寄せて］
日本赤十字九州国際看護大学教授、学長。経営学修士、看護師。日本赤十字社看護部長を経て、2013年より現職。
［著編書、論文など］「日本赤十字社における災害看護の人材育成――災害看護教育の強化」『日本赤十字看護学会誌』、Vol.14（No.1）、2014年。『系統看護学講座 統合分野 災害看護学・国際看護学 第2版』日本赤十字社事業局看護部編集（浦田喜久子他24名）、医学書院、2013年。

鈴木清史（すずき・せいじ）……………［推薦のことば］［まえがき］［謝辞］［第1章］
日本赤十字九州国際看護大学教授、博士（文学）、文化人類学専攻。
［著編書、論文など］「看護教育から見えるパキスタン――2つの事例から」『アジア研究』静岡大学人文社会科学部アジア研究センター、2014年3月。「3つの試みからの学び――環境教育ツール開発の経験から」『アジア研究』静岡大学人文社会科学部アジア研究センター、2013年3月。

柳井圭子（やない・けいこ）……………………………………………………………［第2章］
日本赤十字九州国際看護大学教授、博士（法学）、看護師。
［著編書、論文など］「暴力に対する看護の新たな役割――暴力被害者への看護の再考」（柳井圭子他2名）『産業医科大学雑誌』第34巻4号。『看護のための法学――自律的・主体的な看護をめざして［第3版］』（野﨑和義との共著）ミネルヴァ書房、2013年。

力武由美（りきたけ・ゆみ）……………………………………………………………［第3章］
日本赤十字九州国際看護大学准教授、文学修士、英文学専攻。
［著編書、論文など］「ドメスティック・バイオレンス（DV）のある家庭に育った子どもの支援――リジリアンスの視点を持つことの意義」（三村保子との共著）『西南女学院大学紀要』Vol. 14、2010年。マージョリー・アゴシン編著『女性の人権とジェンダー――地球規模の視座に立って』（堀内光子、神崎智子、望月康恵、ベバリー・アン山本との共訳）明石書店、2007年。

徳永哲（とくなが・さとし）……………………………［日本語版への序文］［第4章］［付録］
日本赤十字九州国際看護大学教授退職後、純真学園大学講師、文学修士（アイルランド文学専攻）。
［著編書、論文など］『二つのケルト――その個別性と普遍性』（共著）世界思想社、2011年。「F. ナイチンゲールの近代看護の確立――科学とキリスト教信仰という内在的矛盾を抱えて」『日本赤十字九州国際看護大学紀要』12号、2013年。

増田公香（ますだ・きみか）……………………………………………………………［第5章］
日本赤十字九州国際看護大学教授、博士（社会福祉学）、社会福祉専攻。
［著編書、論文など］『CIQ日本語版ガイドブック』（多々良紀夫との共著）KM研究所、2006年。「障害者の社会参加に関する評価」『リハビリテーション医学』Vol. 50（No. 1）、2013年。

石橋通江（いしばし・ゆきえ） ……………………………………………… ［第6章］
　日本赤十字九州国際看護大学教授、博士（看護学）、看護師、学校心理士。
　［著編書、論文など］「8 軽度の発達障害について」「9 情緒・行動の異常」「事例8 他人に弱みが見せられないＣ子」山本捷子・坂本洋子編著『子どもの心とからだの危機対応ガイドブック』明治図書出版、2005年。「第9章　身体障害児学校の分裂と統合」「第20章　対立と協同──グループ間の関係の管理」武井麻子監訳『組織のストレスとコンサルテーション──対人援助サービスと職場の無意識』金剛出版、2014年。

佐藤珠美（さとう・たまみ） ……………………………………………… ［第7章］
　佐賀大学医学部看護学科教授、博士（保健学）、助産師、看護師。
　［著編書、論文など］「看護基礎教育における分娩期の排尿ケアに関する文献検討──母性看護学と助産学の教科書の内容分析」（後藤智子との共著）『母性衛生』53（2）、2012年。"Quality-of-life assessment in community-dwelling, middle-aged, healthy women in Japan" *Climacteric* 8(2), 2005. (co-author: K. Ohashi)

橋本真貴子（はしもと・まきこ） ……………………………………………… ［第7章］
　福岡赤十字病院、看護師、助産師、保健師。

洲崎好香（すざき・よしか） ……………………………………………… ［第8章］
　安田女子大学看護学部看護学科准教授、博士（看護学）、看護師、保健師。
　［著編書、論文など］*Ergonomics in Asia: Development, Opportunities, and Challenges*, Ergonomics in Mental Health Approaches by Municipalities after the Personnel Reduction in Japan (1st report), (Y. Suzaki, H. Ariyoshi & S. Ryu), CRC Press (London), 2011. *Ergonomic Trends from the East,* Eating habit and the health conditions on middle-aged working women (Y. Suzaki, H. Ariyoshi), CRC Press (London), 2010.

新谷奈苗（しんたに・ななえ） ……………………………………………… ［第8章］
　関西国際大学保健医療学部看護学科准教授、修士（看護学）、看護師、保健師。
　［著編書、論文など］"Study about Quality of Life(QOL) of Home Oxygen Therapy Patients and Related Factors of Actual Life Situation" *Ergonomics in Asia: Development, Opportunities, and Challenges*, (N. Shintani, T. Morimoto), CRC Press (London), 2011. "Relation of Mental Health, living habit, and Sense of Coherence in labors" (N. Shintani, M. Iwanaga), *Japanese Society of Information Science for Health Care and Welfare*, Vol. 2.

有吉浩美（ありよし・ひろみ） ……………………………………………… ［第8章］
　佐賀大学医学部看護学科教授、博士（医学）、看護師、保健師、労働衛生コンサルタント。
　［著編書、論文など］"The Dependence Prevention Measures at the Japanese Newspaper Company"(H. Ariyoshi, M. Hattori, E. Yamada Y. Suzaki, N. Takayama), *Journal of Alcoholism & Drug Dependence* (USA), Vol. 2329, No. 6488. "The alcohol dependence prevention measures at the Japanese newspaper company over 7 years" (H. Ariyoshi, E. Yamada, Y. Suzaki, N. Takayama, M. Deguchi), *Journal of Nursing Education and Practice* (Canada), Vol. 4, No. 3.

山勢善江（やませ・よしえ） ……………………………………………… ［第9章］
　日本赤十字九州国際看護大学教授、博士（保健学）、看護師、保健師。
　［著編書、論文など］「救急・クリティカル領域における家族看護の構造モデル」（山勢善江他）『山口医学』62（2）、2013年。『看護のためのクリティカルケア場面の問題解決ガ

イド——基礎からわかる臨床に活かす倫理調整』（共著）三輪書店、2013 年。

エレーラ ルルデス（Herrera C. Lourdes） ……………………………………… ［第 10 章］
日本赤十字九州国際看護大学准教授、博士（保健学）、助産師（DEM）。
［著編書、論文など］"Seeking 'A Place Where One Belongs': Elderly Korean Immigrant Women Using Day Care Services in Japan" (Lee Kumsun, Herrera Lourdes, et al.), *Journal of Transcultural Nursing*, 2012, 23(4).「8 章　外国人患者からみた医療通訳士の役割」『医療通訳士という仕事——ことばと文化の壁をこえて』（共著）、大阪大学出版会、2013 年。

李　錦純（り・くんすん） ……………………………………………………… ［第 10 章］
兵庫県立大学看護学部准教授、博士（人間科学）、看護師、保健師、介護支援専門員。
［著編書、論文など］『異文化間介護と多文化共生——誰が介護を担うのか』（共著）明石書店、2007 年。"Seeking 'A Place Where One Belongs': Elderly Korean Immigrant Women Using Day Care Services in Japan" (Lee Kumsun, et al.), *Journal of Transcultural Nursing*, 2012, 23(4).

伊藤てる子（いとう・てるこ） ………………………………………………… ［第 11 章］
群馬医療福祉大学看護学部看護学科講師、修士（医科学）、看護師。
［著編書、論文など］「看護管理者のストレス要因と反応に関する研究」（伊藤てる子他）『医療の質・安全学会誌』Vol. 6 (No. 2)、2011 年。「看護スタッフが認識する看護管理者との関わりと看護スタッフの学習行動に関する研究」（伊藤てる子他）『日本医療・病院管理学会誌』Vol. 49 (No. 1)、2012 年。

因　京子（ちなみ・きょうこ） ………………………………………………… ［第 12 章］
日本赤十字九州国際看護大学教授、文学修士（英語学・英文学専攻）、MA（日本語教育学専攻）。
［著編書、論文など］「アカデミック・ジャパニーズ教育の中核的意義——中国・韓国・ロシア・日本における実践から」（因京子他）『専門日本語教育研究』15 号、2013 年。『論文作成のための文章力向上プログラム——アカデミック・ライティングの核心をつかむ』（村岡貴子・仁科喜久子との共著）、大阪大学出版会、2013 年。

本田多美枝（ほんだ・たみえ） ………………………………………………… ［第 13 章］
日本赤十字九州国際看護大学教授、博士（看護学）、看護師、助産師、保健師。
［著編書、論文など］「看護における反省的実践——実践から学び成長するプロフェッショナル」『日本糖尿病教育・看護学会誌』14 (1)、2010 年。「Schön 理論に依拠した『反省的看護実践』の基礎的理論に関する研究——第一部　理論展開」『日本看護学教育学会誌』13 (2)、2003 年。

原著者紹介

カレン・ホランド（Karen Holland）　SRN, BSc(Hons) RNT MSc
　1967年に看護専門学校入学、以来45年にわたり臨床と看護教育に従事してきた。専門は看護教育学。この間、サルフォード大学看護学部副学部長を務め、英国看護・助産協会の規範改定にも関わった。『臨床における看護教育（Nurse Education in Practice）』（Elsevier）の編集にも長年担ってきた。2009年に退職。現在は、非常勤の上級研究員として看護教育を継続している。

クリスティン・ホグ（Christine Hogg）　BSc(Econ) RGN RMN PgDE MSc PhD
　大学で歴史学学士と登録看護師資格（メンタルヘルスおよび総合看護）を取得。その後オーストラリアに渡り、先住民の村で精神看護に従事。1994年母国英国に戻りサルフォード大学看護学部上級専任講師として精神看護、多文化社会の看護の教鞭を執る。2014年1月闘病の末他界。

多文化社会の看護と保健医療
──グローバル化する看護・保健のための人材育成──

2015年1月15日　初版第1刷発行

著　者	カレン・ホランド
	クリスティン・ホグ
監訳者	ⓒ日本赤十字九州国際看護大学　国際看護研究会
発行者	石井昭男
発行所	福村出版株式会社

〒113-0034　東京都文京区湯島2-14-11
電話 03-5812-9702　FAX 03-5812-9705
URL: http://www.fukumura.co.jp

印刷　株式会社文化カラー印刷
製本　協栄製本株式会社

2015　Printed in Japan　ISBN978-4-571-50011-4
定価はカバーに表示してあります。落丁・乱丁本はお取り替えいたします。
※本書の無断複写・転載・引用等を禁じます。

福村出版◆好評図書

藤田主一・山﨑晴美 編著
新 医療と看護のための心理学
◎2,600円　ISBN978-4-571-20074-8　C3011

医療や看護を学ぶ学生，医療現場に携わっている人々のための，医療実践に役立つ心理学基本テキスト改訂版。

志賀令明・岩崎祥一 編著
看護のこころ 患者のこころ
●看護職をめざす人のための心理学
◎2,600円　ISBN978-4-571-20065-6　C3011

患者の気持ちを充分に理解し，看護者－患者の関係を見直すために。患者の不安，ターミナルケアなどを詳説する。

小林幹児 著
回想療法の理論と実際
●医療・看護・心理フィールドの心療回想法
◎2,800円　ISBN978-4-571-50006-0　C3047

医療看護の現場で行われてきた回想療法の理論と実際を「医療看護＋心理フィールド」に焦点を合わせて解説。

R.ウィタカー 著／小野善郎 監訳／門脇陽子・森田由美 訳
心の病の「流行」と精神科治療薬の真実
◎3,800円　ISBN978-4-571-50009-1　C3047

「既成事実」となっている薬物療法と，その根拠となっている「仮説」の意義と限界を様々な事例を使って提示。

古畑 公・木村康一・岡村博貴・望月理恵子 著
知れば変わる自分のカラダ 健康レベルを上げる「身体学」入門
◎2,400円　ISBN978-4-571-50010-7　C0075

自分の健康レベルを上げ，QOLを高めるための192のヒントを豊富なイラストでわかりやすく紹介した健康入門書。

杉浦克己 著
スポーツ選手もココから学ぶ ダイエットフィットネスの基礎知識
◎1,500円　ISBN978-4-571-50008-4　C0075

トップアスリートの栄養指導も行う著者が，真に健康な身体をつくるためのダイエット法をわかりやすく解説。

菅野 琴・西村幹子・長岡智寿子 編著
ジェンダーと国際教育開発
●課題と挑戦
◎2,500円　ISBN978-4-571-41047-5　C3036

国際教育開発におけるジェンダー平等達成に向け，女子教育政策の動向を整理し，今後の課題を検討する。

◎価格は本体価格です。